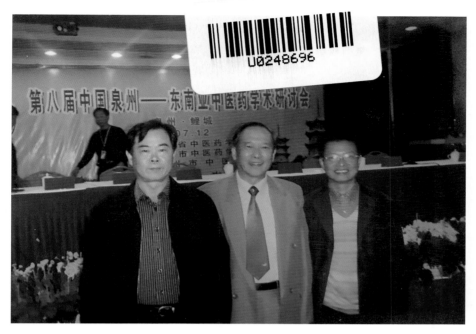

主持中国泉州－东南亚中医药学术研讨会

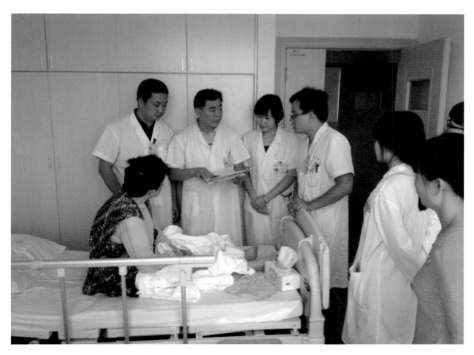

刘德桓主任（左三）在查房

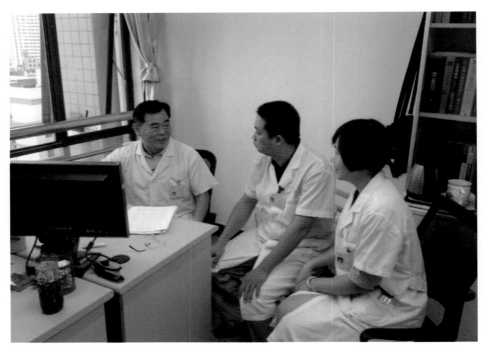

刘德桓主任为研究生讲课（中间为叶靖主任医师，右为欧凌君副主任医师）

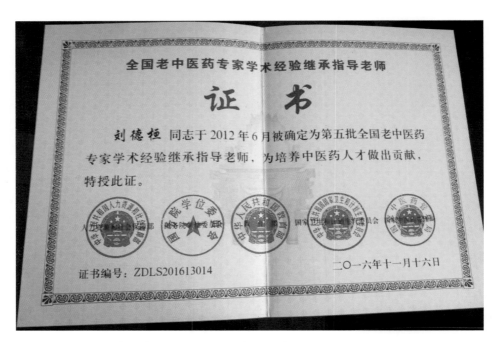

2013 年被评为第五批全国老中医专家学术经验继承指导老师

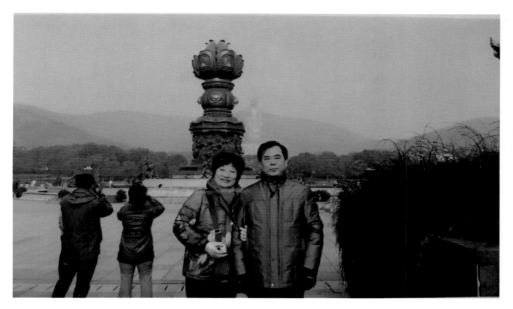

刘德桓、王秀宝夫妇在江苏无锡

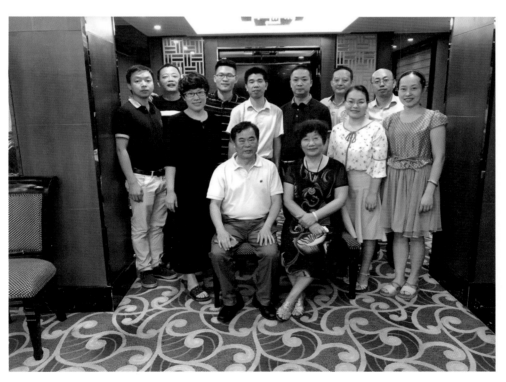

2017 年教师节刘德桓主任、王秀宝主任与部分学生合影

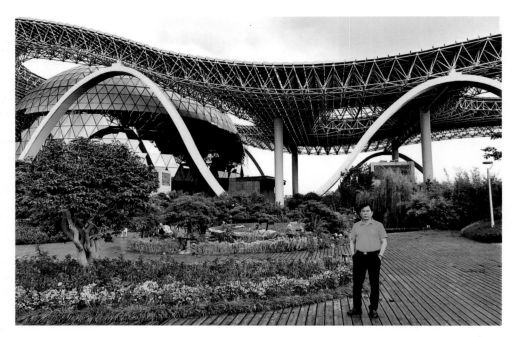

2017 年 9 月 1 日在参加钱江心血管会议期间参观杭州 G20 会场

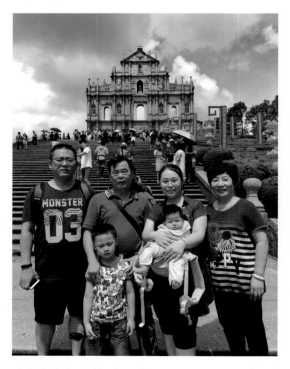

刘德桓、王秀宝夫妇及儿子、媳妇、孙子、孙女在澳门旅游

名老中医临证经验医案系列丛书

刘德桓治疗心脑血管疾病临证经验集萃

刘德桓　叶　靖　主编

科学出版社

北　京

内 容 简 介

刘德桓教授为第五批全国老中医药专家学术经验继承指导老师,从事中医内科临床、教学、科研近40年,中医基础理论扎实,临床经验丰富,擅长运用中医中药治疗心脑血管疾病及疑难重症,临床疗效显著。本书突出刘德桓教授以中医理论为指导诊治心脑血管疾病的临床经验、学术思想、用药特色和临证心悟,能较全面反映刘德桓教授近40年的诊疗经验和学术观点。本书的编撰方法有别于常见的老中医经验总结,而是在注重总结客观经验和疗效的同时,参阅有关文献,并采用科研的思维方法予以整理创新,意在让继承工作赋予时代的光彩,以推动中医学术不断发展。

本书适合各级中医院内科医师,尤其是从事心脑血管疾病的医师,以及医学院校学生、研究生参考阅读。

图书在版编目(CIP)数据

刘德桓治疗心脑血管疾病临证经验集萃 / 刘德桓,叶靖主编 .——北京:科学出版社,2017.6
(名老中医临证经验医案系列丛书)
ISBN 978-7-03-053842-0

Ⅰ. ①刘⋯ Ⅱ. ①刘⋯ ②叶⋯ Ⅲ. ①心脑血管疾病—中医临床—经验—中国—现代 Ⅳ. ① R259.4

中国版本图书馆 CIP 数据核字(2017)第 140416 号

责任编辑:黄金花
责任印制:谭宏宇 / 封面设计:殷 靓

科 学 出 版 社 出版
北京东黄城根北街 16 号
邮政编码:100717
http: // www.sciencep.com

南京展望文化发展有限公司排版
江苏省句容市排印厂印刷
科学出版社发行 各地新华书店经销

*

2017年11月第 一 版 开本:B5(720×1000)
2017年11月第一次印刷 印张:17 1/2 插页 2
字数:321 000
定价:80.00元
(如有印装质量问题,我社负责调换)

陈月玲（福建中医药大学附属泉州市中医院）

陈文鑫（福建省泉州市医药研究所）

陈国英（福建省福州市苍山区新农合管理中心）

陈佳纹（马来西亚杏和生中医诊所）

陈　潇（湖北医药学院附属襄阳市第一人民医院）

欧凌君（福建中医药大学附属泉州市中医院）

胡称心（福建省南平市第二医院）

姚建斌（安徽省阜阳市太和县中医院）

赖志云（福建中医药大学附属晋江市中医院）

杨　序

继承传统、探索新知,是发展中医学术的必由之路。

刘德桓教授,年轻时即是福建青年中医的佼佼者,当时我兼任福建省青年中医学术研究会顾问,他获得"福建青年中医科技优秀奖",之后又荣获"中国百名杰出青年中医"称号。他勤临床、善科研,专于心脑血管疾病,创新中医理论认识,丰富防治经验,取得丰硕成果;他还热心于中医学会工作,积极主持、参与各类中医学术活动,推动中医学术的交流和发展。

刘教授虽已花甲之年,但这正是中医学术的黄金时期,他悉心整理出版该书,为中医学术添增了新的内容,推动了中医治疗心脑血管疾病的学术进步。我欣然为此作序,与他共勉之!

国医大师

世界中医药学会联合会消化病委员会名誉会长

中国中西医结合消化病顾问

主任医师、教授,博士生导师

福建中医药大学附属第二人民医院名誉院长

杨春波

2017年春

李　序

　　随着老龄人口的增加，心脑血管疾病包括高血压、中风、眩晕、头痛、冠心病、心律失常、失眠等已成为危害民众健康的重要疾病。中医药立足整体，强调因人、因时、因地制宜，在防治心脑血管疾病方面具有得天独厚的优势，因此，编写一本有地方特色的心脑血管疾病的中医专著是很有意义的。

　　刘德桓主任是第五批全国老中医药专家学术经验继承指导老师、福建中医药大学内科专业教授、硕士生导师，兼任泉州市中医药科学学会联合体执行主席、泉州市中医药学会会长等职。曾荣获"福建省青年科技优秀奖"，以及"泉州市十佳医生""首届中国百名杰出青年中医"等称号，在泉州地区享有盛誉！刘主任从事临床工作近40年，对心脑血管疾病的诊治有独到之处，提出了"化瘀浊、益肝肾"的学术思想，在中西医结合理论、临床、科研、新药研发等领域有许多建树。更可贵的是，在繁忙的工作之余，刘德桓主任依然潜心岐黄，笔耕不辍，发表学术论文70余篇，主编《高血压病中西医结合诊治研究》一书，并参与编写《泉州民间偏方选编》《中国民间实用验方大全》等多部专著。

　　1983年我在泉州市中医院实习时与刘德桓主任相识，当时刘主任是我的带教老师，多年来交往甚多，我对刘主任的人品和学识十分钦佩。《刘德桓治疗心脑血管疾病临证经验集萃》分为医路篇、医论篇、医案篇三个部分。该书是刘主任诊治心脑血管疾病方面的理论成果和临证精华，其中有许多是第一手的临床经验和心得体会，尤为难得。

在该书付梓之际,本人有幸先睹为快,拜读之后,受益良多,相信该书的出版将为中医药防治心脑血管疾病提供新的思路,成为指导临床医生如何辨证用药并提高疗效的参考书,故乐而为之作序!

福建中医药大学副校长、学术委员会主任、博士生导师
中华中医药学会中医诊断学分会主任委员
李灿东教授
2017年春

前　言

刘德桓，内科主任医师，第五批全国老中医药专家学术经验继承指导老师，福建中医药大学内科专业教授、硕士生导师；兼任中华中医药学会内科学会委员、中华中医药学会继续教育分会委员；福建省中医药学会理事、中医药学会老年病分会副主任委员、泉州市中医药科学学会联合体执行主席、泉州市中医药学会会长。曾任中华中医药学会心病分会常务委员、福建省中医内科分会常务副主任委员、福建省中医药学会心病分会副主任委员。

刘教授从事临床工作近40年，对高血压、中风、眩晕、头痛、冠心病、心律失常、失眠等心脑血管疾病的诊治有独到之处，其潜心方药，独具匠心，创拟新方，多有发挥，每于临证，常起沉疴顽疾，形成了自己独具特色的、较成熟的诊疗经验；同时也精于其他内科慢性病、疑难杂症的诊治及中医养生保健。根据多年临床经验，提出"化瘀浊、益肝肾"的学术思想，用于指导心脑血管疾病的临床诊疗和科研工作，创制了"瘀浊清颗粒"治疗高血压及其相关疾病，"生脉养心汤、温阳通脉汤、化痰通脉汤、活血通脉汤、补肝益肾养心汤"等治疗心病，"血脂清"治疗高脂血症，"健脑合剂"治疗痴呆症，"中风康复丸"治疗中风等10多个经验方，已在临床广泛应用。

刘教授主持省、市级多项中医重点科研课题，先后15次获福建省政府、福建省卫生部门、泉州市政府科技进步奖一、二、三等奖；发表学术论文70余篇，主编《高血压病中西医结合诊治研究》一书，并参与编写《泉州民间偏方选编》《中国民间实用验方大全》等多部专著。曾荣获"福建省青年科技优秀奖"，以及"泉州市十佳医生""首届中国百名杰出青年中医（银奖）"等称号。

　　为了更好地继承、整理、总结、发扬老中医的宝贵临床经验，特将刘德桓主任历年公开或未公开发表的有关诊治心脑血管疾病方面的学术论文、临床科研资料和部分医案，学生随师侍诊时记录的病例点评、学术观点，以及运用刘教授的理论、经验于临床并获得成功的病例和经验体会编撰成书。希冀本书的出版，能将刘德桓主任的临床辨证思路、用药经验和治疗特色进行总结推广，成为指导临床医生如何用药并提高疗效的参考书。

　　本书在编撰过程中，得到泉州市科学技术协会和泉州市中医院领导的重视和支持，在技术指导及经费上给予大力支持。在付梓之际，特致以诚挚的谢意！同时也向有关被引用的文献作者和出版者表示诚挚的谢意！

编者

2017年4月

刘德桓教授简介

刘德桓，1952年生于福建省泉州市，1978年毕业于福建医科大学中医系，同年分配到泉州市人民医院中医科工作，1983年8月调到新组建的泉州市中医院内科工作，曾任内科主任、副院长、院长。1990年获"福建省青年科技优秀奖"，1993年获"泉州市十佳医生"称号，1995年获"首届中国百名杰出青年中医（银奖）"（金奖10名，银奖20名，铜奖70名），2012年8月被评为第五批全国老中医药专家学术经验继承指导老师。现任福建中医药大学附属泉州市中医院脑病科、心病科学科带头人，主任医师，福建中医药大学内科专业教授、硕士生导师；兼任中华中医药学会内科学会委员、中华中医药学会心病分会常务委员、中华中医药学会暨泉州市中医药科学学会联合体执行主席、泉州市中医药学会会长。

从医早期，刘教授得到福建名医俞长荣、肖熙、杨春波、蔡友敬、张志豪、郭鹏琪等前辈的悉心指导，打下了扎实的中医理论及临床诊疗基本功。随后，专业也从普通内科转为心脑疾病专科。在漫长的临床实践中，刘教授带着问题博览古今医学著作及杂志，集众家之所长，师古而不泥古，逐渐形成了自己的诊疗风格和较成熟的诊疗经验。刘教授认为"肝肾不足、痰瘀阻滞经脉是心脑血管疾病的主要致病之因"，由此提出"化瘀浊、益肝肾"是治疗心脑血管疾病的主要治则的观点。并创拟了"治心五方"，即"活血通脉汤、化痰通脉汤、温阳通脉汤、生脉养心汤、补肝益肾汤"以治疗心血管疾病；创拟了"健脑合剂、脑梗再通方、中风康复汤、化痰通脉汤、活血通脉汤、温阳通脉汤"以治疗脑血管疾病,每于临证,常起沉疴顽疾。

刘教授先后主持福建省、泉州市重点中医科研16项,参与中医药管理局课题1项,其中15项获省部级以及市级科技进步奖。

刘教授还热心于中医学会工作,积极主持、参与各类中医学术活动,推动中医学术的交流和发展。国家科学技术委员会批复同意举办的区域性国际性中医药学术盛会"中国泉州—东南亚中医药学术研讨会",是由泉州市中医药学会主办的富有特色的学术活动之一,从1991~2016年,已连续举办12届,每两年1届。每届东南亚各国、美国、英国、澳大利亚及中国港、澳、台地区的中医药学者均有近百人参会。刘教授作为泉州市中医药学会副会长参与主办了6届,而作为会长则主办了另外6届。

目　录

专科诊治特色

临床科研

-------------------------------- 医　案　篇 --------------------------------

医
路
篇

第一节　一片丹心献岐黄

在同事眼里，他是一位兢兢业业、医术精湛的模范；在患者心里他是一位医德高尚、充满爱心的医者。朝来夕往，他以满腔热忱温暖着广大患者的心；他上下而求索，以坚韧和顽强的工作作风攻克了医学上的一个个难关。他是医术高超与人格高尚的结合，他用铿锵有力的坚实步伐，走出了无私奉献、关乎民生的从医大道。他，就是"首届中国百名杰出青年中医"获得者、"泉州市十佳医生"——福建中医药大学附属泉州市中医院主任医师、硕士生导师刘德桓教授。

一、上下求索练"妙手"

刘德桓1978年毕业于福建医科大学中医系。大学毕业后，在著名老中医蔡友敬、俞长荣、肖熙、郭鹏琪等的指导下，刘教授开始走上了攀登事业高峰的艰辛之路。内容浩繁的《黄帝内经》《难经》《伤寒论》《金匮要略》等医著，众多的中西医期刊，千奇百怪的药名、药性和病名，在别人看来，十分枯燥无味，但刘教授却视为珍宝，如饥似渴地学习，做笔记，做卡片，然后用于临床实践。

"业精于勤而荒于嬉，行成于思而毁于随。"1980年以后，刘教授有感于心脑血管疾病的发病率逐年上升，已成为威胁人类健康的第一、二号杀手，即选择了心脑血管疾病作为专业突破口，潜心于运用中医中药防治心脑血管系统疑难危急重症的研究。心脑血管疾病发病急，病情重，预后差，患者信任的是名老中医，对初涉足这个领域的刘教授，常遭患者的冷漠待遇。面对患者的不信任和冷漠，刘教授并没有泄气，多少次强忍泪水，他坚信一条哲理，一帆风顺难成大器，艰苦环境才能磨炼成才。刘教授加倍努力学习，主动争着为患者诊治，对危重患者，常不眠不歇待在病床前，观察病情，同时还主动学习西医的知识。院方领导多次送刘教授到大医院进修学习，使刘教授的医疗知识得到很大充实，能用中西医结合的疗法，来诊治各种疾病。

几年求索，几年艰辛，刘教授的医术精进了，也慢慢赢得了患者的信任。安溪一个80多岁吴姓患者，患冠心病合并室性早搏、急性左心衰竭，求治于某医院，被告知不治，嘱其速回家办理后事。其家属抱着求生的一线希望来到泉州市中医院，刘教授和他的同事们，运用中西医结合方法，尽力抢救，终于使患者化险为夷。另一蔡姓患者，患急性心肌梗死，在几家大医院治疗均症状无法改善。经刘教授治疗后，症状很快得到控制，治愈出院后，这位患者逢人便讲"这条命是刘医生给的"。1990年6月，刘教授在省立医院进修，医院一个电话，把他从福州追回泉州，原来有一台湾同胞，因中风偏瘫，在中国台湾和美国、加拿大诸多大医院治疗无效，特地慕名到中医院求治。刘教授和他的同事们运用中医中药为其诊治，半个月后，患者生活基本能够自理而出院。之后，这位台湾同胞又先后介绍了多位同类患者来求治，均获满意疗效。

二、情注患者爱无言

从事中医事业30多年来，"临床""患者"这几个神圣的字眼始终占据着刘教授的心。"治病救人是医生的天职""为患者服务是医生的唯一职责"。刘教授总是这样说，也是这样做的。冠心病心绞痛的速效止痛及预防，是患者迫切希求的，刘教授为了寻求有效方剂，翻阅了大量医学文献，结合自己的临床实验，研制了"冠心立止痛""参七散"两种中成药，疗效显著可靠。刘教授还研制了治疗中风的"中风康复丸""中风再造丸"，治疗老年性痴呆的"健脑合剂"，治疗高血压的"瘀浊清方"以及治疗心律失常的"转律方"等，均已在临床上广泛应用。

除了擅长于心脑血管疾病的诊治外，刘教授还善于治疗内科各种疑难杂病，近年来，刘教授又致力于中医男科的研究，对不育症、阳痿等症，疗效亦佳。刘教授不仅医术专精，而且医风医德也有口皆碑的。不管患者来自城市或农村，熟悉或不熟悉，都热心接待，认真诊治。他还经常为一些付不起药费的患者代付药费。

一分耕耘，一分收获，几年以后，刘教授开始在中医界渐露头角。1987年晋升为主治医师，1992年破格超前晋升为内科副主任医师，1998年晋升为内科主任医师；1990年成为福建省青年中医学术研究会理事、泉州市青年中医学术研究会主任委员、泉州市区中医药学会副理事长，1991年任泉州市中医药学会副理事长，1993年获"泉州市十佳医生"称号，1994年成为福建省中医内科专业委员会最年轻的副主任委员，1995年又荣获"首届中国百名杰出青年中医"称号。1999年被福建省中医药学会授予"青年科技优秀奖"。现还兼任中华中医学会内科学会委员、福建省中医药学会理事、泉州市中医药学会会长等职。

刘教授除了日常诊务外，还承担了大量的教学工作，已带教了大批福建中医药大学、福建医科大学、泉州医学专科学校等院校毕业生，还培养了10多名硕士研究生，包括一名马来西亚硕士研究生和一名中国台湾硕士研究生。刘教授还有较强的科研能力，先后有15项科研课题获福建省政府、泉州市政府、福建省卫生厅科技进步一、二、三等奖；现是福建省中医药重点科研项目——高血压病及其相关疾病系列研究的总负责人，同时还主持省级课题2项，泉州市科研项目2项。已先后在国内外刊物发表论文70余篇，主编与参编《高血压病中西医结合诊治研究》《中国实用民间验方大全》和《中国民族民间实用药方》等5部专著。

面对如此骄人的成绩,刘教授从未自满自傲,对于荣誉,他总是淡然视之。在平凡的工作中,他始终以医者的崇高使命来激励自己,以更高的医德和更加精湛的医术,全身心地投入到为人民谋健康的事业中,以更加饱满的热情在为民服务中奋发前行。

　　(陈永宝.2010.医海扬帆——泉州百名医疗精英风采录.香港:中国文化出版社.141-142.)

第二节　学术渊源及学术思想

一、勤读经典,广纳众长,追求新知

　　大学毕业后不久,在著名老中医蔡友敬、俞长荣、肖熙、郭鹏琪、张志豪等的指导下,刘教授的医学生涯开始从大内科范围逐步向心脑血管疾病的专科化发展。经过近40年的临床探索,其对心脑血管疾病的诊治逐步形成了自己独具特色的、较成熟的诊疗经验。刘教授认为,"肝肾不足、痰瘀阻滞经脉是心脑血管疾病的主要致病之因",并由此提出了"化瘀浊、益肝肾"是治疗心脑血管疾病的主要治则的观点。从刘教授历年所发表的学术著作、论文及其临床实践活动可以得知,其学术思想正是源于《内经》"肝肾同源"和"津血同源"的思想,而专科理论则贯穿着《伤寒论》《金匮要略》《温病条辨》《景岳全书》《医宗金鉴》《医学衷中参西录》等中医名著的"痰瘀同源、同病、同治"的理念要旨。这就是刘教授读经典,做临床,广纳众长,追求新知的体现。

　　数十年的医疗实践,刘教授深感中医的博大精深,几千年来长久不衰,为中华民族的繁衍生息贡献巨大,同时也留下了浩如烟海的医学著述,这些文献典籍是历代医家与疾病斗争的结晶,蕴藏着取之不尽、用之不竭的宝藏。要想成为一名称职的中医医师,一定要重视中医经典的学习与运用,不精读经典理论和各家学说,只承继祖训或一家经验,或只学一些教材,想掌握博大精深的中医学,绝无可能。刘教授一生嗜书不倦,对《内经》《难经》《伤寒论》《金匮要略》《温病条辨》等中医经典著作钻研很深,认为这五部书是中医学著作中理论较系统、内容较全面、论述最精辟的经典之作,是所有中医学者必修之书;而金元四大家的著作、明清各先贤名著以及近代名医著述,也是必读之书。但这些中医经典著作由于其年代久远,言简意赅,艰涩难懂,领悟不易,必须熟读熟记,反复研读琢磨,全面理解,重点记忆,要触类旁通,或互相印证,既要集众家之见,又要善于分析,当知去取,扬长避短,才能真正掌握中医辨证论治的精髓,才能更好地做临床。总之,苦读医书,勤求古训是基础;读书非博无以广大,非精无以深邃,博采众长非涉猎群书不得,深究细研非择善本不能。

刘教授认为,中医药学是中华民族灿烂文化的重要组成部分,之所以几千年来长久不衰,除了具有其科学内涵外,还因为它在发展的过程中不断地丰富和充实自身的理论。任何理论只有不断地扬弃才能发展,中医也不例外。如伤寒与温病、经方与时方、温补与寒凉等中医派别之争,使古今不少医家堕其旋流,难以自拔。我们应从发展的眼光看伤寒与温病之争。伤寒学说是继承发展《内经》"天人合一思想"和"热论"的辨证施治而形成的;而温病学说则又是在《伤寒论》及临床客观实际的基础上,补充发展了伤寒六经分证中的热证层次而形成。伤寒是基础,温病学说本于《伤寒论》,又补充了《伤寒论》之不足。如温病学的卫、气、营、血辨证和三焦辨证等,从某种意义上讲,就是以《伤寒论》阳明病的内容作为蓝本的。伤寒、温病分之则偏,合之则全,应融会贯通,各取所长。临证之时应该取两家之长,不要过于拘泥,更不能相互排斥;要谨遵"有是证用是药"原则,视寒温之轻重、先后、不同阶段之演变、传化,当选经方则选,择时方则择,不必拘泥。因此,刘教授既善用经方,又擅用时方,更精于时方、经方互为妙用;既善用温热,又善用寒凉;既善于用补,又善于攻逐,临床上游刃有余,屡起沉疴重疾。

刘教授在学术上除了重视古代经典著作的研读外,对近代医家于临床有一定指导价值的重要著述如《医学衷中参西录》《蒲辅周医案》《谦斋医学讲稿》《临床用药心得十讲》等书也是爱不释手。读书如斯,在其临床生涯中更能窥视学思并用之睿智。同时,刘教授以务实的科学态度,重视学习和运用现代科学技术,经常涉猎各种中西医学术期刊,积极参加各种学术会议,并多次脱产到省内外医院进修,尽可能掌握有关心脑血管疾病诊治最新进展,从中吸取现代医学发展的精华,以弥补中医学之不足。

二、临床诊病,首重辨证

辨证论治是中医的精髓,是在长期临床实践中发展起来的独特诊疗体系,是对疾病发生、发展过程中某一阶段的横向认识,是中医思想的核心之一。中医治病,辨证准确、施治得当是提高疗效的关键。最忌头痛医头,脚痛医脚,或以一方一药对一病证的治病方法。刘教授认为,疾病种类繁多,发病过程错综复杂,临证之时,一定要详审虚实,细辨寒热,透过疾病的现象体察其本质及规律,找出根本原因,谨守病机,辨别证型,而后才有可能施以有效之方药,治疗上才能得心应手。诚如《临证指南医案》云:"医道在乎识证、立法、用方,此为三大关键,一有草率,不堪司命。然三者之中,识证尤为紧要。"刘教授认为临床辨证要以八纲为总纲、脏腑辨证为基础,外感重寒热、内伤重虚实。如此则纲举目张,临证诊疾、论治立法将有法可依,不致盲目。他曾说:"病虽万变,总属虚实寒热四纲,治有多方,不离补泻温清四类,四纲既明,治法自明。"

三、四诊合参,注重舌脉

刘教授认为,四诊是中医诊断疾病的法宝和手段。四诊之要,首望、次闻、再问、最终才是切诊,四诊相得益彰,不可偏废,必须合参,才能作出正确诊断。刘教授治学严谨,一丝不苟,临床省病问疾,强调全面细心,谆谆告诫:"医之临证,不可草率从事,望宜精,问宜详,闻宜真,切宜细。"但是疾病是千变万化的,当病情重笃、病势险恶,出现假象而掩盖了病变本质,或表里症状不足以作为辨证依据时,脉诊有时对辨证用药就起着确定性作用。此时是舍脉从症,或舍症从脉,就要慎思明辨,方不致贻误病情。

舌诊是中医诊断疾病的重要方法。舌通过经络与五脏相连,但在脏腑中尤以心和脾胃关系最密切,因为舌为心之苗窍,又为脾之外候,而舌苔乃胃气之所熏蒸导致。舌诊中,脾胃居于舌中,因此舌诊在诊病中,在反映人体脏腑、气血、津液的虚实,疾病的深浅轻重变化的同时,其脾胃的变化,都突出地表现在舌象上,故刘教授更注重舌诊。刘教授认为,从舌质、舌体、舌苔可以初步判断病邪深浅、脏腑虚实、气血盈亏、水饮痰湿、津液耗伤等病况。

刘教授根据数十年的临床经验,认为"肝肾不足、痰瘀阻滞经脉是心脑血管疾病的主要致病之因","化瘀浊、益肝肾"是治疗心脑血管疾病的主要治则的观点。而痰瘀互结证的辨证诊断,刘教授尤注重望舌。瘀浊致病广泛,加之肝肾亏虚,症状复杂,故辨证诊断时尤以辨析痰瘀互结之舌诊为重。舌质诊瘀,舌苔诊痰。痰瘀互结辨证"重在望舌",凡有痰湿、痰浊阻滞者,舌苔多为白腻、黄腻;凡有血瘀者,舌质多为暗红、紫暗,或有瘀斑、瘀点;紫暗舌色和腻苔为痰瘀互结证的辨证要点。在冠心病痰瘀互结证的诊断中尤重苔腻质暗,主张"但见舌腻质暗便是,它症不必悉具"。痰瘀之舌象分别从舌苔和舌质反映,痰浊内蕴则舌苔白厚腐浊;痰热内盛,舌苔黄厚腻;舌绛紫而干枯少津为热盛伤津、阴虚血瘀等。痰瘀互结、痰胜于瘀,脉以滑或弦为主;痰瘀互结、瘀胜于痰,脉以涩为主。

四、扬长避短,辨病与辨证相结合

辨证是对疾病发生、发展过程中某一阶段的横向认识,有助于抓住疾病某一时空的主要矛盾;而辨病是对疾病发生、发展全过程的纵向认识,有助于抓住疾病整个过程的基本矛盾或一般性。辨证与辨病各有所长。刘教授常谓,科学的发展是无止境的,中医学作为一门应用科学,也在不断的创新和发展,今日的中医不同于王清任时代的中医,更不同于张仲景时代的中医。中西医各有所长,亦各有所短,若能相互配合、相互补充就能取得良好的疗效。中医诊病主要是四诊合参、八纲辨证,通过察言观色、问病诊脉,凭所得资料综合分析判断,再根据具体情况,找出主要矛盾,做到随证论治。也就是说中医着眼于宏观,从整体出发,强调个体差异。这是中医学在几千年来和疾病作斗争中,通过大量事实所证明,是其所特有的优点。西医则从器官、组织、细胞、分子水平研究疾病,求证于微观。加之现代医学的检查手段突飞猛进,检查的指标越来越细,中医学亦可借助现代医学中的各种仪器帮助诊断。如脑出血和脑梗死的CT(电子计算机断层扫描)、MRI(核磁共振检查)、MRA(磁共振血管成像)检查等有利于诊断与鉴别诊断。两者各有千秋,也都有其不足之处,应互为补充。

　　为此,刘教授强调,传统中医学注重辨证,辨病方面较为薄弱,把辨证和辨病有机结合起来,有利于从整体了解疾病的发展规律,有利于分析疾病的病位、属性、邪正的盛衰等情况,能以彼之所长,补己之所短,更全面、更客观地认识疾病,这对提高疾病的诊断水平、提高临床治疗效果有重要意义。刘教授认为,现代中医应当了解和熟练应用现代医学的实验诊断技术,以及各种先进的器械检查。对一些简单易行又有确切的临床意义的检查方法,应当熟练掌握,做到应用自如,如心电图检查、心脏彩超等,同时了解和掌握一些西医基础知识和临床知识,做到西为中用,西为我用。西医诊断明确的疾病,辨病、辨证相结合,予以施治;西医诊断不明的病,则利用中医优势,或辨证用药,或寻求古方验方、单方治疗。目前我们强调坚持中医特色,并不是一味排斥西药,有时一些疾病,目前中药暂时难以取效,也可适当地配合使用少量西药。他认为中西药合用,只要能相互协同,增强药效,或中药可以减轻西药某些毒副反应,皆宜可配合运用。如高血压病用西药降压,中药治疗可减轻其不良反应;中药血脂清(经验方)联合阿托伐他汀钙片治疗代谢综合征可以增效减毒;又如长期服用激素或癌症放化疗后的毒副反应,中医从整体观的角度予以调理治疗有很好的疗效。具体运用有以下方法。

　　1. **依据中医理论指导治疗**　中医理论是从长期的临床实践经验中总结提炼出来的,根据这些理论再来指导临床实践,对许多疾病在疗效上是西医所不及的。如糖尿病,中医称之为"消渴病",以口渴多饮、消谷善饥、尿多而浑、形体消瘦为其特征,按传统的上、中、下三消的方法治疗,在发病早期可获较好的疗效,但对中晚期或严重病患者的疗效较差。刘教授在长期的临床观察中发现,消渴病患者普遍存在着血瘀征象,除有上述特征性症状外,还伴有肢端麻木、疼痛等末梢神经病变的症状,中医辨证是兼有血瘀的表现,可在中医传统治疗消渴之养阴清热法结合活血化瘀药,如丹参、茜草、当归、牡丹皮、红花、鸡血藤、地龙干、水蛭、赤芍之品,使热清而阴复,瘀去而新生,从而提高治疗效果。

　　又如《伤寒论》中之炙甘草汤是古代用于治疗心悸的方剂。用之治疗各种心脏病合并心律失常有很好的临床疗效。临床上可按中医辨证结果论治,在此基础上,可加用经现代药理研究认为有抗心律失常作用的药物,如快速性心律失常,加酸枣仁、黄连、生地、刺五加、羌活、当归、白芍、桂枝;缓慢性心律失常,加威仙灵、菟丝子、补骨脂、肉桂、黄芪、鹿角霜、川芎、石韦、麻黄、升麻;早搏,可加苦参30 g,临床疗效更佳。

2. 依据西医理论指导治疗 以病原为指导,使用中药。许多感染性疾病有不同的病原微生物,它们对抗生素的敏感性也互不相同,选用敏感性强的抗生素是目前西医治疗这类疾病最惯用而有效的方法,但有的治疗效果因其耐药而往往不尽如人意。如在中医辨证处方的基础上,依据西医这一理论,选用针对某些病原微生物具有抑菌、杀菌及抗病毒的中药,可收到较满意的效果。如肺炎、流行性感冒等曾用多种抗生素无效,中医辨证为"肺热",选用宣肺清热、止咳定喘作用的麻杏石甘汤为主,加用抗病毒的中药板蓝根、大青叶、连翘、山豆根等,其症状可明显减轻,迅速痊愈。

五、治心不"唯心",治脑不"唯脑",五脏相关,肝肾为重

高血压、中风、冠心病等心脑血管疾病目前已成为严重威胁人类身体健康的重要杀手。目前中医对心脑血管疾病发病的机制,可谓众说纷纭,有的强调肝,有的强调心,有的强调脾,有的强调气血……刘教授在学习大量前人文献和总结自己几十年临床经验的基础上提出,心脑血管疾病好发于中、老年人,且慢性病居多,病程较长,病情反复,常并见其他病症,病机多错综复杂,而中、老年人在脏腑上、经络上、生理上和病理上也有独特之处。人至中年以后常处于肝肾逐渐亏虚的阶段。肾者,先天之本,五脏六腑之根本。肾主水,藏精气,主生殖、生长发育,主骨生髓,精气上充脑络,与肝、脾、肺、三焦、膀胱、小肠共同完成人体水液代谢,中医肾的概念及作用涉及范围超过西医肾脏水液代谢、内分泌等功能,因此中医有"大肾脏"之说,其功能不仅包括泌尿系统,还包含了内分泌系统、生殖系统、免疫系统、心血管系统及遗传学方面等内容。肝主疏泄,具有疏通、畅泄、升发、条达等生理功能;主要表现在调节精神情志,维持气血、津液的运行,促进消化吸收等方面。若肝失疏泄,可致情志不畅,脾胃不和,生化失司,痰浊内生;肝郁气滞,瘀血内生。肝藏血,肾藏精,肝血需要肾精的滋养,肾精又依赖于肝血的化生。中医称之为精血同源,或肝肾同源。如果肾精亏损,则会导致肝血不足,而肝血不足也会影响致肾精亏损。肾的阴阳平衡则五脏安和,肾的阴阳失调则其他脏腑受累,诸病蜂起。由此产生出病理性代谢产物"湿、痰、浊、瘀",气滞、痰浊、水湿、瘀血等实邪则阻滞心胸、脉道,更加耗伤正气。

人体的五脏六腑在功能上是一个密不可分的整体,存在着生克乘侮的作用。因此,治疗上要注重腑脏相关性,欲疗心脑病,必需调五脏,但应首重肝肾。肾在心脑血管疾病的生理、病理各方面占据主要地位,但各脏器的阴阳失调,都能直接或间接影响肾脏而导致肾脏的病变。因此在治疗上,刘教授主张凡是肾脏病变所致的病症,则补肾为先;若是他脏累及肾脏的则治疗他脏为主,补肾为辅。这充分体现了刘教授对整体观念的重视和灵活运用。

1. 治阴阳,培其不足 肾为先天之本,藏真阴而寓元阳,宜固藏而不宜泄露,

"五脏之阴气,非此不能滋,五脏之阳气,非此不能发"。肾病总的治疗原则是"培其不足,不可攻其有余"。因为有余也是相对不足的一种表象。临床上,肾病患者常常兼夹各脏腑功能的变化,应根据其变化的寒热虚实特点加以调整,而非单纯补阴补阳所宜。阳虚者宜温补,可用右归饮、肾气丸、四逆汤、桂枝甘草汤之剂;阴虚者宜清补,可用左归饮、知柏地黄丸、二至丸之属。倘若标实鸱张,有碍补益阴阳之势,刘教授每以祛邪为先,待邪退再以扶正固本。刘教授十分推崇张景岳"善补阳者必于阴中求阳,则阳得阴助而生化无穷;善补阴者,必于阳中求阴,则阴得阳升而泉源不竭"的思想,认为阴虚忌辛燥也忌苦寒,宜甘润滋阴之药以补阴配阳,使虚火降而归于阴;阳虚忌寒凉也忌辛散,宜甘温补肾以补阳配阴,补阳往往以配阴为基础。

2. 肝肾同病,滋肾养肝调乙癸　肝与肾精血相生,阴阳相关,病变相传。故前人有"乙癸同源""肝肾同治"之说。《医宗必读》指出:"东方之木,无虚不可补,补肾即所以补肝;北方之水,无实不可泻,泻肝即所以泻肾。"诚然,临床上清肝火应注意保护肾中阴精,以防火盛伤阴;补肾阴应结合保养肝中阴血,以使精血相生。但也不能以偏概全,强调补肾泻肝,并不能说肾无实证,肝无虚证。肝体阴用阳,气有虚实,阴有盈亏。肾气不足也有痰浊、瘀血之变。肾精不足常与肝血亏虚并见,表现为头晕面苍,眼睛干涩,视物昏花,筋惕肉瞤。肾气不足与肝气虚衰也常并见,表现为筋力疲惫,屈伸困难,头晕眼花。此时单纯补肾或泻肝都很难取得较好的疗效,必须肝肾同治,补血填精方为正途。刘教授在临床上常以一贯煎、暖肝煎、逍遥散、六味地黄丸、肾气丸加减治疗一些肝肾两虚疾病,都收到较好的效果。中年以后,人体正处在肝肾逐渐亏虚的阶段,而此时性腺功能也开始衰退。正如《景岳全书》所言:"虚邪之至,害必归阴,五脏之伤,穷必及肾。"肾者,先天之本,五脏六腑之根本。肾元激发,维持了全身各系统正常的生理功能,而各个系统活动的异常亦会影响到肾脏。再者,精血同源,或肝肾同源,如果肾精亏损则会导致肝血不足,而肝血不足也会影响致肾精亏损。从而,一荣俱荣,一损俱损。

3. 水火不济,滋阴降火交心肾　心和肾同为少阴之脏。精与血、髓与神、阴与阳决定了心肾之间是相互联系、相互交济、相互影响的,即心肾相交,"水火既济"。在病理上,心阳之不足必致肾阳之衰微,肾阴之亏损必致心火之亢盛;临床上常见失眠、心悸、惊惕、头晕等症。刘教授认为心肾的水火交济,并不局限于心火下降于肾使肾水不寒和肾水上承于心使心阳不亢,更重要的是揭示了两脏在生理上的协调、整合,以维持人体的正常生命活动。水火者乃五行之所属,心肾两脏各寓阴阳,在生理状态下都维持着其脏内外的动态平衡。若水火交济平衡破坏,意味着心肾之间、脏器内外阴阳平衡的破坏,以及两脏之间相互影响、相互制约生理关系的异常。在治疗上,补肾阳与补心阳、补肾阴与益心血有着协同促进的作用,刘教授常用生脉饮、酸枣仁汤加玄参、沙参、黄连等加减治疗心肾不交之证。

4. **固护肾气,以制水邪** 心脑血管系统的疾病发展到心力衰竭阶段,多出现水肿之症。人体水液的正常代谢有赖于肺的通调、脾的运化和肾的气化,正如张景岳所说:"凡水肿等证,乃肺、脾、肾三脏相干之病。盖水为至阴,其本在肾;水化于气,其标在肺;水惟畏土,其制在脾。"刘教授临证时非常强调肾气在水液代谢中的重要作用。认为肾主水,其意义就在于主纳气以助肺通调水道,温脾胃以助脾运化水湿,主气化以司膀胱之开合,并贯彻于水液代谢之始终。水肿病的发生或早或迟,明显或不明显,必然会表现为肾主水功能的损害。因此,水肿病的治疗一开始便应着眼于肾气的保护和恢复,以补益肾气、祛逐水邪为要,方如济生肾气丸、猪苓汤、实脾饮等加减。

5. **补肾生精,补髓益脑** 刘教授认为"髓海不足"为脑病的特点,中风、痴呆、眩晕、健忘、脑鸣等病的发生、发展均与髓海不足密切相关。常因过劳、早衰导致肾中精气虚衰、化生精髓不足、脑髓渐空。脑为元神之府,肾为神之源,肾藏精生髓,《灵枢·经脉》曰:"人始生,先成精,精成而脑髓生。"《素问·逆调论》曰:"肾不生则髓不能满。"精生脑髓,精足则脑髓充而神旺。肾与脑经络相通,脑居于头,而头为诸阳之会,故补肾生精、填髓益脑法在脑病中用之较为广泛。常用杞菊地黄丸、六味地黄丸、左归丸、右归丸等方,酌情加用填髓益脑专药如何首乌、地黄、肉苁蓉、枸杞子、菟丝子、补骨脂、杜仲、山茱萸、黄精、玉竹、石斛、龙眼肉、鹿茸、山药、仙茅、淫羊藿、冬虫夏草、核桃肉等。

六、涤痰化瘀,以养正达邪

治疗心脑血管疾病时,刘教授在充分重视五脏证治的同时,还十分重视对痰浊、瘀血的治疗,认为它们与心脑血管疾病的发病和病理过程有着特殊的关系。心脑血管疾病患者多存在糖尿病、高血压、高血脂、高尿酸、高同型半胱氨酸血症和吸烟、酗酒等危险因素,这些危险因素极易导致代谢紊乱,产生氧化应激反应,从而使血管硬化甚至血管内皮受损导致粥样硬化斑块形成。从中医角度看来这些因素易引起气机升降出入失常,气血津液运行不利,水液停留,聚而成痰,血行不畅,滞留为瘀,痰瘀互结而致病。

瘀浊为病,可导致人体气血津液代谢紊乱,多脏腑功能失调,进而阻滞气机,痹塞脉道,并相互影响,胶结难解,致病情缠绵,经久不愈,特别与肝肾功能相关。正如《景岳全书》所言:"虚邪之至,害必归阴,五脏之伤,穷必及肾。"肝主疏泄,具有疏通、条达、升发、畅泄等生理功能。主要表现在调节精神情志,促进消化吸收,以及维持气血、津液的运行等方面。若肝失疏泄,可致情志不畅,脾胃不和,痰浊内生及气滞血瘀。

瘀浊为病,病机繁杂,病程缠绵。痰者,可以随着气机的升降出入流动,形成诸多疾病,故有"百病皆有痰作祟"之说。瘀血,影响全身或局部血液运行,使其失去正常的濡养周身、脏腑的作用。痰与瘀相互影响，交错为患，胶着难解，形成顽疾。痰瘀为病，历代医家均有论述，《灵枢·百病始生》言："若内伤于忧怒，则气上逆，气上逆则六输不通，温气不行，凝血蕴里而不散，津液涩渗，著而不去，而积皆成矣。"《诸病源候论》曰："诸痰者，此由血脉壅塞，饮水积聚而不消散，故成痰也。"痰瘀为患，病种广泛，尤其在心脑血管疾病中表现明显。

1. **高血压病** 属于中医"头痛""眩晕"范畴。痰浊日久，阻滞气机，血运不畅，瘀血内生，痰浊与瘀血交阻，血不上荣，清阳不升而发眩晕、头痛，极易引发高血压病；而患高血压后，极易出现眩晕、头痛。龚廷贤认为"大凡头眩者，痰也"，朱丹溪提出"无痰不作眩"，均强调了痰浊为致眩晕之主要原因。

2. **胸痹心痛证** 胸痹心痛，病多胶固，缠绵难解。秦景明在《证因脉治》中云"心痹之因——痰凝血滞"，曹仁伯在《继志堂医案·痹气门》中提出"胸痛彻背，是名胸痹——此痛不唯痰浊，且有瘀血，立阻隔间"，均说明了痰瘀是胸痹的主要病因，痰瘀交阻为胸痹的主要发病机制。随着病情的发展，痰瘀诸病理产物，将更加明显，即"阳微阴弦则胸痹而痛"，治疗上也多以活血化瘀止痛为法。刘教授通过长期临床研究，指出胸阳痹阻、痰浊阻滞、气滞血瘀是胸痹主要发病机制，治疗上必须祛瘀化痰并举，才能切中病机，较之单纯化痰或祛瘀效果更佳。

3. **心律失常** 属本虚标实之证，虚者为气、血、阴、阳亏虚，心脉不荣而发生惊悸；标实为水饮凌心、痰火扰心、心血瘀阻，使气血运行不畅，心神失养而引起悸动。《素问·痹证》曰："心痹者，脉不通，烦则心不鼓。"王清任《医林改错》云："元气既虚必不能达于血管，血管无气，必停而留瘀。"《医宗金鉴》云："脉沉弦细滑大小不匀，皆痰气为病。"表明气血亏虚是心律失常发病的根本原因，痰浊瘀血是心律失常的重要致病因素。

4. **高脂血症** 属中医"痰浊""瘀血"范畴，与肾、脾、肝有密切关系。中年以后脾肾亏虚加之肥甘厚味，脾失运化，津液代谢失常，水湿内停，聚而为痰。痰浊既成，随气升降，无处不到，痰性稠浊，注于血脉则血行凝涩，久则成瘀。或痰与血胶结黏滞难分，形成痰瘀互结。因此说，脾虚、痰浊、血瘀是发生本病的三大病理过程。针对高脂血症痰瘀为患的病理实质，刘教授提出"痰瘀同源""痰瘀同治"的观点，强调痰瘀同治、养正祛邪是治疗高脂血症的基本法则，以血脂清（白术、泽泻、山楂、丹参、决明子、莱菔子等）为主加减治疗。

5. **脑卒中** 脑卒中，起病急骤，来势凶险，变化迅速。刘教授从临床出发，提出中风病机虽复杂，但病性为本虚标实，本则肝肾阴虚，标不外火、风、痰、气、血作祟。但不管是出血性脑卒中还是缺血性脑卒中，中医辨证属哪一型，痰瘀阻络、痰瘀内阻始终贯穿于整个病程的各个阶段。在辨证施治的同时，应注意尽早祛除痰瘀病理产物，以促进病体的早日康复。随证选加胆南星、郁金、天竺黄、远志、僵蚕、水蛭、地龙、丹参、桑枝、地鳖虫、全蝎等药，常能使病情得到较好的治疗。根据临床

"凡人初觉大指次指麻木不仁或不用者,三年内有中风之疾也""平人手指麻木、不时晕眩,乃中风先兆,须预防之"的经验总结,应用贝母三七粉(经验方:川贝、人参、三七按一定比例研末配制)或桃红四物汤、补阳还五汤口服,可有效地预防脑卒中的发生。

七、重实践,善创新,师古而不泥古

刘教授善治内科疑难杂症,其治疗方法都是师法古人,方从己出,古今合参。刘教授认为中医辨证论治之精髓,就在于其博大精深的灵活性;但灵活性并不是漫无边际,更不是变化莫测,而是体现在每一位患者的病证结合上。书本上学来的东西都是讲的一些基本框架,临证时要学会运用好书本上的理论知识来解决临床辨证论治中的实际问题,要善于破旧立新,突破常规,才能取得好的临床疗效。

如胸痹一证是临床上常见病,可见于多种心脏病。胸痹者,胸部之痹塞不通也。胸为上焦之域,心主血,血之痹则瘀,瘀留则痛,临床上表现为胸闷痞塞,甚或心痛彻背,背痛彻心。《医宗金鉴》指出:"胸痹者,心肺之空域也,阳气一虚,诸寒阴邪得以乘之,则胸背之气痹而不通,轻者病满,重则病痛,理之必然也。喘息咳唾,短气症之必有也。"临床上常据此而辨证为"阳微阴弦",方则选用瓜蒌薤白半夏汤加减,取其通阳散结、豁痰下气的功用来治疗胸痹。但刘教授认为胸痹的临床辨证有很多证型,不仅仅是"阳微阴弦"这一证型。急性发作时大多是实证,不发作时多是虚证或虚实夹杂证。实证者,气滞、血瘀、痰阻、寒凝;虚证者,气血阴阳不足。《黄帝内经》云:"实则泻之,虚则补之。"治疗上,实证要理气、活血、化痰、散寒,虚证要益气、补血、养阴、补阳,这就是治疗胸痹应该掌握的原则。所以胸痹兼有气滞者应疏肝理气,柴胡疏肝散加减;血瘀者,血府逐瘀汤加减;痰浊阻滞者,瓜蒌薤白半夏汤加减;寒凝者,瓜蒌薤白桂枝汤加减;兼有热象者,黄连温胆汤加减等。

如喘之证治,仲景述之甚详,对外感风寒、内停水饮或痰饮致喘者,尤多阐述。刘教授效法仲景,认为喘证之作,不外风寒内侵,肺卫失宣,或痰饮内伏,久而化热,寒痰互阻于肺,痰饮因而上升致肺气不能下于肾,则可致气喘痰鸣;也可因脾肾不足,运化无能,生饮聚饮,饮阻于肺而致喘致咳。在治疗方药上,对仲景治痰饮之苓桂术甘汤、治支饮之小半夏汤、治溢饮之大小青龙汤、治下焦水逆之五苓散、治喘新作之厚朴杏子汤、治肾阳虚之肾气丸等悉多采用。但因病有见证、有变证,故又灵活选用,巧妙化裁。如治王某案:畏冷发热,咳嗽,胸痛,气喘,脉滑数。在外按感冒调治无效。刘教授诊后认为,此乃邪由表入里,郁而化热,并有痰浊互结于胸中,气机不达,肺气不宣,故而出现斯证。遂投以小柴胡汤加瓜蒌、鱼腥草、连翘。2剂后寒热退、喘略平,又宗仲景"喘家作……加朴杏子佳"之意,在上方加川朴、杏仁宽中利气,而诸证悉愈。又如治林某风湿性心脏病、心力衰竭案:患者气喘不能平卧,咳嗽,心悸。西医给予强心、利尿、抗感染之品,病情改善不明显。刘教授认为

患者乃心气不足,气衰血涩,风湿逗留而致,恐喘甚变脱,急投防己黄芪汤加半夏、陈皮、薏苡仁等药,以补心气,壮脾胃,祛风湿,果然获效。防己黄芪汤,仲景原为治风水而设,而刘教授移用于治喘,全在于详究病因,把握病机,经旨存胸。

又如生脉散的运用,也有极其变化之玄机。刘教授用之既不失古人法度,又颇具新意。考生脉散出自《内外伤辨惑论》,专为暑热伤气、气津两伤之证而设。但刘教授却取其有益气敛汗、养阴生津之功而用来治疗神经衰弱引起的心烦失眠,各种心脏病所致的气喘、心悸、脉律不整,以及慢性支气管炎、肺结核等引起的盗汗、咳嗽等,每获佳效。此外,用半夏泻心汤治呕吐,用当归饮子治疗妇科月经期发生风疹,用地黄饮子治疗老年痴呆症等,活法机圆,不一而足。

在心血管疾病的临床辨证时,刘教授很重视舌诊,强调望舌质要注意舌质的淡红,舌淡者多虚、多寒,舌红者多有郁热;还要观察舌质有无瘀点、瘀斑和舌下脉络是否迂曲等血瘀的征象;望舌苔时要注意舌苔的厚薄和黄腻、白腻等,以辨别虚实、寒热。心血管疾病的治疗要在辨证的基础上,适当加入活血化瘀、清热化痰之药,这样就会大大提高临床效果,如采用清热养阴、平肝降血压、清热益气活血治胸痹、清热滋阴疏肝调心率、清热涤痰通络治中风等。

刘教授认为,清热药在心血管疾病治疗上起着不可忽视的作用,恰到好处地使用清热药,往往会取得满意的效果。在冠心病的治疗中,刘教授常在益气活血通脉的基础上加用黄连、黄芩、蒲公英、丹皮等清热凉血药,清热药与补气药、活血药同用,既能清热活血通络,"通则不痛",又兼以补气滋阴,改善乏力、心悸之症状。治疗肝阳上亢的高血压病,常加用青蒿、地骨皮、银柴胡、丹参、黄芩、茵陈、海金沙、黄连、栀子等药;治疗心律失常,常在辨证的基础上选用黄芩、石膏、龙胆草、大黄、苦参、生地、青蒿、地骨皮、黄柏、莲子心、麦冬、天冬、玄参、黄连等。

八、善用经方治疗疑难症

刘教授认为,在审证求因、准确诊断的基础上,按照治疗法则,立方用药是论治的关键所在,但每一位称职医生多要懂得使用、善用经方。经方是千百年来历代医家在临床上千锤百炼的良方,立法严谨,用药精炼,服法讲究,只要主症相合,病因病位相符,每可取得立竿见影的效果。

如以温胆汤加减治疗中风、头痛、心悸、眩晕、失眠、癫痫、胸痹等病;柴胡疏肝散加减治疗冠心病、血管性头痛、脑积水、高血压、慢性胃炎等;逍遥散加减治疗妇女更年期综合征、焦虑状态、抑郁症、失眠等病;血府逐瘀汤加减治疗胸痹、心悸、头痛、失眠等。如四逆加人参汤原为治疗霍乱阳亡脱液之有效名方,出自《伤寒论》第384条,条文曰:"恶寒脉微而复利,利止,亡血也,四逆加人参汤主之。"刘教授认为太凡阳虚汗出、阴寒下利、脉微欲绝、四肢厥冷诸症此方皆可应用,且能获得较好疗效。

案例1：糖尿病、冠心病伴腹泻

庄某,女,56岁。

病史：患糖尿病、冠心病已10余年,胸闷、心悸,腹泻诸症反复发作,伴有足跗轻度浮肿,曾间断接受治疗。1周前因食油腻之物,致腹泻加剧,日行7～8次,夹有未消化之物,无腹痛。自服"痢特灵""黄连素"无效。2日来,大便次数剧增,日行数10次。入院时神志淡漠,四肢欠温,声音嘶哑,螺纹干瘪,舌体胖,苔白腻,脉微欲绝。血压(BP)：80/58 mmHg,心率(HR)：120次/分,律齐,心音低钝,心电图提示：ST水平型压低；空腹血糖16.9 mmol/L；尿糖(+),尿蛋白(++)。

辨证：此乃滑泄无度,阳气欲脱,阴液将竭之危候。

处方：急投制附子15 g(先煎),干姜12 g,炙甘草6 g,西洋参9 g(另兑),浓煎频频喂服。24小时内尽服2剂,四肢渐温,脉渐复。越日再诊,脉细弱,形寒肢冷,心悸胸闷,大便次数仍日行20次左右,伴完谷不化。仍以上方加土炒白术15 g,煨肉豆蔻10 g,吴茱萸6 g,调治半个月后,形寒肢冷、心悸胸闷、足跗浮肿均明显减轻,但食欲差,大便仍日行8～9次。在上方的基础上加入诃子、罂粟壳等涩肠止泻药,继续调治月余后,腹泻止、食欲增,其他症状亦逐渐改善而出院。

案例2：脑出血案

吴某,男,57岁,急诊入院。

病史：患者系一采购员,由西安乘火车返乡途中觉头微痛,未在意。当晚又饮酒若干,翌晨车抵厦门后,其子方发现患者神志朦胧,右侧肢瘫,口角流涎。急由专车送入院。入院时神志昏聩,舌强语謇,右侧肢瘫,遍体汗出,时时躁动,二便失禁,脉微欲绝。血压：180/100 mmHg,双瞳孔等圆等大,对光反射迟钝,右侧鼻唇沟变浅,颈部抵抗,双肺闻及痰鸣音,心率：88次/分,右上、下肢肌力均为0级,双侧膝腱反射亢进,巴宾斯基征阳性。

西医诊断：脑出血。

中医诊断：中风(中脏腑)脱证。

处方：急投四逆加人参汤回阳救脱。高丽参12 g(另煎),制附子15 g(先煎),干姜10 g,吴茱萸10 g,山茱萸10 g,炙甘草6 g。浓煎后频频灌服,日尽2剂后四肢转温,大汗已止,烦躁渐安。再结合辨证论治及西药抗生素、脱水剂等措施,调治2月余,临床治愈而出院。

刘教授临证时常在经方的基础上加减或自拟组方,他说,临床上首先考虑患者之病证有无可运用的经方或前人之成方,有则选用之,或稍更改出入；遇到病证复杂者而又无前人之成方可用,则自拟方药,但总不失"以法统方"之旨。他认为,遣方用药,方药是"法"之具体运用,应恪守因证立法、以法统方。

刘教授临床处方药味不多,注重少而精,认为方越简洁越能体现医生对疾病把握的准确。他用药处方一般8～9味,很少超过12味,遣药灵活、巧妙、有序,且药价低廉,常于平淡中见奇效,凸显其临床用药经验丰富。在长期临床实践中,也总结出许多疗效显著的经验方剂,如创拟了"治心五方",即活血通脉汤、化痰通脉汤、温阳通脉汤、生脉养心汤、补肝益肾汤;"血脂清"治疗高脂血症、代谢综合征;"瘀浊清颗粒"治疗高血压及其相关疾病等方,药味均少于12味,但用于临床却常起沉疴顽疾。

九、心脑血管疾病诊疗思路与临床经验

1. 治疗心病的经验　中医心病学是专门研究心系病证的一门临床学科,包括冠心病心绞痛、心肌梗死、心肌病、高血压、高血压心脏病、肺源性心脏病、心肌炎、心律失常、心力衰竭、风湿热、风湿性心瓣膜病、高脂血症、动脉硬化症、代谢综合征等器质性病变及部分神经症。刘教授认为,中医心病是本虚标实之证,本虚乃气(阳)虚、阴(血)虚,标实则主要为痰浊瘀血,病位在于心、肾。心气(阳)不足、痰浊瘀血痹阻心脉,胸阳不展,则可出现胸痹、心悸等症。刘教授强调痰浊与血瘀是中医心病的主要病因及病机。虽心病症状变化多端,但刘教授认为"但见苔腻一证便可,其余不必悉具"。临床上常以"瘀浊清颗粒"或"黄连温胆汤"加水蛭、丹参等为心病祛痰的主方,并提出如顽痰作祟,可用顽痰5步序贯法。第一步黄腻热化时用连翘、蒲公英、浙贝母、桑白皮;第二步白腻寒化时用厚朴、木香、远志、姜半夏或换用竹茹、天竺黄、竹沥;第三步用绵茵陈、苍术、白术、泽泻利湿祛痰;第四步用海藻、昆布、夏枯草散结祛痰;第五步用生牡蛎、生龙骨、海蛤壳软坚祛痰。

痰瘀同为津血所化,津液和血的生成输布或排泄有赖于气的气化、温煦、推动和固摄作用,气行则血行,气止则血止,气行则水行,气滞则水滞,故气机失常可致痰浊、瘀血的产生。若气机阻滞,气不行水,津液停聚,内生痰饮水湿;气滞则血行不利,血行迟缓阻滞脉络,结成瘀血。若气有亏虚则气化失职,水湿运化失常,津液凝聚蕴而成痰;气虚则运血无力,停而成瘀。痰瘀为患,病种广泛,尤其在心脑血管疾病中表现明显。故此,在临床上强调痰瘀同治,可用化瘀浊益肝肾之法以治之,也即化血瘀祛痰浊、补肝血益肾精法也。

刘教授潜心方药,独具匠心,临床上多有发挥,创拟了"治心五方",即活血通脉汤、化痰通脉汤、温阳通脉汤、生脉养心汤、补肝益肾汤,每于临证,常起沉疴顽疾。"治心五方",均系刘教授临床上常用于心病治疗的经验方,其组方用药精密,体现了中医治疗心病的特色。

2. 治疗缺血性中风病的经验　刘教授在数十年的临床实践中,潜心研究经典,认真实践总结,形成了自己对缺血性中风病治疗的独特认识,其以化瘀浊、益肝肾为基本方法治疗缺血性中风病在临床实践中收到了显著的疗效,可有效地改善症状。

中风病患者发病年龄大多在中年以后,正处于肝肾逐渐亏虚的阶段,因此痰瘀阻络、肝肾不足是中风病发生、发展的常见病机。刘教授将缺血性中风分为急性期

和恢复期两个阶段,治疗上有所侧重。

对于缺血性中风病急性期以活血祛瘀、化痰通络为主,佐补益肝肾、固本培元,临床上常用创拟的脑梗再通方加减(天麻15 g,生地12 g,丹参15 g,黄芩10 g,白芍15 g,茯苓15 g,双钩藤15 g,巴戟天15 g,怀牛膝12 g,枸杞子15 g,水蛭1.5 g,地鳖虫6 g);缺血性中风病恢复期(发病超过2周),以肝肾亏损,血瘀脑脉日久,久病入络,神机失用为其突出病机。在此期应以补益肝肾,补元气、调阴阳为主,佐以活血通络,以促进神经功能恢复,预防中风再发。临床上常用创拟的中风康复汤加减(桃仁10 g,怀牛膝10 g,豨莶草15 g,黄芪30～120 g,当归10 g,半夏10 g,红花6 g,茜草12 g,生地20 g,僵蚕10 g,陈皮10 g,川芎10 g,蜈蚣2条,丹参10 g,巴戟天10 g,鸡血藤30 g)。

3. 治疗中风后焦虑状态的经验　刘教授认为内伤七情是中风后焦虑状态的主要原因。本病病位在脑,但与心、肝(胆)、脾(胃)、肾的关系尤为密切。临床证型呈虚实夹杂,肝心合病、胆胃不和、脾虚积滞、肾虚精亏各有偏重。同时,脾胃运化失职,则痰湿内聚。忧恐思虑过度,则肝气郁结,气滞血瘀,痰瘀互结化热,易发为痰瘀热结,上扰心神。临床上注重疏肝养血,益肾养阴,化痰祛瘀。

4. 治疗眩晕病的经验　刘教授认为眩晕病治疗首重脾胃,眩晕病机虽有肾虚、气虚、阴虚,又有肝阳、痰浊、瘀血,但多为虚实夹杂证。其总病机可概括为邪聚脑窍,神明受扰,或清阳不升,脑髓失养。临床上以痰浊中阻、清阳不升者最为多见,首先要调理脾胃,次要调理肝胆,因肝胆病变常波及脾胃。其治疗应疏肝健脾。刘教授常用小柴胡汤、逍遥散加减化裁以疏肝解郁,健脾和营。肝脾既调,则气血调畅,方能获效。刘教授在临证时注重舌诊,眩晕患者多伴有痰、瘀、虚等证,在舌上均有体现。认为只有随证化裁,方可取得上佳疗效。

5. 治疗颈动脉粥样硬化的经验　刘教授在临床治疗颈动脉粥样硬化时发现肝肾亏虚、痰瘀内阻者较为多见,根据"痰瘀相关"提出"痰瘀同治"理论,指出以化瘀浊、益肝肾法治疗颈动脉粥样硬化。其自制"瘀浊清颗粒"经过长期临床研究显示疗效显著,大量动物实验也证明"瘀浊清颗粒"可通过抗脂质过氧化、抑制血小板聚集、抑制血管内皮细胞增生、抑制细胞外基质降解等多途径,起到有效调控血脂,改善血管内皮功能,稳定颈动脉粥样硬化和斑块的作用。

6. 治疗代谢综合征的经验　刘教授认为代谢综合征患者一般病程较长,以肝脾肾亏虚为本、痰瘀为标。本病早期以气郁痰阻为主,治以行气解郁兼化痰祛瘀,方用越鞠丸合温胆汤加减;中期以痰瘀互结为主,治以化痰祛瘀兼健脾益肾,方用血脂清颗粒加减;后期以虚证为主,多表现为气阴两虚、脾肾两虚,治以健脾益肾、益气养阴兼化痰祛瘀,方用四君子汤合金匮肾气丸加减。有研究显示血脂清联合阿托伐他汀可以显著降低apoB的原因可能是使含apoB的脂蛋白合成减少,清除增加,其降低apoB作用是其调脂谱的重要组成部分,进一步可防治动脉粥样硬化,降低心血管疾病的风险。

7. *治疗高脂血症的经验* 高脂血症的主要病机是嗜食膏粱厚味或长期精神不良刺激,久之必致脏腑功能受损,特别是脾胃功能受损,脾失健运则升清降浊无权,水谷精微不布,膏脂不化,留滞为痰,痰湿内阻,血行不畅,则易导致瘀血内生,痰瘀互结。故"痰瘀互结,阻滞脉络"为高脂血症的主要病机,由此刘教授研制了"血脂清颗粒"(山楂、决明子、炒莱菔子、丹参、葛根、鸡内金、天竺黄、神曲、黄芪)治疗高脂血症,有显著的临床疗效。高脂血症的临床表现甚为复杂,故治疗上应在"血脂清颗粒"的基础上随证加减。痰浊为主者,治痰为主,宜健脾燥湿化痰;瘀血甚者治瘀为主,宜疏肝理气化瘀;痰瘀互结应痰瘀同治,脾虚者宜健脾疏肝,肾气不足者应滋养肾精。

十、加减化裁,研制专方

刘教授集几十年临床经验,经过大量临床实践验证,研制了一系列院内制剂,疗效显著,既方便了患者服用,又增强了患者治疗的依从性,形成了专病专方体系。目前临床常用的有如下几类。

1. *降压 1 号方(瘀浊清颗粒)* 水蛭 4.5 g,远志 6 g,决明子 12 g,泽泻 10 g,葛根 15 g,巴戟天 15 g,肉苁蓉 15 g,泽泻 10 g。

2. *降压 2 号方* 天麻 15 g,双钩藤 15 g,葛根 15 g,菊花 10 g,白芍 15 g,石决明 30 g,泽泻 12 g,黄芩 10 g,夏枯草 15 g,生地 15 g,怀牛膝 10 g。

3. *健脑合剂* 丹参 15 g,半夏 10 g,枸杞子 15 g,石菖蒲 10 g,益智仁 15 g,陈皮 10 g,地龙干 10 g,远志 6 g,水蛭 1.5～3 g,茯苓 15 g,生晒参 10 g。

4. *脑梗再通方* 天麻 15 g,生地 12 g,丹参 15 g,黄芩 10 g,白芍 15 g,茯苓 15 g,双钩藤 15 g,巴戟天 15 g,怀牛膝 12 g,枸杞子 15 g,水蛭 1.5 g,地鳖虫 6 g。

5. *中风康复汤* 桃仁 10 g,怀牛膝 10 g,豨莶草 15 g,黄芪 30～120 g,当归 10 g,半夏 10 g,红花 6 g,茜草 12 g,生地 20 g,僵蚕 10 g,陈皮 10 g,川芎 10 g,蜈蚣 2 条,丹参 10 g,巴戟天 10 g,鸡血藤 30 g。

6. *滋肾养心安神汤* 熟地 15 g,仙鹤草 15～30 g,远志 6 g,丹参 15 g,枸杞子 15 g,茯神 15 g,酸枣仁 15 g,当归 6 g,羌活 6 g,黄芪 15 g。

7. *补肝益肾汤* 熟地 15 g,山茱萸 12 g,巴戟天 15 g,枸杞子 15 g,茯苓 15 g,白芍 15 g,杜仲 10 g,首乌 15 g。

8. *滋阴补肾汤* 枸杞子 15 g,生地 10 g,沙参 10 g,麦冬 10 g,当归 10 g,川楝子 10 g,巴戟天 15 g。

9. *化痰通脉汤* 瓜蒌 12 g,陈皮 10 g,制南星 12 g,莱菔子 15 g,薤白 15 g,茯苓 15 g,远志 6 g,半夏 10 g,浙贝母 12 g,桂枝 6 g。

10. *活血通脉汤* 当归 10 g,枳壳 12 g,柴胡 12 g,延胡索 10 g,桃仁 10 g,薤白

10 g,川芎10 g,红花6 g,赤芍12 g,怀牛膝15 g。

11. 温阳通脉汤　附子6 g(先煎),桂枝12 g,鹿角霜10 g,炙甘草10 g,丹参15 g,干姜6 g,川芎10 g,降真香5 g。

12. 生脉养心汤　党参15 g,五味子10 g,川七粉3 g(另冲),酸枣仁15 g,黄芪20 g,炙甘草10 g,仙鹤草30 g,麦冬20 g,桂枝6 g,丹参15 g,远志6 g。

13. 血脂清　山楂15 g,葛根15 g,鸡内金20 g,神曲15 g,莱菔子30 g,丹参15 g,黄芪30 g,天竺黄12 g,决明子15 g。

14. 养心通脉汤　黄芪30 g,党参15 g,川芎12 g,茯苓15 g,桂枝10 g,薤白15 g,当归6 g,远志6 g,半夏10 g,仙鹤草15 g,柏子仁10 g。

15. 抗流感方　桑叶6 g,金银花10 g,大青叶15 g,神曲15 g,白茅根15 g,麦冬6 g,前胡12 g,羌活6 g,藿香6 g。

医论篇

❦ 学 术 研 究 ❦

第一节　化瘀浊、益肝肾法治疗心脑疾病的
理论渊源与创新性研究

　　化瘀浊、益肝肾思想是刘教授根据中医理论,结合多年临床经验提出的治疗高血压病的中医治则。经临床试验验证,此治法不仅能有效地降低血压,而且能逆转左心室肥厚、提高左心室舒张功能,并具有降血脂的作用,在提高患者的生活质量等方面有明显的效果。在临床上,化瘀浊、益肝肾法广泛地运用于心脑疾病的治疗,特别是对冠心病、中风、高血压心脏病、高脂血症等的治疗具有显著的疗效。现将此治法思想总结如下,并进行理论探讨。

一、瘀浊的概念

　　瘀浊,即血瘀、痰浊,亦可称之为痰瘀之浊邪。浊者,不清也。《丹溪心法》中载有"浊主湿热、有痰、有虚",古人又谓其为浊清之邪气。《证治准绳》曰:"痰积既久,如沟渠壅遏淹久,则倒流逆上,瘀浊臭秽无所不有,若不疏决沟而欲澄治已壅之水而使清,是无理也。"中医理论认为,瘀和痰均有广义和狭义之分。狭义的瘀,即"瘀为积血"之义,反映血液的运行不畅、停滞、留着、瘀积于局部;而广义的瘀血概念,除了包括狭义之外,还涉及血管的病变以及各种病理产物的综合性病变。痰的狭义概念,一般是指肺部渗出物和呼吸道的分泌物,或咳咯而出,或呕恶而出;广义概念的痰,是指由于机体气机郁滞或阳气衰微,或情志不畅,不能正常地运化津液,使体液停留积聚,逐步蕴结而成的病理产物,包括痰、饮、水、湿四种形态。

　　痰源于津,瘀本于血,生理上属"津血同源"。痰,《黄帝内经》中多称之为"饮""积水""汁沫""津液涩渗""水""水湿"等。如《素问·六元正纪大论》篇说:"太阴所至为积饮否膈。"张仲景提出了痰饮理论,并经历代医家补充完善,把痰和饮之间从性质上区别开来,稠浊的称为痰,清稀的称为饮。《景岳全书·卷三十一》中云:"痰之与饮,虽曰同类而实不同也。盖饮为水液之属……此皆水谷

之余,停积不行,是即所谓饮也,若痰有不同于饮者,饮清澈而痰稠浊。"以此理论认为,痰的概念是有形痰的概念,是有形可见的呼吸道分泌物,胃肠道呕吐、腹泻物,现代认识可拓宽到泌尿道、生殖道排泄的炎性分泌物,这些称为外痰;而脏腑各种疾病的病理产物在体内停留积聚、蕴结,随血液及津液运行无处不到或停留皮下组织间液的称为内饮。有医家认为古老中医学的痰饮理论和现代医学的检验医学理论完全相融合,痰饮理论范围包括了检验医学的全部内容。按痰饮病理产物的性质特点,分为外痰、内饮、生理免疫功能反应。

瘀血,《黄帝内经》称之为"凝血""恶血""留血""菀陈"等,如《灵枢·百病始生》云:"温气不行,凝血蕴里而不散。"而历代医家结合自己的临证体会,又从不同方面发展了血瘀理论。特别是近现代以来,由于中西医结合研究工作的开展,血瘀理论逐渐完善并形成了活血化瘀学派,认为瘀血是人体血运不畅或离经之血着而不去形成的。从现代医学角度理解中医"瘀血"的概念应是:在一定的外因和内因条件下,由于机体心脏、血管、血液等,发生组织学、生理生化、生物物理学的改变,致使血液流动缓慢或停滞,或血液离开血管产生瘀积,血液由动态变为静态,这是血瘀的基本环节,也是瘀血的共性。在病理生理上表现为血液循环障碍和受累组织的损害,并有组织器官的炎症、水肿、糜烂、坏死、硬化、增生等继发性改变。故血瘀应包括血液停积、血流不畅或停滞,血液循环障碍的发生、发展及其继发变化的全部病理过程。

二、化瘀浊、益肝肾思想的理论渊源

瘀浊为病,即痰瘀之浊邪致病,其病机繁杂,病程缠绵。痰者,可随气机升降,形成诸多疾病,故有"百病皆有痰作祟"之说。瘀血,不仅使血液失去正常的濡养作用,而且影响全身或局部血液运行。痰与瘀血可相互影响,交错为患,胶着难解,形成顽疾。痰瘀为病,历代医家均有论述,如《灵枢·百病始生》言:"若内伤于忧怒、则气上逆、气上逆则输不通,温气不行,凝血蕴里而不散,津液涩渗,著而不去,而积皆成矣。"《诸病源候论》曰:"诸痰者,此由血脉壅塞,饮水积聚而不消散,故成痰也。"在20世纪80年代初期,痰瘀理论逐步完善,并较完整地提出了"痰瘀相关学说",强调痰瘀同源、同病、同治的理念。

痰瘀既为津血所化,津液和血液的生成输布或排泄有赖于气的气化、温煦、推动和固摄作用,气行则血行,气止则血止,气行则水行,气滞则水滞,故气机失常可致痰浊瘀血的产生。若气机阻滞,气不行水,津液停聚,则内生痰饮水湿;同时,气滞则血行不利,血行迟缓阻滞脉络,结成瘀血。若气有亏虚则气化失职,水湿运化失常,津液凝聚,蕴而成痰;气虚则运血无力,停而成瘀。痰瘀为患,病种广泛,尤其在心脑血管疾病中表现明显。徐氏认为心脑血管疾病从病机的总体上分析,可有十余种,但主要有虚、瘀、风、火、寒、气滞、气逆等,论虚又有阴阳气血之别。其

基本病机为气虚血瘀，临床证候以痰为主症者居多。如原发性高血压，属于中医"头痛""眩晕"范畴。朱丹溪提出"无痰不作眩"，龚廷贤亦认为"大凡头眩者，痰也"，均强调了痰浊为致眩晕之因。痰浊日久，影响气血运行，可致瘀血内停，痰浊与瘀血交阻，使血液运行不畅而眩晕、头痛，发为高血压。再如冠心病，属于中医"胸痹""心痛"范畴。曹仁伯在《继志堂医案·痹气门》中提出"胸痛彻背，是名胸痹——此痛不唯痰浊，且有瘀血，立阻隔间"，秦景明在《证因脉治》中云"心痹之因——痰凝血滞"；均说明了痰瘀是冠心病发病的主要因素。有研究指出，痰浊系脂质沉着，瘀血为血细胞黏附，痰瘀交阻而加重心脉痹阻，故而痰瘀交阻为冠心病的重要病机。另外，动脉粥样硬化、中风（脑梗死、脑出血）、心律失常等疾病均与痰瘀密切相关。在动脉粥样硬化的发病过程中，脂质代谢异常是最重要的危险因素，而中风的发生与动脉粥样硬化、高血压、高血脂及血液浓、黏、凝、聚的倾向及微循环障碍密切相关。高脂血症属中医"痰浊""瘀血"范畴，与脾、肾、肝关系密切。脾肾虚衰均可致津液代谢失常，聚而为痰，痰阻血脉，影响气血运行，导致血瘀、痰瘀积聚血中，引发高脂血症；肝失疏泄，致脏腑阴阳气血失调，从而生痰致瘀，痰瘀互结脉络，导致血脂异常。有研究认为，痰浊、瘀血为高脂血症疾病演变过程中不同阶段的病理产物。心律失常属中医"心悸""怔忡"范畴。属本虚标实之证，虚者为气、血、阴、阳亏虚，心失所养而发生惊悸，标实为痰火扰心、水饮凌心、心血瘀阻，使气血运行不畅，引起心悸。王清任《医林改错》云："元气既虚必不能达于血管，血管无气，必停而留瘀。"《素问·痹证》曰："心痹者，脉不通，烦则心不鼓。"《医宗金鉴》云："脉沉弦细滑大小不匀，皆痰气为病"，表明气血亏虚是心律失常发病的根本原因，痰浊、瘀血是心律失常的重要致病因素。

瘀浊为病，可导致人体气血津液代谢紊乱，多脏腑功能失调，进而气机阻滞，痹塞脉道，并相互影响，胶结难解致病情缠绵，经久不愈，尤其是与肝肾功能相关。心脑血管疾病发病年龄大多数是在中年以后，正处在肝肾逐渐亏虚的阶段，而此时性腺功能也开始衰退。正如《景岳全书》所言："虚邪之至，害必归阴，五脏之伤，穷必及肾。"肾者，先天之本，五脏六腑之根本。肾元激发、维持了全身各系统正常的生理功能，而各个系统活动的异常亦会影响到肾脏。肾主水，藏精，主生殖、生长、发育，主骨生髓充脑，与肺、脾、肝、三焦、膀胱、小肠共同完成人体水液代谢，中医肾的概念及作用涉及范围超过西医肾脏水液代谢、内分泌等功能所涉及范围，因此中医有"大肾脏"之说，其功能不仅包括泌尿系统，还包含了免疫系统、内分泌系统、生殖系统、心血管系统及遗传学方面等内容。肝主疏泄，具有疏通、条达、升发、畅泄等生理功能；主要表现在调节精神情志，促进消化吸收，以及维持气血、津液的运行等方面。若肝失疏泄，可致情志不畅，脾胃不和，痰浊内生及气滞血瘀。肝藏血，肾藏精。肝血需要肾精的滋养，肾精又依赖于肝血的化生。中医称之为精血同源，或肝肾同源。如果肾精亏损，则会导致肝血不足，而肝血不足，也会影响致肾精亏损。从而，一荣俱荣，一损俱损。

因此，化瘀浊、益肝肾法有其充分的理论依据，是治疗高血压病、中风、冠心病、高脂血症、动脉粥样硬化等心脑血管疾病的有效方法。化瘀浊与益肝肾相辅相成，攻补兼施，使精气充，阴阳复，瘀浊去。

三、化瘀浊、益肝肾思想应用的临床辨证

瘀浊致病广泛，加之肝肾阴虚，症状复杂，故辨证诊断时尤以辨析痰瘀互结之舌诊、脉诊为重。舌苔诊痰，舌质诊瘀。有医家认为痰瘀互结辨证"重在望舌"，凡有痰湿、痰浊内阻，舌苔多为白腻、黄腻，凡有血瘀，舌质多为暗红、紫暗，或有瘀斑、瘀点，紫暗舌色和腻苔为痰瘀互结证的辨证要点。有医家亦在冠心病痰瘀互结证的诊断中尤重苔腻质暗，"但见舌腻质暗便是，它症不必悉具"。痰瘀之舌象分别从舌苔和舌质反映，痰浊内蕴则舌苔白厚腐浊；痰热内盛，舌苔黄厚腻；舌绛紫而干枯少津为热盛伤津、气血壅滞而生瘀等。痰瘀互结、痰胜于瘀，脉以滑或弦为主；其脉以涩为主则为痰瘀互结、瘀胜于痰。

四、化瘀浊、益肝肾思想的处方用药理论

化瘀浊、益肝肾思想以降压1号颗粒为主方用药，主要由水蛭4.5 g、远志6 g、决明子12 g、巴戟天15 g、葛根15 g、泽泻10 g等药物组成，使用的是中药颗粒制剂，开水冲服，每次1剂，每日3次。方中以水蛭为君，破血逐瘀。臣以远志祛痰化浊，与君药配合以达祛瘀浊之功效；巴戟天阴阳双补、强阴益精，以奏益肝肾之功，亦为臣药。佐以决明子，入肝经除风热，益肾精；泽泻入肾经，能利小便，泻肾经火邪，又能养五脏，益气力，起阴气，补虚损而止头旋。葛根升阳止头痛项强，引药上行而为使药。

水蛭，是一味传统的中药，最早见于《神农本草经》，性味咸、苦，平，归肝经，有破血逐瘀的功效，为历代医家所重用。现代药理研究，水蛭主含蛋白质、多种活性成分、氨基酸和微量元素等成分。具有较强的抗凝血、抗血栓形成、溶解血栓的作用，还具有降血脂、防止动脉粥样硬化、抗肿瘤及保肾等作用。

远志，始载于《神农本草经》，列为上品。李时珍谓："此草服之能益智强志，故有远志之称。"其味苦、辛，性温，归心、肾、肺经，具有安神益智、祛痰、消肿之功效。现代研究显示，远志具有抗氧化、清除自由基、保护神经细胞等作用。

巴戟天，始载于《神农本草经》，列为上品，历代本草都有记载，味甘、辛，性微温，归肝、肾经，具有补肾阳、强筋骨、祛风湿之功效，是我国著名的"四大南药"之一。现代研究表明，巴戟天的化学成分主要有蒽醌类、糖类、氨基酸类、环烯醚萜苷类、脂类、有机酸类及微量元素等。作为一种传统的补肾之良药，其具有抗衰老、增强免疫、调节内分泌、促进造血、抗抑郁、抗肿瘤、抗炎及镇痛等作用。

决明子,始载于《神农本草经》,性味甘、苦、咸寒,归肝、肾、大肠经,具有清肝明目,润肠通便的作用。现代药理研究表明,决明子中含有蒽醌类、萘并-吡咯酮类、脂肪酸类、氨基酸和无机元素,具有降血脂、降血压等活性,尤其对高血压、高血脂等心血管疾病疗效较好。

泽泻,始载于《神农本草经》,其性寒,味甘、淡,归肾、膀胱经,具有利水、渗湿、泄热之功效。明代李时珍《本草纲目》记载其具有"渗湿热,行痰饮,止呕吐,泻痢,疝痛,脚气"的功效。现代医学研究表明,泽泻化学成分以萜类为主,以三萜类成分为其主要成分,还含有倍半萜及二萜类等成分;另含挥发油(内含糖醛)、少量生物碱、天门冬素、植物甾醇、植物甾醇苷、脂肪酸,还含树脂、蛋白质和多种淀粉。泽泻通过抗血栓形成、降低血脂、降低血浆黏度,具有抑制动脉粥样硬化斑块形成的作用,达到抗动脉粥样硬化的功效,起到延缓衰老、防病延年的目的;同时泽泻还具有利尿、解痉、保肝、抗炎、免疫调节、降血糖等作用。

葛根,始载于《神农本草经》,性凉,味甘、辛,归肺、胃经,具有解肌退热、透发麻疹、生津止渴、升阳止泻的作用。现代医学研究表明,葛根的主要成分有:黄酮类,即黄豆苷元和葛根素等;葛根苷A、B、C;三萜类,主要是以葛皂醇A、B、C命名的7种新型齐墩果酸烷型醇类化合物、生碱类。葛根能够降低心肌耗氧量,使冠脉、脑血流量增加,具有明显缓解心绞痛、抗心律失常、抗氧化、增强机体免疫力、降血糖等作用。

总之,方中诸药合用则攻补兼施,寒热并用,升降有序,共奏活血化瘀、祛痰化浊、调补肝肾之功效,使精气充、阴阳复、瘀浊祛,且现代药理研究表明方中诸药均含有治疗高血压病、冠心病、高脂血症等心脑血管疾病的有效成分,为治疗心脑血管疾病的有效方剂。

五、结语

化瘀浊、益肝肾思想是刘教授治疗高血压病的特色中医治法,其处方用药侧重于调整机体的整体功能,改善患者的临床症状,特别是可明显地改善患者的主观感觉、自觉症状、心理状态等生存质量反映的内容,从而提高患者的生存质量。在临床上,此思想还经常用于中风病、冠心病、心绞痛、糖尿病、高脂血症、焦虑症、老年痴呆、震颤麻痹、动脉硬化等慢性疾病及疑难病症的主要治疗或辅助治疗。通过临床观察,疗效可靠,以后在这些方面可进行更深入的研究。该思想乃痰瘀理论、血瘀理论、津血同源思想和肝肾同源思想融合而成,并结合了现代医学理论及药理研究,体现了中医现代化的思想,具有理论上的创新意义,在实践中亦有应用价值。

[陈文鑫,叶靖,吴志阳,等.2011.化瘀浊益肝肾法治疗心脑疾病的理论渊源与创新性研究.中华中医药学刊,10(29):144-146.]

第二节　从痰浊论治中医心病经验

刘德桓教授对中医药治疗心脑血管疾病有深刻认识和独到经验。现将刘教授从痰浊论治中医心病的学术经验浅述如下。

一、中医心病与现代医学的关系

中医心病学是专门研究心系病证的一门临床学科。心为十二官之主，主血脉，藏神明，其华在面，开窍于舌，与小肠相表里。心的阴阳气血是心进行生理活动的基础，心的病理表现主要是血脉运行的障碍和情志思维活动的异常。从中医角度来讲心病有三个方面：一是与心主血脉功能相关的疾病，包括现代医学的心血管系统疾病；二是与心藏神明功能有关的疾病，包括现代医学的某些高级神经系统病变；三是心与其他脏腑相关的疾病，心为君主之官，心的功能失调会诱发其他脏腑疾病，包括某些口腔病、泌尿生殖系病变等。

二、中医心病与痰浊的关系

刘教授认为，中医心病的病因主要是痰浊，病机多为痰闭心窍。痰浊痹阻心脉，胸阳不展，则为胸痹；痰气痰火扰动心神，神机失灵，则为癫狂；痰凝气郁，蒙蔽清窍，则为痫病。《素问·至真要大论》曰："民病饮积心痛。"《金匮要略心典》云："阳痹之处，必有痰浊居其间。"《医宗必读》曰："舍空则郁而停痰，惟乘心位"。刘教授认为，时人过食肥甘厚腻，易生痰浊，痰浊内盛，易致肺脾肾三焦功能失调；痰浊阻于心窍清旷之区，则闭阻心之阳气，心脉不畅。从现代医学诠释，主要是因人类生活水平的提高，饮食结构失衡，高蛋白、高脂肪、高糖饮食摄入过多，纤维素及矿物质摄入减少，运动量及运动强度减少，导致体内脂肪代谢紊乱、脂质异常，损伤血管内皮细胞，内膜增厚硬化；血液黏稠，冠状动脉管径变窄，甚至堵塞，诱发诸多疾病，其中与心脑血管疾病最为密切相关。因此，刘教授认为，痰浊是中医心病的主要病因及病机之一。

三、中医心病痰浊闭塞证辨证及治法方药

临床上，中医心病痰浊闭塞证主症常见闷痛痞满、口黏乏味、纳呆脘胀；兼症见头重身困、恶心呕吐、痰多体胖；苔腻或黄，脉来滑数。刘教授强调：但见苔腻一症便可，其余不必悉具。临床上常以黄连温胆汤合三参饮为心病祛痰主方，方药有竹茹、枳壳、茯苓、陈皮、参类、丹参、苦参、黄连等。刘教授在临证中还常使用祛痰药增效：遵古合用瓜蒌薤白白酒汤类以宽胸理气；透窍可加用石菖蒲、郁金、桔梗、

蝉蜕等；剔络可加用水蛭、地龙、僵蚕、地鳖虫等；消导可加用莱菔子、生山楂、鸡内金、神曲等；分利可加用车前子、石韦、泽兰、白花蛇舌草、草决明、桃仁、白菊、当归等。对顽痰内结难祛者，刘教授提出了顽痰5步序贯法：第一步黄腻热化时用连翘、蒲公英、桑皮；第二步白腻寒化时用厚朴、木香、姜半夏，或换用竹茹、天竺黄、竹沥（三竹换用）；第三步用茵陈、泽泻利湿祛痰；第四步用海藻、昆布散结祛痰；第五步用生牡蛎、生龙骨、海蛤壳软坚祛痰。

四、中医心病祛痰的综合调理

刘教授认为，中医心病多与心理疾病相关，对患者除施以药疗外，还应重视综合调宜，使之情志舒畅、肝气条达、脾胃调和，才有益于脾健湿化痰消，主要包括如下方面。

1. 体疗　适量运动能流畅气血，使痰浊不得滋生。运动的形式可随身体状况、个人兴趣而异，但要适度。当嘱患者不可不动，不可大动。刘教授认为，气功（导引）及太极拳是以一定的方式摇动肢节筋骨，配合呼吸吐纳，意守丹田，静心净念的一种养生疗法，可以调畅气机，通利血脉，安定神志，培育真气，而有利于心病的防治。

2. 食疗　痰浊内生源于脾胃的损伤，而饮食不节是脾胃损伤的主因，所以食疗在防治心病中也至关重要。刘教授认为，腥燥、煎炒炙炸、酢糟酱卤之品，最易滋生痰浊，应视作忌口之列。应多食富含维生素和微量元素的食物，可以辅佐祛痰药提高疗效。提倡多食葱蒜、木耳、香菇、海鱼海产、蔬菜豆类。

五、心病祛痰之自然疗法

刘教授认为，对于一些药物治疗不理想或拒服药物治疗的患者，可以辅助以自然疗法，主要有针刺、耳穴、拔罐、推拿、刮痧等。针刺可选巨阙、膻中、郄门、太渊、丰隆等穴。耳穴予选交感、皮质下、脑、肺、胸等。也可于华佗夹脊、膻中等处拔罐；或于前胸左侧背、左侧上肢内点穴推拿；在督脉、膀胱经、天突至膻中刮痧。

第三节　急性中风273例脉象观察

中风为中医内科四大难证（风、痨、臌、膈）之首，尽管现代科学昌明，治疗方法渐多，但目前仍存在着"发病率高、病死率高、残废率高和治愈率低"的所谓"三高一低"现象，对人类生命的威胁很大，亟须从各方面加以研究。为了能较确切和较客观地观察、判断中医传统的脉诊在中风病的诊治和预后方面的价值，以期更好地认识和掌握脉诊在中风病的运用规律，笔者于1983年1月～1986年12月，先后对收住泉州市中医院内科的273例急性中风的脉象变化进行了动态观察。现将结果报告如下。

一、方法与资料

（一）方法

（1）将273例急性中风患者（指发病48小时内即入院者）入院第一天出现的脉象，与200例45岁以上基本健康的中老年人的脉象作对照，观察中风患者与正常人的脉象差异。

（2）从273例急性中风患者在病变过程中自身的脉象变化，观察其与证型、病种、预后诸方面的关系。

（二）资料

1. 一般资料

（1）中风组：男204例，女性69例；39岁以下6例，40～49岁32例，50～59岁64例，60～69岁109例，70～79岁55例，80岁以上7例，平均年龄男性62.7岁，女性64.2岁；职业为干部者39例，农民73例，工人62例，渔民10例，退休（包括家务者）89例。

（2）对照组：男性160例，女性40例；40～49岁26例，50～59岁55例，60～69岁77例，70～79岁37例，80岁以上5例；平均年龄男性62.1岁，女性61.8岁。

中风组与对照组的性别、年龄与职业分布经统计学处理，具有可比性（$P > 0.05$）。

2. 证型与病种　本组病例按中华全国中医学会内科学会1983年制定的《中风病中医诊断·疗效评定标准》的分证标准划分。273例中，属中经络者191例，占69.96%；中脏腑者82例，占30.04%。

西医诊断参照上海第一医学院编写的《实用内科学》的有关诊断标准，其中属缺血性脑卒中者199例，占72.89%；出血性脑卒中者74例，占27.11%。本组病例中合并有高血压动脉硬化者201例，占73.63%。

二、观察结果

（一）中风组与对照组的脉象差异

1. 中风组　脉弦者119例（包括弦数者15例，弦缓者7例），占43.59%；滑者25例，占9.16%；弦滑者93例，占34.06%；弦细者31例，占11.36%；沉细者4例，占1.47%；结代脉1例，占0.37%。273例中出现弦脉和弦滑脉者共有212例。

2. 对照组　脉弦者45例，占22.5%；滑者10例，占5%；弦滑者15例，占7.5%；缓者80例，占40%；弦细者50例，占25%；200例中出现弦和弦滑脉者共60例。

观察结果表明,中风组异常脉(指弦脉和弦滑脉)出现率为77.66%,对照组异常脉出现率为30%,经统计学处理,两者差异有非常显著的意义($P<0.001$),亦即可得出弦脉和弦滑脉为中风病的主要脉象的结论。

（二）西医病名与脉象的关系

　　从表1可知199例缺血性中风中,出现弦脉(包括弦数、弦缓)者有108例,占54.27%;出现弦滑脉45例,占22.61%。74例出血性中风中,出现弦脉(包括弦数)者11例,占14.86%;出现弦滑脉者48例,占64.86%。两组数据经统计学处理,有显著性差异($P<0.01$),提示缺血性中风的主要脉象是弦脉,出血性中风则以弦滑脉为主要脉象。

表1　西医病名与脉象的关系

	弦	弦数	弦缓	滑	弦滑	弦细	沉细	结代
缺血性	89	12	7	11	45	31	3	1
出血性	8	3		14	48		1	

（三）中医证型与脉象的关系

　　从表2可知,191例中经络者出现弦脉(包括弦数、弦缓)者有106例,占55.50%;出现弦滑脉者41例,占21.47%。81例中脏腑者出现弦脉(包括弦数)者13例,占16.05%;出现弦滑脉者52例,占64.20%。两组数据经统计学处理,有显著性差异($P<0.01$)。提示中脏腑者以弦滑脉为主要脉象,中经络者以弦脉为主要脉象。

表2　证型与脉象的关系

证型	弦	弦数	弦缓	滑	弦滑	弦细	沉细	结代
中经络	87	12	7	9	41	31	3	1
中脏腑	10	3		16	52			

　　中经络与中脏腑中的不同证候,其脉象也有所差异(表3)。

表3　不同证候与脉象的关系

	证候	弦	弦数	弦缓	滑	弦滑	弦细	沉细	结代
中经络	肝阳暴亢、风火上扰证	59	8		1	2	4		
	风痰瘀血、痹阻脉络证	13		2	4	18			
	痰热腑实、风痰上扰证	13		2	4	21			
	气虚血瘀证	2		3			14	3	
	阴虚风动证			4			13		1

（续表）

	证候	弦	弦数	弦缓	滑	弦滑	弦细	沉细	结代
中脏腑	风火上扰清窍证	5	3			15			
	痰湿蒙蔽心神证	1			13	3			
	痰热内闭心窍证	4			3	34			
	元气败脱、心神散乱证								1

（四）病变与脉象的关系

1. 中经络转为中脏腑　本组病例中有14例患者由中经络转为中脏腑，其间的脉象均有改变。随着病情的加重。弦滑脉的出现也明显增多，从原来的4例增至13例，即由28.57%增至92.85%。此种变化经统计学处理，有非常显著的差异（$P < 0.001$）。提示中经络转为中脏腑时出现的弦滑脉的变化有临床意义。

2. 闭证转为脱证　本组病例中有17例死亡，患者在死亡前，经历了由闭证转为脱证的阶段。在这一过程中全部患者的脉象均由原来的弦或弦滑突然转变为沉细无力或脉微欲绝。

3. 急性期转入恢复期　观察了本组病例入院后的第7天与第15天的脉象，发现也有明显的变化（表4）。

表4　入院第7天与第15天的脉象变化

	证型	弦	弦数	弦缓	滑	弦细	弦滑	沉细
第7天	中经络	75	13	19	9	33	32	4
	中脏腑	6	3		12	8	40	2
第15天	中经络	52	5	52	4	42	16	14
	中脏腑	6		6	3	17	20	14

入院第7天256例中异常脉的出现率为73.44%（其间中脏腑82例中死亡8例，7例垂危出院；中经络191例中有2例病危出院，故实际病例为256例）；入院第15天251例中异常脉的出现率为62.55%（其间中脏腑者又有5例死亡，故实际病例251例）。此种变化经统计学处理有显著性差异（$P < 0.01$）。

（五）预后与脉象的关系

从观察中发现，脉象的变化与中风病的预后有很大的关系。本组病例中，经治疗后获基本痊愈的有125例，其脉象在急性期转入恢复期后，均由弦或弦滑逐渐转为弦细或沉细。

本组病例中有90例患者的异常脉象（弦或弦滑）在发病3周后仍无明显的改

善，其中有50例预后不良：4例死亡，3例垂危出院，15例出院时仍表情呆滞、反应迟钝，13例语言功能未能恢复，15例患肢功能恢复极差。

如果脉象由发病时的弦细、弦缓、沉细者转变为弦劲、弦滑、弦数者，其预后也不佳。14例由中经络转为中脏腑，有9例的脉象即经历了此种变化，其中有2例死亡，7例垂危而中途出院。另有63例患者在入院的第2～5天内，其脉象先后由弦缓变为弦数，或由弦数兼见滑象，或由滑脉转为弦滑脉，其病情均由轻转重。

如果脉象由弦或弦滑突然变为沉细无力或脉微欲绝者，多为死兆。重点观察了85例出现弦滑脉的极重型患者，其中有17例死亡，死亡前其脉象均经历了上述的变化。

三、讨论

（一）脉象与中风的病因病机关系密切

中风之发生，虽病源变化无穷，但归纳起来看，正气不足、肝肾阴亏为其致病的根源，而痰、火、风、瘀错杂交叉为患是其急性发作的主要因素。从本组病例的观察中发现，脉象与中风之病因病机是密切相关的。273例患者中出现弦脉（包括弦数、弦缓）和弦滑者有212例，占全部病例的77.65%。脉气发于脏，弦为肝脉，主肝郁气滞，滑脉则主痰饮、痰湿。因此，从病理角度分析，弦脉与弦滑脉的出现，乃是肝阳暴亢，风阳内动，痰热内扰，风、火、痰三者互相纠结，互为因果，导致了机体的阴阳平衡失调，气血逆乱而发病的具体反映。这与急性中风的主要病因病机是相符合的。

从证型与脉象的关系分析，191例中经络者弦脉的出现率为55.50%，81例中脏腑者出现弦滑脉的出现率为64.20%，说明弦脉是中经络者的主要脉象，弦滑脉是中脏腑的主要病脉。从临床辨证的角度出发，中经络的主要病机乃肝阳、肝风挟痰挟瘀闭阻经络，脉络不宣所致，其脉多应弦。而中脏腑则多因痰、火、风内中于心络，神灵之腑为之摇撼，神机因而不运所致，其脉多应弦滑。观察结果与临床辨证的结果是相一致的。

再从中经络与中脏腑各自不同证候与脉象的关系分析。中经络中的肝阳暴亢、风火上扰证以弦或弦数脉为主，风痰瘀血、痹阻脉络证和痰热腑实、风痰上扰证以弦滑脉居多，气虚血瘀证则以弦缓或弦细脉为主，阴虚风动证则以弦细或弦数脉居多。中脏腑中的风火上扰清窍证以弦滑和弦为主，痰湿蒙蔽心神证以滑脉居多，痰热内闭心窍证以弦滑脉为主，元气败脱、心神散乱证则以沉细脉为多。这些脉象变化与临床辨证的结果基本相符。因此，可以认为，中风患者出现的脉象变化，即是其病机风、火、痰、瘀、虚的具体反映。

从脉象与西医病名的关系分析：出血性中风的脉象以弦滑脉居多，占64.86%；

缺血性中风则以弦脉为主,占54.27%。这同中医证型中脏腑出现弦滑脉,中经络出现弦脉的百分比相接近。从一个侧面说明了大部分的出血性中风可归属于中脏腑,大部分缺血性中风可归属于中经络来进行辨证论治。这与临床实践有一致性。

(二)中风病的脉象变化有一定的规律可循

中风之证,病情复杂多变,生死易如反掌。医者贵能辨证精当,投药谨慎果断,冀能获得良效。由于本病多见神昏不语或舌强语謇,难以运用四诊合参的手段进行辨证,这就要求临床医生要善于从脉象的变化来辨病机、别虚实、测预后、定治则。

中风病的脉象虽变幻莫测,但并非没有规律可循。从本组病例的观察中可以得出以下规律。

1. 常异相殊　凡诊脉者,必须先察平脉,而后察病脉;先识常脉,而后察变脉,于常脉之中可以察人之寿夭,于变脉之中可以测病之吉凶。从200例基本健康的中老人的脉象与中风组患者的脉象对照中,可以得知常人之脉以缓及弦缓为主,而中风之脉则以弦、弦滑为主。两者的脉象差异很大,佐证了有是病则有是脉这一客观规律。

2. 证异脉别　中经络与中脏腑相比较,前者病位浅,病情轻,尚无关乎大局;后者病位深,病情重,乃极险又极可虞之证,两者出现的总体脉象有明显区别,中经络以弦脉为主,中脏腑则以弦滑脉为主,而且中经络与中脏腑中的不同证候,其脉象也有差异,说明不同的病理演变导致了不同的演变格局;而脉气发于脏,不同证型所表现出来的脉象即是其病理演变的具体反映。

3. 证转脉变　中风的脉象是随着病情的变化而变化的,当病由中经络转为中脏腑时,其弦滑脉的出现率由28.57%增至92.85%;当病由闭证转为脱证时,其脉象全部由弦、弦滑突变为沉细无力或脉微欲绝,说明了脉象的突变是病情危笃的一个标志。再如急性期的脉象多见弦、弦数或弦滑,当转入恢复期后,其脉象则逐渐转为弦细、弦缓或沉细,这一变化佐证了"中风发于实,归于虚"这一病理转归。

4. 顺逆决死生　从本组病例的观察中,也可以得知通过脉诊,即可察知脏腑精气的盛虚或有余不足,进而作为判断预后的参考依据:① 脉象由弦、弦滑渐次转为弦细、沉细者为顺象,多提示邪去正安,病有转机,预后较佳。② 脉象由原来的弦细、弦缓、沉细者转变为弦劲、弦滑、弦数者,或弦、弦滑脉在病情由急性期转入恢复期后仍久久不变者为逆象,多提示病进邪实,风阳痰热猖獗,病情加剧,预后较差。③ 脉象由弦、弦滑突然转变为沉细无力或脉微欲绝者,乃阴竭于内、阳脱于外之象,多为死兆。

[刘德桓.1989.急性中风273例脉象观察.福建中医药,20(1):50-52.]

第四节　冠心病心绞痛395例
中医证型特点探讨

关于冠心病心绞痛辨证研究的报道不少，但对冠心病心绞痛的两大类型自发性心绞痛和劳累性心绞痛的证型特点研究不多。笔者将1985年1月～1994年7月就诊于泉州市中医院门诊和住院的92例自发性心绞痛和303例劳累性心绞痛的中医证型进行辨证规律的研究，以期有助于临床准确的治疗。

一、病例对象及诊断标准

（一）自发性心绞痛组

共92例，其中男性81例，女性11例，平均年龄（57.3 ± 8.2）岁（均值 ± 标准差，下同）；病程（8.1 ± 5.7）年；本组中变异型38例，自发型54例。合并高血压病21例，高脂血症47例，心律失常23例。心绞痛发作频率最多2～4次/昼夜，最少1次/2周，疼痛呈压榨性绞痛或剧痛难忍者53例，隐痛或闷痛者39例。发作时心电图ST段下移0.05～0.3 mV者54例：伴T波直立对称、高耸、呈冠状T波倒置者分别为13例、11例和14例，伴U波倒置者3例。

（二）劳累性心绞痛组

共303例，男性231例，女性72例；平均年龄（59.1 ± 7.3）岁；病程（7.6 ± 4.1）年。其中合并高血压病87例，高脂血症105例，糖尿病11例，心律失常89例。心绞痛发作频率最多1～3次，昼夜最少1次/月。疼痛呈压榨性疼痛或剧痛者79例，隐痛或闷痛者224例；心电图ST段水平下移0.025～0.3 mV者268例；T波双向者107例，呈冠状T波倒置者156例，U波倒置者83例。其中初发型劳累性心绞痛78例，稳定型劳累性心绞痛161例，恶化型劳累性心绞痛64例。

以上两组病例均符合国际心脏病学会及世界卫生组织（WHO）临床命名标准联合专题组提出的"缺血性心脏病的命名及诊断标准"。

二、中医辨证标准及研究方法

参照全国中西医结合防治冠心病、心绞痛、心律失常研究座谈会制定的"冠心病中医辨证参考标准"和全国冠心病辨证论治会议制定的"冠心病中医辨证试行标准"，对上述两组病例进行辨证分型。除单一证型外，标实证可同时存在1～3种兼证。为了便于统计及分析，无论是本虚证还是标实证，均将兼证分属各单一证型中进行比较。对自发性心绞痛与劳累性心绞痛的证型进行比较分析。同时对这两型各自不同的分类之证型作对比分析。

三、观察结果

1. **自发性心绞痛与劳累性心绞痛的证型特点比较** 从表1可知,在本虚证中,气虚证与阳虚证两组之间差异非常显著($P_{均} < 0.01$)。前者劳累性心绞痛多于自发性心绞痛,后者自发性心绞痛多于劳累性心绞痛;阴虚及气阴两虚证两组之间无明显差异($P > 0.05$)。标实证中,气滞、痰浊、血瘀两组之间均无显著差异($P > 0.05$),而寒凝证以自发性心绞痛为多,与劳累性心绞痛组比较,差异非常显著($P < 0.001$)。

2. **自发性心绞痛两种类型的中医证型比较** 如表1示,自发性心绞痛中的变异性与自发性两种类型的证型之间比较,无论是本虚证还是标实证,均无显著性差异($P_{均} > 0.05$)。

3. **劳累性心绞痛三种类型的中医证型比较** 如表1示,从劳累性心绞痛三种类型的中医证型比较中可以发现,在本虚证中,初发型、稳定型和恶化型心绞痛均以气虚为主,三型没有显著性差异($P_{均} > 0.05$)。而阳虚、阴虚和气阴两虚型中的初发型和稳定型心绞痛的分布基本一致($P_{均} > 0.05$),但恶化型心绞痛属阳虚型的占29.7%,与初发型(2.6%)、稳定型(3.1%)比较有非常显著差异($P_{均} < 0.01$)。在标实证中,恶化型心绞痛寒凝见证为32.8%,与稳定型和初发型比较也有显著性差异($P_{均} < 0.05$);其余痰浊、气滞、血瘀见证三型无明显差异($P_{均} > 0.05$)。

四、讨论

1. **气虚血瘀是冠心病心绞痛的基本病机** 通过对自发性心绞痛和劳累性心绞痛不同类型的中医证型分析研究,发现其有共性,也有特异性。395例心绞痛中辨证为气虚者有246例,占62.3%;有血瘀证者272例,占68.9%,因此可以认为冠心病心绞痛的基本病机绝不是单纯的气滞血瘀,而是本虚标实。其病位以心为主,涉及脾肾,本虚以气虚为主,部分兼有阳虚、阴虚和气阴两虚;标证则以血瘀、痰浊为多见,部分兼有寒凝气滞等证。这就是自发性心绞痛和劳累性心绞痛中医证型的共同特点。

表1 各种类型心绞痛的中医证候比较

类 型	例数	本 虚 证				标 实 证			
		气虚	阳虚	阴虚	气阴两虚	痰浊	气滞	血瘀	寒凝
自发性	92	29 (31.5)	49 (53.3)	2 (2.2)	12 (13.0)	29 (31.5)	34 (37.0)	59 (64.1)	38 (41.3)
变异性	38	12 (31.58)	20 (52.6)	1 (2.6)	5 (13.2)	13 (34.2)	13 (34.2)	24 (63.2)	15 (39.5)
自发性	54	17 (31.5)	29 (53.7)	1 (1.9)	7 (13.0)	16 (29.6)	21 (38.9)	35 (64.8)	23 (42.6)

（续表）

类 型	例数	本 虚 证				标 实 证			
		气虚	阳虚	阴虚	气阴两虚	痰浊	气滞	血瘀	寒凝
劳累性	303	217 （71.6）	26 （8.6）	13 （4.3）	47 （15.5）	121 （39.9）	106 （35.0）	213 （70.3）	57 （18.81）
初发型	78	54 （69.2）	2 （2.6）	5 （6.4）	17 （21.8）	30 （38.5）	26 （33.3）	54 （69.2）	12 （15.4）
稳定型	161	124 （77.0）	5 （3.1）	7 （4.4）	25 （15.5）	61 （37.9）	59 （36.7）	116 （72.1）	24 （14.9）
恶化型	64	39 （60.9）	19 （29.7）	1 （1.6）	5 （7.8）	30 （46.9）	21 （32.8）	43 （67.2）	21 （32.8）

注：本虚证栏下数据为例数（%），标实证栏下数据为例次（%）。

2. 阳虚寒凝血瘀为自发性心绞痛的主要证型，气虚血瘀为劳累性心绞痛的主要证型 研究结果表明，自发性心绞痛与劳累性心绞痛的证型各有特点。

（1）自发性心绞痛的阳虚本证较多，占53.3%；而劳累性心绞痛阳虚本证只占8.6%，表明自发性心绞痛的中医证型以阳虚本证为主。

（2）劳累性心绞痛气虚本证较多，占71.6%；而自发性心绞痛的气本证只占31.5%，两者的差异常显著（$P < 0.01$），表明劳累性心绞痛的中医证型以气虚本证为主。

（3）标实证中，血瘀见证居多，自发性和劳累性心绞痛分别占64.1%和70.3%。表明血瘀是冠心病心绞痛的主要病理基础。

（4）标实证中，自发性心绞痛的寒凝见证高达41.3%，而劳累性心绞痛只占18.81%，其间的差异非常显著（$P < 0.001$），表明寒凝见证为自发性心绞痛的独特兼证。

（5）自发性心绞痛中的变异型心绞痛，其本虚证和标实证与自发性无显著差异，说明变异型心绞痛在发作时心电图ST段的变化及缺血部分范围，与中医的辨证分型无直接关系。

3. 恶化型劳累性心绞痛的证型有独特的临床意义 从观察中发现，劳累性心绞痛中的恶化型在阳虚本证和寒凝标证与初发型和稳定型有着显著差别，其阳虚本证占29.7%，而其他两型分别为2.6%和3.1%；寒凝标证占32.8%，其他两型分别为15.4%和14.9%，有其特殊性。本型临床上常见同等程度劳累所诱发的心绞痛发作次数增多，持续时间突然延长，说明冠脉病变有所发展，若不及时治疗易发展为急性心肌梗死。

4. 阳虚寒凝证为冠心病心绞痛的危重证型 自发性心绞痛和恶化型劳累性心绞痛均以阳虚本证与寒凝标实证为其主要证型，而这两种类型的临床症状均属重症，其心绞痛的程度非常剧烈，常需使用杜冷丁方能止痛。本组92例自发性心绞痛患者，其疼痛呈压榨性疼痛者有53例，占57.6%，而且绝大部分患者因痛剧而出现面色苍白、四肢厥冷及出冷汗等。303例劳累性心绞痛中出现压榨性绞痛或疼痛剧烈者有79例，其中有39例是恶化型劳累性心绞痛患者，占60.9%。从临床发现，本组39例恶化型心绞痛中有8例演变为急性心肌梗死。因此，可以认为阳虚寒凝证型为冠心病心绞痛中的危重病证，临床上应加以重视。

〔刘德桓，许真真，郭伟聪，等.1995.冠心病心绞痛395例中医证型特点探讨.中医杂志，36（10）：617-618.〕

第五节　张聿青临证经验浅析

张乃修（1843～1905年），字聿青，晚清江苏名医。张氏承家学，宗仲景，旁参刘完素、朱丹溪、李东垣、薛生白诸家。居无锡数十年，晚年移居上海，医名远播，从游者众。其临证经验，由门人辑成《张聿青医案》（以下简称《医案》），全书二十卷，以内伤杂病为主，旁及时病、妇人病、五官诸疾，卷末附有论著若干篇。论病处方，变化万端，充分体现了张氏学识之渊博，医术之精邃，经验之宏富。爰就张氏的临证经验，浅析如次。

一、论治多宗仲景

张氏深厚的功底实基于《伤寒论》及《金匮要略》，《医案》中选用仲景之方之法者，殊不鲜见。如治痰饮，他概遵《金匮要略》"病痰饮者，当以温药和之"之旨，认为"饮为阴邪，阴霾闭塞，非阳光煦照，安能雾散云收"。如钟某，心下虚悸，脉细濡而右关滑，他医认为是心营不足所致。张氏诊后说，仲景曾曰：心下悸者为水气，水停心下则心下悸。此案即因痰饮聚于胃中，阴湿弥漫于下，心阳浮越于上所致，遂投以制半夏、炒杏仁、茯苓、橘皮、薤白头、瓜蒌仁、生姜汁之类治之而效（《张聿青医案·痰饮》）。又如一妇人，向有咳嗽痰多，怀孕七个月时，咳嗽增盛，渐至周身水肿，大便溏泻，凛凛恶寒，头胀目昏，脉沉弦，舌苔白腻。张氏诊后，认为病从烦恼而来，肝气夹痰饮上逆，肺气不能下降，则脾土失其运旋，遂致水气泛溢于肌肤分肉之间，名曰子肿，恐肿甚生变，急投越婢汤加半夏、苏子、橘皮、大腹皮等药，以发越脾土之邪，参以化痰降气（《张聿青医案·胎前》）。可见张氏于仲景辨治之法烂熟于胸。

二、辨证细致入微

张氏临证时，主张对每一患者都应细察病情，穷究病因，把握病机，详加分析，切忌妄投药饵。对疑难重症，更应如斯。曾曰："临证慎思明辨，毋随众为疑信，于疑难症不可轻心掉之。"如治某吐血案,患者吐血时止时作,胃脘疼痛,时易火升,曾请御医陈莲舫诊治,用过止血药而未效,张氏诊后谓:"此由努力任重,损伤肺胃之络,缪仲淳谓:宜降气不宜降火,宜行血不宜止血。旨哉言乎。"故用鲜藕节汤代水,煎服广郁金、侧柏炭、丹皮炭、磨三七、茜草炭、瓜蒌炭、黑山栀、代赭石、生赤芍、醋炒当归炭等药,服后遂安(《张聿青医案·吐血》)。又如治徐某痰火案,患者神气呆钝,曾服含有砒霜等峻猛之药,解下似痰非痰之物,但神志仍未清。张氏诊后分析道:"痰即下行,神色理宜立楚,而犹呆钝如昨,必因痰浊入于心包络中,猛攻之药,不能屈曲搜剔故也。"遂投上濂珠、胆南星、玳瑁、琥珀、雄黄、巴豆霜去净油,共研细末,空心服缓以图之。药证合拍,自获良效(《张聿青医案·痰火》)。张氏审证用药,其细致独到之处,率皆如是。

三、擅长燮理阴阳

人身阴阳相贯,如环无端,太过者病,不及者亦病,故调燮阴阳,即是颐养天年之道。这是张氏学术思想的基本观点之一。

如治沈氏痰饮案,诊得右脉濡滑,舌苔滑润,症见神情委顿,形体恶寒,胃呆少纳。张氏认为是湿痰蕴阻,脾阳不能鼓舞,阳气敷布不周,方用六君汤加味以温运脾阳。再诊时,出现不纳不饥,恶心欲吐,痰黏而稠,脉细弦,右脉大于左脉,舌少苔,中心光红,张氏分析是中气虚而湿痰内阻,缠绵日久,胃气既虚,胃阴亦损,脾为阴土,胃为阳土,阴土则非阳不运,阳土则非阴不和,胃气不复,胃阴不足,遂致阳明不和,升降失司,故见斯证。改方为西洋参、甜杏仁、茯神、半夏曲、金石斛、扁豆衣、竹茹、芦根等甘凉益胃,调燮阴阳而愈(《张聿青医案·痰湿痰气》)。又如治费毓卿夫人咽痛案,症见口破咽疼,足肿赤痛,此肝胆之火,灼伤阴液,阴虚之极,不能藏阳,阳气炽于阴分,而浮越于外。故进金匮肾气丸以导火归原,药后两足赤痛顿定,肿胀亦十消五六,然咽痛稍缓复盛。脉数右寸关大而无力。此以少阴肾脏,是藏精之地,为乙癸之源,少阴之脉循喉,而今肾液燥涸已甚,阴气不能下吸,则虚阳难以潜伏,诚恐糜腐大起,阴阳不相抱负而致虚脱。乃用仲景猪肤汤以救少阴之燥,合阿胶鸡子黄汤以救肝肾之阴。后又因口糜不退,口腻涎黏,认为是虚阳上越,命火蒸变无权,脾胃旋转失职,胃浊内生,所以壮水而水不能壮,导火而火不能归。肺为水之上源,源充则流足,故用枇杷叶、豆豉、橘白、麦冬、粳米、沙参之类以益水之上源,又伍以竹茹、白荷花等,既可泄浊,又可避燥之品。最后以纯阴之品,壮水制阳而告功(《张聿青医案·咽喉》)。药随证转,总以燮理阴阳为要。

四、调治重在脾肾

(一)临证重视调治脾胃

张氏在临证之时,很重视调治脾胃,培养后天。综其特点,其法大抵有三。

1. 甘药益脾　太阴湿土，得阳始运；阳明燥土，得阴自安。故调治脾胃，恒需益脾气、养胃阴。每取人参、黄芪、茯苓、白术等以补益脾气；石斛、芦根、扁豆衣、西洋参等以养脾（胃）阴。

2. 升清降浊　升降出入，无器不有，脾胃既是元气之本，又是升降运动的枢纽。脾胃气虚，升降失常，则诸疾由生。常选用枳实、刀豆子、谷芽、竹茹等以降胃浊；用黄芪、麦芽、升麻、柴胡等以升脾清。

3. 调畅气机　脾虚宜补，然须防过腻碍脾，故主张在运用健脾的同时，加用调气之品，如陈皮、枳壳、木香、川朴之属。

（二）注重理脾，更重补肾

张氏不但注重理脾，而且更重补肾。他认为，肾处下焦，为真阴真阳之宅，生生之本，气化动力之源。尝谓："金为水母，养肺必先益肾。中气下根于肾，治脾胃亦必先治肾也。"（《张聿青医案·虚损》）故此，他论治疾病，特别重视补肾一法。其法为：

1. 甘润以滋肾阴　对肾阴亏损，虚热内生之证，张氏主张以甘润养阴之品，以滋肾水。常选用生地、熟地、天冬、麦冬、怀山药、白芍、女贞子等。

2. 甘温以助肾阳　对肾阳衰损，下元虚寒之证，张氏主张以甘温益火之品，以助命阳。常选用菟丝子、潼蒺藜、杜仲、山茱萸等。

3. 补肾阴以摄肾气　对于肾气不足，封藏失职所引起之病证，若单用补益肾气法常难以奏效，其主张应补肾阴以摄肾气，先使元海有根，尔后再纳气归肾。常以左归饮、麦味地黄丸之类与胡桃肉、补骨脂、菟丝子、怀牛膝等补阳药配伍应用。

张氏在重视肾本身病变的同时，还非常重视其他脏器对肾脏的影响。他认为各个脏器的阴阳失调，都能直接或间接地影响肾脏而致肾的病变。故在治疗上，他主张凡是肾病影响他脏的，则补肾为先；若是他脏累及肾脏的，则治他脏为主，补肾为辅。这体现了他对整体观念的充分重视。

［刘德桓.1986.张聿青临证经验浅析.中医杂志,（6）：22—23.］

第六节　张聿青治疗中风经验探析

一、濯古来新，自陈卓见

从《张氏医案·中风门》所记载的21个案例中，可以看出张氏对中风的诊治，首重探求中风的致病因素及病理演变过程。历代中医文献对中风的病因病机众说纷纭，莫衷一是。张氏对诸家之说，兼收博采，不择门户，不守一家，而以其渊博的学识及丰富的临床经验，立足于整体，论医辨证，取诸家之长而并蓄，融诸说于一炉。他认为，中风一证，虽病源歧端无穷，但归纳起来，不外四端。饮食不节，劳倦内伤,损伤脾胃,"中气不足,湿土生痰",痰湿内蕴,郁久化热,热极"化风中络",此其一;素禀不足,或久病之后,或高年而"气血亏损,虚风暗级动",此其二;中风之人,年龄多在中年,至此时,精血亏耗,阴气自半,肝肾阴亏,水不涵木,肝阳偏亢,"肝风鸱张",此其三;正气不足,络脉空虚,风邪乘机入侵,"风与湿合,流入络隧",此其四。总之,张氏认为:"中气虚衰""精血亏损"为"类中同源"。而痰、火、风相杂交叉,"乘阳明脉络之虚,抵隙而入",是致病的重要因素。由于正气内虚,而痰、火、风三者互相纠结,互为因果,"痰得风而愈炽,风挟痰而益旺",阴阳平衡为之失调,气血和顺为之逆乱,营卫调和为之失宜,故而形成了中风所特有的本虚标实,虚实互见的病理特征。同时,张氏还认为,中风发病,多有一定诱因,或因"劳累",或因"遗浊",或因"惊"等,皆是诱发因素。

对于中风临床症状轻浅深重的划分,张氏是根据仲景所列的中风四证为标准,即中络、中经、中腑、中脏四型。他认为中络、中经者,乃肝火风挟痰中于经络,"然后筋不舒而络不宣",常见口眼㖞斜,或肢体麻木,或手足运行不利,此二型痼位残,病情轻,"尚无关于大局"。中腑者,乃因火风挟痰入于腑络,"腑络者,即阳明大腑之络也",而"胃脉通心,神机因而不运",故出现舌强言蹇、不识人。中脏者,乃因痰火风内中于心络,"神灵之腑为摇撼",故出现神昏不语。中腑、中脏者,病位深,病情重,诚"极险又极可虑"之证。

值得指出的是,张氏除了比较全面地认识了中风的发病因素及病理演变过程外,还充分认识到中风发病之先,其病理演变多有一个渐进过程。他指出,"眩晕耳鸣,四肢麻木,脉弦揩……有类中之虞""脉象弦滑,左臂作麻……有痱中之虞""陡然口眼㖞斜,左手指屈伸不利……类中之先声也。急宜戒酒,以防性上升而热故也。"张氏这一积极主动的诊断治疗思想,充分体现了中医"不治已病治未病"的战略思想,是有其重要的临床实践意义的。

二、辨证入微,尤重舌脉

中风一证,病情瞬息万变,生死易如反掌。医者贵在辨证精当,投药谨慎果断,冀能获得良效。若辨证有误,用药随之而错,则祸必旋踵。张氏尝谓:"临证慎思明辨,毋随众为疑信,于疑难症不可轻心掉之,宜别出心裁,以蕲其效。"综观他对中风的治疗,无一不是辨证入微,而且因证立法,以法组方,相当严格。如治冯案,先后十三诊,于风、火、痰、虚之间,审其标本缓急,区别对待,处理得相当妥帖。而且叙述平实,要言不烦,颇能启迪他人思路。如他在该案的第十二诊时分析道:"平素偶服参苓,辄胃纳加增,神情振卓,其阳明中气之虚,未病先露。此次病发,忽然眩晕,左半不遂,病发于左,口歪于右,一时神识昏乱,多言妄笑,不时目眴发厥,呃逆频频,显示火风挟痰上旋,乘阳明脉络之虚而入……叠进降火消痰熄热,火之内扰者渐平,风之上旋者自熄。眩晕由此而定,神情由此而清,发厥亦由此而止。岂知痰热甫平,而虚火挟湿上腾,壅于胃口,以致通口糜腐,危险之境,较前更甚。遂导热下行,兼用外治。糜腐次第而退,脉弦滑得以渐柔,饮食渐次而进,唯左手足不能举动,不知痛痒。吾人左半属血,右半属气,左半之血,还行于右,是为气中之血;右半之气,还行于左,是为血中之气,今风火郁阻络中,左血虽得右行,而右气不能左入,则偏左半身有血无气,所以望之如常,抚之无异,欲举而动之,则无气以运也。无气以运,欲动得乎?其祛风舒筋活络之品,似为必用之药,殊不知风不自生,血不行然后生风也;筋络不自病,有所以阻之者,然后筋不舒而不宣。则是病在经络,而病之本实在阳明之络空,火风阻之。"经云:"治病必求其本。"拟通补阳明,化痰清络。台参须、制半夏、白茯苓、羚羊片、白僵蚕、生于术、薄橘红、煨天麻、生熟草、竹沥、姜汁。"书中备案,辨证既精,处方更确,议病议药,一以贯之,断非抄袭敷衍,陈陈相因之案可以比拟。

在辨证方面,张氏相当重视四诊合参以洞察细谛。四诊之中,尤重望诊与切诊,对察神、观舌、诊脉积有丰富的经验,常以舌脉辨病机,别虚实,判预后。如陈案,张氏根据脉象虚弦,舌光无苔,诊断为气血亏损、虚风暗动,为类中根源。治徐案,根据其舌胖苔腻,脉左弦右滑而不分明,判断其有复中之势。再如尹案,语言謇涩,脉象左弦,右关带滑,脉证相参,辨证为"惊痰入络,机窍被阻,中厥之先声也"。又如治冯案,一诊时,脉弦大而数,舌苔白腻,认为系"肝风挟痰,痰火内扰于心",经用清镇护神,降胃化痰息风为治后,于第四诊时脉由弦大转细弱,即辨证为"五志之火尽从上亢,而真水欲竭,不能相济",故治疗上也相应地转为救阴泄热,清护神明;五诊时,脉由细弦转大,又辨证为"阴分稍复,而火风鸱张之下,风木于上",修订治则为育阴化痰,兼平肝木;经上法进退为治后,于第十二诊时,脉弦滑得以渐柔,诸恙也渐平,即拟"通补阳明,化痰清络"法善后图治根本。根据舌脉,参以临床见证而洞察症结,探幽识微,是张氏长期临床阅历经验之总结,绝非一日之可得。在中风的辨证论治中,充分重视舌诊与脉诊,是有一定的实践意义。因为中风患者,轻则舌强言謇,重则昏迷不醒,很难靠问诊收集病史,故张氏此法堪为效法。

三、遣方用药,自成风格

前人所遗之方,多经长期的临床实践所锤炼,配伍组成相当严密,若能循其准绳,每收事半功倍之效。然而,为医者贵在通权达变,而忌墨守成规。综观张氏治疗中风的案例,其立法处方,多法师古人,方从已出,古今合参,灵活善变,自成风格。

坚持辨证求因,审因论治,反对死用成方。治案之中,二陈汤、导痰汤、温胆汤、旋覆代赭汤、四物汤、六君子汤等均有选用,但却无一直接套用成方的。如治陈案,辨证为气血亏虚,虚风暗动,拟培养气血为法,方选养血主方四物汤加减。因川芎辛温升散恐其助风,故易以治血虚之要药阿胶;精血同源,故伍以甘杞、女贞子、黑豆衣补肝肾,益精血;又少佐天麻以息风;因舌光无苔,故益气药暂且不用。药仅几味,但选药精当,配伍严谨,既恪守于古方又不拘泥,同时与病机丝丝入扣,故多能击中要害,切中病机。书中各案,大多数组方精当,立意新颖,谨严而不拘泥,洒脱而有法度,足资后学者师法。

在方药加减方面,张氏也有一定的格局。如清肝泻火,多用羚羊角、黑山栀、丹皮或加蛤黛散;镇肝息风常用钩藤、天麻、白蒺藜、菊花、石决明、牡蛎;化痰药喜用胆南星、半夏、天竺黄、橘红、远志;开窍药常用九节菖蒲、郁金、远志;安神药则多选用朱砂、茯神;调气降胃用旋覆花、刀豆子、炙柿蒂、代赭石;益气药多用台参须、党参、黄芪、白术;补血药多用当归、白芍、阿胶;补肝肾常用生地、甘杞、黑豆衣、杜仲;通络药则用白僵蚕、丝瓜络等。

张氏还善于在使用汤剂的同时,辅以丸药或药末。如开窍常用苏合香丸、人参再造丸,涤痰用破石滚痰丸、白金丸,通络用大活络丹,平肝用左金丸,安神用磁朱丸,通便用更衣丸等。药末则常用朱砂、珍珠粉、西牛黄。对汤剂、丸药、药末的应用,有的汤丸并进,有的汤、丸、药末并进,有的数丸并进,极尽灵活通变之能事。在煎汤用水方面,张氏常用雪羹汤、梨汁、荸荠等煎汤代水,充分体现了其调剂配合之妙及别寓深意。如治黎案,除了汤剂之外,丸药先后用过苏合香丸、人参再造丸、礞石滚痰丸、白金丸,在煎汤用水方面用过雪羹汤煎汤代水。

[刘德桓.1987.张聿青治疗中风经验探析.江西中医药,(3):46-47.]

第七节　试评《金匮要略心典》的学术思想

《金匮要略心典》(以下简称《心典》)为清代著名医学家尤怡(在泾)所著。尤氏心折仲景,所撰《伤寒贯珠集》《心典》《金匮翼》均为研究仲景学说颇具影响的著作。《心典》系尤氏晚年所著,被历代医家公认为《金匮要略》注释本中的佼佼者。本文拟将该书的主要学术思想作一评述。

一、精研深谙原著要旨

《金匮要略》与《伤寒论》,一为治疗内伤杂病的专著,一为治疗外感疾病的总论。两书的学术价值是相等的。《伤寒论》自成无己创注以来,续者不下百数十家;而《金匮要略》"唐宋以来,注释厥如,明兴之后,始有起而论之者,迄于今,乃不下数十家"。因该书乃得之于残简蠹遗之中,其羼杂错乱,较之《伤寒论》尤难整理。尤氏对《金匮要略》一书殚精竭虑,朝勤夕思,凡十易寒暑而后成此《心典》。徐大椿称此书"条理通达,指归明显,辞不必烦而意已尽,语不必深而旨已传,虽此书之奥妙不可穷际,而由此以进,虽入仲景之室无难也"。综观《心典》,有以下四个特点。

（一）重视整体观念

《金匮要略》全书的主要精神在于特别重视整体观,并以脏腑经络为中心,阐明杂病的病因、病机及辨证施治大法。尤氏深得其旨,多次强调要重视整体观念。尝谓:"人禀阴阳五行之常,而其生其长,则实由风与气……然有正气,即有客气,有和风,即有邪风;其生物害物,并出一机,如浮舟覆舟,总为一水。"说明了人与自然的关系,如同"水"与"舟"的关系。正常的气候,能化生万物;反常的气候,则可成为致病的因素。又说:"(天)气之有盈有缩,为候之或先或后,而人在气交之中者,往往因之而病,唯至人能与消息而无忤耳。"提出了人对自然不是无能为力的,只要能适应环境,增强体质,疾病是可以避免的。同样的,人体自身也是一个有机统一体,其间脏腑相关,经络相联,一窍不通,则九窍不利,一脏受病,则累及或影响他脏。所以尤氏认为,对"见肝之病,知肝传脾,当先实脾"的理论必须予以充分的重视。他说:"仲景治肝补脾之要,在脾实而不受肝邪……故治肝实者,先实脾土,以杜滋蔓之祸;治肝虚者,直补本官,以防外侮之端,此仲景虚实并举之要旨也。"可见尤氏对整体观念是相当重视的。

（二）重视辨证抓纲

《金匮要略》是一部理法方药齐备的辨证论治专著,故尤氏再三强调临证之时要注重辨证抓纲,尝谓:"人体气有虚实之殊,脏腑有阴阳之异。"(《伤寒贯珠集》)"治病者,必知前哲则察病之机宜,与治疗之方法。"(《静香楼自识》)故凡寒热虚实疑似之间,必须细绎病机,"有者求之,无者求之,虚实之间,不可不审";"治实证者,以逐邪为急;治虚证者,以养正为急":表证当解表,里证宜救里,表里同病时,则宜消息治之。里急则"急当救其里";里证稍缓,又当救表,否则"表邪不去,势必入里而增患"。尤氏对辨证抓纲的重视,值得后学者效法。

（三）重视脉象的研究

脉象在《金匮要略》中的运用是非常广泛而又灵活的。尤氏对此也是深有体会的,他认为,从脉象可以说明病因、病理及病位,如"有是邪,则有是脉""脉大者为阳,小者为阴""脉浮者,气多居表;脉沉者,气多居里"。尤氏还认为,有的脉象是辨证论治、判断预后的重要依据,甚至是唯一的依据。尝谓:"不详见证,而但以脉之浮沉为辨而异其治""病有热多者,有寒多者;有里多而可下者,有表多而可汗、可吐者;有风从热出,而不可以药散者,当各随其脉而施治耳"。可见尤氏对脉象的研究是相当重视的。

（四）推崇调治脾肾

仲景论病,特推崇调治脾胃,尤氏深服仲景之论。尝谓:"夫脾胃者,所以化水谷而行津气,不可或止者也,谷止则化绝,气止则机息,化绝机息,人事不其顿乎?"故其强调临证之时,须注重调治脾胃,以培养后天。他认为:"人生之道,日阴日阳,阴阳和平,百疾不生";而脾胃为"四运之轴,而阴阳之机也,故中气立,则阴阳相循,如环无端,而不极于偏""是故求阴阳之和者,必于中气"。

尤氏在重视调治脾胃的同时,也重视肾阳肾气,认为肾为先天之本,脾为后天之本,脾主运化,须恃于肾气之温煦。"肾中之元阳不足,则脾之转运不速,是中焦复受气于下焦也""饮入于胃,非得肾中真阳,焉能游溢精气,而上输脾肺耶"? 同样的,肾主藏精,须赖于谷气充养,脾肾的关系密切,相互资生,"虽各有分部,而实相助为理如此"。

尤氏深得仲景之旨,《心典》具有的四个特点,使原著之精义跃然于字里行间。诚如尤氏在自序中所说:"颜曰心典,谓以吾心求古人之心,而得其典要云尔。"

二、旁参博引,诠释探微索隐

《心典》一书,首崇仲景,旁参赵以德、魏荔彤、喻嘉言、徐彬诸家,融会贯通,去芜存菁,择善而从,并善用《内经》《难经》理论,以阐微发义。例如,引用《难经》"气主煦之,血主濡之"和《内经》"阳气者,精则养神,柔则养筋"的理论来注释痉病的病因病机。认为,痉之为病,虽有刚痉、柔痉之分,病因虽有三者之异,但终究不出"脱液伤津"这一主要机制,同时又与《伤寒论》互相印证,指出两书同一病名的"痉",是有区别的。他引《活人书》说:"痉证发热恶寒,与伤寒相似,但其脉沉迟弦细,而项背反张为异耳";另外又引用了《千金方》《金匮衍义》等书有关痉病的论述来旁参互证。这种深入浅出而又严谨的注释方法,是尤氏此书的主要特色之一。

尤氏的注释,还有另一特点,即除了条分缕析之外,还重视从临床角度出发而加以阐述。如在注释黄疸的证治时指出,治阳黄有茵陈蒿汤、栀子大黄汤、茵陈五苓散等方;治阴黄有小半夏汤、柴胡汤、小建中汤等方;然"正变虚实"不同,选方也不尽相同,学者宜"比而观之,审而行之,庶几各当无误矣"。又如在注释"消渴小便不利淋病证治"一节时,指出本节共有五条条文论及"渴欲引水"一症,但或用五苓散.或用猪苓汤,或用文蛤散,或用白虎加人参汤,"此为同源而异流,治法亦因之各异如此,学者所当细审也"。这种从辨证角度出发的注释,至今仍有现实意义。

《心典》一书,用追本溯源的方法,着眼于阐发仲景心法,但也并非盲目遵循。尤氏以其渊博的学识及几十年临证之经验,对原著的某些论点敢于大胆质疑,勇于纠失补缺。如对原著开篇第一条的条文即指出了疑义,认为:"酸入肝以下十五句,疑非仲景原文,类后人谬添注脚,编书者误收之也。"理由是:"盖仲景治肝补脾之要,在脾实而不受肝邪,非补脾以伤肾,纵火以刑金之谓。果尔,则是所全者少,而伤者反多也,且脾得补而肺将自旺,肾受伤必虚及其子,何制金强木有哉?"尤氏的论点,确是精义独明。又如,对"支饮胸满者,厚朴大黄汤主之"这一条也提出了自己的看法。他说:"胸满疑作腹满,支饮多胸满,此何以独用下法? 厚朴、大黄与小承气同,设非腹中痛而闭者,未可以此轻试也。"又如尤氏认为,仲景论淋病,只论石淋一证是不够的,临床上有石淋、劳淋、血淋、气淋、膏淋之异……可补仲景之未备。对原著的条文排列,尤氏也有自己的见解,如对"趺阳脉数胃中有热,即消谷引饮,大便必坚,小便则数""渴欲引水,口干燥者,白虎加人参汤主之"。这两条条文列于淋病条目之下,认为是错简,指出应列于消渴条目之下。这一看法,无疑是正确的。尤氏对原著特有疑义的地方,尚有多处,由于篇幅,不一一举例。但尤氏崇尚仲景,而义自出机杼的治学方法,于此可见一斑。

三、立足临床,方解匠心独运

《心典》一书不但对原文条分缕析、探幽索隐,而且对方剂的配伍方法及用药法度的剖析颇具巧思。例如,在剖析半夏麻黄丸时说:"此治饮气,抑其阳气者之法。半夏蠲饮气,麻黄发阳气,妙在作丸与服,缓与调之,则麻黄之辛甘,不能发越津气,而但升引阳气;即半夏之苦辛,亦不特蠲除饮气,而并和养中气,非仲景神明善变者,其孰能与于此哉。"尤氏还能本着辨证论治的精神来解释方剂,如小建中汤,尤氏认为其主要作用在于和阴阳、调营卫。他说:"或问和阴阳调营卫是也,而必以建中何也?盖脾胃也,营卫生成于水谷,而水谷转输于脾胃。故中气立,则营卫流行而不失其和……是方甘辛合而生阳,酸得阴助而生阴,阴阳相生,中气自立。是故求阴阳之和者,必于中气,求中气之立者,必以建中。"观尤氏对此两方的剖析,可知其深明仲景制方之义,对仲景使用方剂的精义披露无遗。更为可贵的是,尤氏能从临床角度出发,对原著的一些方剂大胆地加以补充。如认为大黄䗪虫丸治干血劳证,仅以生地、芍药润燥,其力稍嫌不足,"兼入琼玉膏补润之剂尤妙"。又如认为干姜人参半夏丸专为妊娠中虚有寒饮之呕吐不止者而设;但此方显然不适应用于临床并不少见的热性呕逆。因此他提出:"外台方:青竹茹、橘皮、半夏各五两,生姜、茯苓各四两,麦冬、人参各三两,为治胃热逆呕吐之法,可补仲景之未备也。"

中风门附方四首,历代注家或纠缠于是否仲景原方的讨论,或者避确不谈,或干脆弃而不录。尤氏则别出心裁,不单纯讨论附方的出处,而是着重从中风的病因病机及方剂的配伍意义来论述的。他认为中风之病,莫不由风、热、痰数者所致(尤氏对中风的认识,已越出原著的范畴),而附方祛风、除热、补虚、下痰之法具备,因此附方是有其实际价值的,同时他又指出:"学者得其意,毋泥其迹可也。"这是教人学习附方的目的,不在于用其方,而在于效其法,尤氏这种科学的学习方法,是值得后学者效法的。

如上所述,尤氏以其渊博的学识,丰富的临床经验,深入浅出地阐述了《金匮要略》的深文奥义,同时有所发挥与创见。因此《心典》一书堪称对《金匮要略》研究心得之杰作,至今仍有较高的学术价值。但该书也并非白玉无瑕,如某些注释有牵强之嫌,论理行文也有重复之处。

[刘德桓.1989.试评《金匮要略心典》的学术思想.江西中医药,(3):7-9.]

第八节 疑难重症的诊治规律探讨

疑难重症乃泛指多种缠绵难愈,或病情复杂、病势凶险的疾病。此类疾病的病因病机比较复杂,治疗上相当棘手,这就要求为医者临证之时必须全面分析,细致辨证,寻求最佳治疗方案,方能取得较好的疗效。兹就管见所及,谈谈诊治疑难重症的一些临床体会。

一、慎思明辨,探索病原

疑难重症的形成,其因素往往不是单一的,而是几种因素结合在一起的。因此,诊治之要,在乎辨证,辨证之道,求其精确,精确之法在于临证之时能悉心审度,仔细推勘,不能被假象所惑。

1. 辨表里混淆　表证和里证,概念本来很明确,但有些疑难重症却出现了表里同病,或表里混淆难分的现象。因此,辨表里就不能仅仅以局部症状为依据,而必须进行较为全面的分析,方不致误。曾治一例咳嗽痰鸣、胸中闷塞、气喘难以平卧的患者,前医按肺肾气虚论治无效。诊其脉象虽沉弦,然左尺有神,脉症合参后,即断为邪在太阳之表,而非肺肾气虚之证。遂投桂枝、干姜、石膏、瓜蒌衣、杏仁、茯苓、半夏、枳壳、甘草等药以发越表邪、宣畅肺气,三剂而瘥。一表一里,病机不同,治法迥异,若辨之不真,则越重其疾。

2. 辨虚实疑似　"邪气盛则实,精气夺则虚",此乃对一般疾病而言。而疑难重症的症状错综复杂,每虚中挟实,实中藏虚,大虚似实,大实似虚。临证若能明辨虚实,审察疑似,用药精当,多能力挽狂澜,救患者于垂危之乡。如治王某,先是寒热往来,咳嗽气急,痰白而多,口干欲饮,食纳呆滞,舌红少苔,投以小柴胡汤合二陈汤化裁。二剂后寒热已罢,咳嗽已止,咯痰较前少,但喘促加剧、难以平卧,时有嗳气,一有嗳气则喘促稍缓,伴有肢冷汗出、神疲力乏,大便三日未解,舌淡红、苔白厚,脉沉细无力,酷似一派已脱之症。但绝无致脱之因可查,思之再三,方悟乃痰湿内盛,肺失肃降,胃中燥实,气火上逆所致。痰湿壅盛,一时堵塞肺气肃降之道,以致喘促甚剧,而痰涎反少;一有嗳气则气道暂舒,故喘促可稍缓解;浊邪化燥,胃中燥实,气火上逆,故有便秘、汗出、舌苔白厚之症。遂投瓜蒌衣、杏仁、生石膏、薏苡仁、枳实、陈皮、川朴、茯苓、丹皮等药以清胃火,化痰湿。二剂后大便通畅、喘促已平。此案乃所谓的"大实有羸状",辨证时极易被迷惑。而在虚实错杂混淆的重症,往往补泻掣肘,动辄得咎,必须认真辨证,始不致贻误病机。

3. 辨标本缓急　"急则治标,缓则治本"是治疗疾病的一大法度,但在治疗疑难重症时,应重视形体,明察病机,或从本固,或从标治,或标本兼顾,切勿执一而治全局。如治李某,年63岁,八年来反复3次中风,一个月前第4次复中,症见神疲不语,口眼㖞斜,口角流涎,不时呃逆,喉间痰鸣,左侧肢瘫,舌红苔白腻,脉沉细无力。此乃风痰湿三者互聚,阻滞经络,气血偏颇所致。依常法宜用镇肝息风,化痰通络法治之,然虑及患者正气已虚,病邪方盛,深恐用上法会因呃甚而致发厥汗脱,故改用增补中气、平肝化痰法,方选六君子汤加双钩、天麻、竹茹、川贝母、地龙干。服药二剂后,喉间痰鸣、口角流涎已大减。原方再进三剂后,神志清爽,能说单语,但见口腔黏膜溃烂、便溏不止,是体虚不胜其药,改用二陈汤合香连丸出入而诸症渐平,再以大活络丹善后。

4. 辨同症异病 疑难重症中,病情复杂,有同类相似,有似是而实非者,辨析较难,这就要求为医者要慎思明辨。如湿之与温,本不相类,独是化热、化火、化燥之后,便与温病无异。辨别之法,大抵有以下几点:湿温之发热,多里热而表不甚,数日之后仍有恶寒且汗出热不解;温病之发热,一起即热,汗出热解。湿温之口渴,亦必索饮,但仅沾唇而不欲下咽且特喜热饮;温病之渴,则索饮迫不及待,饮凉辄尽。湿温之神昏、多迷沉嗜睡;而温病之神昏,则为神乱语错,其或狂越。总之,凡遇此等病症,宜认真辨证,而辨证之经验要靠临床积累。

二、驾驭病机,应变敏捷

疑难重症之所以病势深重,缠绵难愈,是由于病邪深痼,深入隧络,不易祛除的缘故,再加上致病因素是多种因素杂合在一起的,这就给治疗上造成了很大的困难。因此,医者应善于驾驭病机,法随证变,应变敏捷,方能稳操胜券。

1. 把握病机,投药果断 在诊治过程中,病机虽已明了,医者却踌躇不敢下药,贻误了病情,这也是疑难重症之所以难治的因素之一。临证一经辨证准确,就应果断投药。如其病有气血痰食的瘀滞积聚,痞满肿胀等大积大聚而非攻不去者,俱可大胆使用消削克伐之治法。如《金匮要略》用鳖甲煎丸以治癥瘕疟母,《千金翼方》用破癖汤以治水肿膨胀,《外台秘要》用葶苈丸以治水肿等。再如天津南开医院用胆道排石汤以治肝胆结石,山西医学院用宫外孕方以治宫外孕,泉州市中医院用加味桂枝茯苓丸以治子宫肌瘤等。诸如此类的治法,皆是一种攻伐以驱敌的治法。但宜中病即止,切勿以其攻之有效,而必欲攻之使平使尽,只宜以扶正祛邪或健脾养正之法缓缓图之,其病根已动,必能渐自消平。

对于一些大温大热,急补峻补重剂的使用,只要辨证准确,也可放胆使用,切忌举期不定而贻误病机。曾治一翁姓患者,素有高血压病、冠心病史,某日与人争执后骤然出现脸色苍白、表情淡漠、呼吸急促、冷汗直出、四肢厥冷、口唇指甲青紫、脉细数无力,血压240/160 mmHg,心率130次/分,呼吸38次/分。在使用吸氧、降压等急救措施的同时,用大剂四逆加人参汤加山茱萸15 g浓煎频频灌服,终于化险为夷。当时随诊之实习、进修医师均惊讶,血压那么高,何以敢用此方? 安知值此病势急迫,气血暴脱,阴阳垂亡之际,非此重剂难以抢救危亡于顷刻。

2. 察舌诊脉,洞察症结　古今名医,临证凡遇病情复杂、病势险重,出现假象而掩盖了病变本质,表面症状不足作为辨证的可靠依据时,均善于从舌脉的变化来洞察病机而屡起沉疴顽疾。如古之张仲景、王叔和、叶天士,今之蒲辅周、程门雪、董建华诸先生,在这一方面均有较高的造诣。程门雪当年曾治一气喘患者,七八日但坐不卧,喉中痰声吼鸣,舌苔厚腻满布,前医迭进小青龙汤、三子养亲汤、平胃散无效,势已濒危。切其脉右尺动滑如驶、搏动特殊,悟其非一般痰湿作祟,而投以大剂复脉法以养阴纳肾、参以肃肺化痰之品以上下同治,终获效。此案辨证之精、调治之巧,非临床老手,不克臻此,堪为后学者效法。

3. 揆度时令,识病用药　根据天时、季节变化、昼夜阴阳消长的规律而灵活用药,也是诊治疑难重症的一大法度。当年蒲辅周先生诊治乙型脑炎,即根据临床见症,结合当时北京地区的气候、环境而辨证用药,故活人无数,至今仍成为美谈。又如麻疹一病,春季与夏暑、秋燥、冬寒时期所发者不尽相同,其治疗方法也有异同。所同者均以宣透为大法,所异者需据三时气之燥、暑、湿、寒而酌增苦辛或苦辛微温之剂。明乎时令节候,审察病因,详析兼夹,就能执简御繁,得其要领,扭转颓势。

三、未雨绸缪,防患未然

要提高疑难重症的疗效,除了要辨证准确、用药灵活果断外,尚应高度重视未雨绸缪、见微知著的治未病思想。也就是说,临证时必须严密观察疾病的全过程,注重疾病的发展规律,要有预见性地调整治疗方案与方药,要做到先证而治。大抵要掌握以下三法。

1. 防病于未发之先　所有的沉疴痼疾,在卒病之先,其病理演变多有一个渐进以致质变的过程。此时若能识症于先,未雨绸缪,防病于未发之先,就有可能避免疾病的剧变。如中风病,其发病率高、死亡率高、致残率高、治愈率低,我们除了要全面认识该病的发病因素、病理演变及治疗大法外,还必须认识到中风未发之先的某些预兆,如无故眩晕、手指麻木、半侧脸部发麻、徒然口眼㖞斜等症状皆为中风之先兆,宜加紧治疗,可防患于未然。

2. 祛病于初发之际　既病之后,要把握治疗时机,谨守病机,合理施治,灭病于初发之际,可以缩短病程,减少病痛,防止酿成膏肓难挽之局。曾治一老年女性,素有痰饮之咳喘,每发必致喘,而投以二陈汤、苓桂术甘汤加味屡可获效。但应虑及病根在于脾虚失运、肺之清肃无权、津液凝滞而酿湿成痰,隐若于中,伺机而发。虽咳喘不过偶发,未必为目前之累,实足为后日之忧。调理之策,唯有用六君汤、资生丸等补益脾胃为上。俾脾气健旺,运化有权,气得流化,则不治痰而痰渐清,不理湿而湿自化。此乃救病于未深未甚之举。

3. 救患于未变之时　患病之后,在积极求治的过程中,如能做到见微知著,而防其恶化,就能获得事半功倍之效果。如中风乃危急重症,其中脏腑者更是危中之危,故在治疗中经络患者时,应注意防范由中经络转为中脏腑;而中脏腑者闭证比脱证轻,在开闭醒窍之时,要处处虑及有内闭外脱,或由闭转脱之变局。近年姜春华氏提出的"截断""扭转"等治温病之法,亦属此范例。姜老说得好:"医生的重要不仅仅在于认识疾病发展规律,而是在于能够截断或扭转疾病的发展,使之即在本阶段而消灭之,否则,听其自然发展以至于死亡,那么这种医生还要他何用?"

第九节　化瘀浊、益肝肾法治疗高血压病经验

高血压病是全球发病率最高、并发症最多、病死率较高的心血管疾病。其并发症——脑卒中、心脏病及肾脏病严重危害着人们的健康。刘教授长期从事中西结合治疗心脑血管疾病临床、教学与科研工作,尤擅长高血压病的治疗及研究,创化瘀浊益肝肾法,自拟降压1号中药方颗粒剂,积累了丰富的经验,现将其学术经验论述如下。

一、中西医结合认识高血压病的病名及诊断

高血压病,是一种以动脉血压增高为特征的慢性疾病,多见于中老年人,又称为原发性高血压,至今病因尚未清楚。据临床表现和病程演变,高血压一般归属于中医学"眩晕""头痛""肝阳""肝风""中风"等范畴。刘教授认为:现代医学的高血压病,在临床上既可以有头晕等症状,也可以没有任何症状,因此,在诊断上不应拘泥于症状,而应以血压数值的绝对升高作为依据。对于中医病名的认识,根据中医学抓主症的原则,临床上多以"眩晕"诊断,但也不能一概而论。对于有其他明显症状的高血压患者,应该以其主要症状命名,如患者有显著的心悸症状者,可以命名为"心悸";以头痛为主要症状者,可命名为"头痛"。

二、病因病机——痰瘀阻络,肝肾不足

《素问·至真要大论》曰:"诸风掉眩,皆属于肝。"《灵枢·卫气》曰:"上虚则眩。"《灵枢·口问》曰:"上气不足,脑为之不满,耳为之苦鸣,头为之苦倾,目为之眩。"刘教授认为高血压病发生的核心病机是痰瘀阻络,肝肾不足。其病因不外乎七情所伤,饮食失节,内伤虚损,先天禀赋不足,一般年轻患者因素体肥胖、烟酒过度,过食醇甘厚味等导致气血津液输布异常,津停为痰,血留为瘀,痰瘀互结,故以

痰浊、瘀血为主；中、老年患者正处在肝肾逐渐亏虚的阶段，而此时性腺功能也开始衰退，多以正虚为主，兼夹痰瘀。

（一）痰瘀互结，毒损络脉

现代流行病学调查显示，近20年来，痰瘀互结在原发性高血压病患者中发病率逐年升高，已成为主要的临床证型。痰和瘀既是病理产物又是致病因素，在某种特定条件下，有分有合，相互转化，脂质沉着为痰浊，血细胞黏附为瘀血。现代医学研究表明，高脂血症患者，血液黏稠性增高，聚集性增加，血流缓慢，血液瘀滞，致脂质沉积于血管壁，引发血管壁内皮细胞破损、凋亡，氧自由基增加，使血管壁内膜增厚硬化，血管的舒缩功能失调，从而引发高血压病、冠心病、脑血管病、动脉粥样硬化等病变，从病理因素上均属痰、瘀、毒范畴，从发病机制上属于血管病变。

刘教授认为，长期过食肥甘厚味，饮食失节，或好逸少动，食滞不消，损伤脾胃，聚湿生痰，痰浊留滞于经络，气血运行不畅，有痰必致瘀，痰瘀浊毒互结，损伤络脉而出现一系列的病理变化。正如叶天士所言："邪与气血两凝，结聚络脉。"痰浊闭塞，气血郁滞，出现眩晕、头重身困、胸闷痰多、口黏纳呆、舌质紫暗或见瘀斑、苔腻、脉弦滑等症。其中尤以苔腻质暗为主，但见苔腻质暗便是，他证不必悉俱。此证多见于年轻患者（如肥胖、过量饮酒、高脂血症等）。若病情进一步发展，影响其他脏腑，致脏腑功能虚损，络脉损伤，变证丛生，可以兼见肝肾不足、水不涵木、阴损及阳等证，多见于老年患者。叶天士提出了"病久入络""久病血瘀"的观点，在《临证指南医案·积聚》云："初为气结在经，久则血伤入络。"

（二）肝肾不足，因虚致眩

肾为水火之脏，藏精，主纳气，司二便，为先天之本。其主要生理功能为储藏五脏六腑的阴精，是真阴的根源，同时又蕴含着命门之真阳。这些都是人体物质和功能的基础，只宜保藏，不能损失，故"肾病多虚证"。刘教授认为中医学所称之肾与现代医学所说之肾不尽相同，其生理功能是多方面的，包括中枢神经系统、内分泌系统、泌尿系统等，其相关生理功能的异常与高血压病的发生发展有密切观系，这些也已被现代临床观察与实验研究所表明。从中医学来看，高血压病之所以与肾关系密切缘于其与肝的关系，肝有赖于肾脏阴精的涵养，肾脏阴精亏损，首先影响肝脏，导致肝阳上亢；反复之肝阳上亢，又必然会损伤阴精。终致一荣俱荣，一损俱损，所谓"肝肾同源""乙癸同源"是也。

（三）临床辨治方药

刘教授认为高血压病要从根本上抓住病机来治疗，其发病主要由于高脂、高糖、高盐饮食引起的脂质代谢紊乱，过氧化物质过多，自我调节功能失调，导致气血津液代谢紊乱，津停为痰，血留为瘀，痰瘀互结，损伤络脉，逐渐影响血管系统，使络脉系统受到损害而发生病变。而其发病年龄大多数是在中年以后，正处在肝肾逐渐亏虚的阶段，而此时性腺功能也开始衰退。刘教授治疗高血压病以化瘀浊、益肝肾法为主，自拟降压 1 号中药方颗粒剂，在临床上取得了显著疗效，尤其对患者的主观感觉、自觉症状、心理状态等生存质量反映的内容有明显的改善。刘教授降压 1 号基本方：水蛭 4.5 g，远志 16 g，巴戟天 15 g，决明子 15 g，葛根 15 g，泽泻 10 g。方中水蛭咸、苦，平，破血逐瘀，除了抗凝血、抗血栓作用外，还有保肾作用，为君药；远志苦、辛，温，能祛痰化浊，又可通肾气上达于心，药理证实有降压作用；巴戟天甘、辛，微温，入肝肾经，能强阴益精，阴阳双补，两者共为臣药；决明子甘、苦、咸，微寒，入肝经除风热，益肾精，起降血压及降脂作用；泽泻甘、寒，入肾经，能利小便，泻肾经火邪，又能养五脏，益气力，起阴气，补虚损而止头旋，与决明子同为佐药；葛根甘、辛，凉，可升阳止头痛项强，有抗血小板聚集，扩张外周血管，降低血压的作用为使药。诸药合用则攻补兼施，寒热并用，升降有序，体现了化瘀浊益肝肾法治疗原发性高血压独特的特色和优势。

第十节　中成药治疗冠心病的合理应用

目前治疗冠心病的中成药较多，合理用药既反映出医生的业务水平，也体现出对医生患者的责任。

一、冠心病的分类及中成药的适用范围

冠心病是因粥样硬化使冠状动脉管腔狭窄甚至闭塞，影响冠状动脉循环的一种心脏病。由于冠状动脉粥样硬化的部位、病变程度不同又可分为多个类型，1979 年世界卫生组织将其分为心绞痛、心肌梗死、心律失常、心力衰竭和心脏骤停 5 型。

对心绞痛、心律失常、心力衰竭这 3 型，如能合理使用中成药，可有效改善症状，对心电图改善亦有一定作用。心肌梗死型症状严重，因冠状动脉闭塞，心肌缺血坏死，急性期应立即做经皮腔内冠脉成形术（PTCA），溶栓治疗，支架植入，或紧急冠脉搭桥术（CABG）。待病情相对稳定后或陈旧性心梗仍有心绞痛时，配合中成药治疗减轻病痛，帮助建立侧支循环。但对已梗死的冠状动脉，中成药不可能起到再打通的作用。心脏骤停大多因心电不稳（多为室颤）引起，无论中西药多无能为力。

二、中成药的优势

目前治疗冠心病疗效较为肯定的药物主要有如下几种。

1. 通心络胶囊　控制心绞痛功效显著，改善血管内皮系统功能的研究较深

入,以系统的络病学理论为基础研究而成。

2. 复方丹参滴丸　本药对冠心病的救急和平时治疗都有显著疗效。

3. 诺迪康胶囊　本药临床疗效显著,特别是抗缺氧方面的疗效独特,因而是防治高原缺氧反应的特效药。

4. 心通口服液　本药在治疗冠心病的口服液当中是最经济而有效的,并且可用于多种疾病引起的心悸、胸闷、气促等证,而不仅限于冠心病。

5. 麝香保心丸　本药有较完善的基础与临床药理研究,所用的麝香为人工合成,大大降低了药物成本。

6. 速效救心丸　对冠心病的救急和平时治疗都有显著疗效。

7. 银杏叶片　本药已在国内外广泛用于治疗冠心病,特别是在法国、德国的用量非常大,对心脑血管疾病都有良好的疗效。

8. 宽胸气雾剂　可快速扩张冠状动脉,改善心肌供血供氧,但价格较贵。

中成药的优势在于对冠心病的治疗起综合药理作用,包括以下几点：① 扩张冠脉,改善心肌供血供氧。② 改善心功能,增加心排血量。③ 改善血液黏稠度,抑制血小板骤集,防止血栓形成。④ 调节心律,纠正心律失常。⑤ 抗氧自由基损伤,减轻脂质过氧化。⑥ 降血脂,延缓冠心病发展。⑦ 改善血管内皮功能。

三、中成药的不足之处

已梗死的冠状动脉,无论是急性期或陈旧性,中成药都不能再通,只能建立侧支循环。严重心律失常因心肌梗死引起,中成药抗心律失常作用相对较弱,疗效欠佳。中成药虽然有综合药理作用,但不可能各方面的药效显著,有些厂商为了经济利益而夸大功效,不加辨证,不管冠心病类型而一律通治,又在疗程上误导,似乎几个疗程后冠心病就可痊愈。

四、辨证使用中成药

冠心病的发生与年老肾虚、饮食失节、情志失调、寒邪侵袭等因素有关。其病位在心,与心、肝、肾、脾诸脏的盛衰相关,多属本虚标实之证,常在心气、心阳、心血、心阴不足或肝、脾、肾失调的基础上,兼夹痰浊、气滞、血瘀、寒凝等病变,产生不通则痛和不荣则痛的表现。辨证分型主要有以下几型：气虚、血瘀、痰浊、气阴两虚,另外还有些兼证型。因此使用中成药也应加以辨证,方能获得较好的临床效果。

1. 心绞痛较明显,以血瘀辨证为主的　可选用通心络胶囊、复方丹参滴丸、速效救心丹、冠心苏合丸、麝香保心丸、冠心舒痛胶囊、脑心通胶囊等。

2. 有心力衰竭表现,心悸气促,乏力,以气虚辨证为主的　可选用心通口服液、舒心口服液、补心气口服液、参芍胶囊、益心舒胶囊、生脉饮等。

3. 睡眠欠佳、口干、乏力,有气阴两虚证者　可用滋心阴口服液、生脉饮、诺迪康胶囊等。

4. 兼有高血压、头晕、头痛者　可用脑心清片、心可舒片、心脑静片、银杏叶制剂、愈风宁心滴丸等。

5. 兼有腰膝酸软肾虚证状者　可用正心泰胶囊、益心康泰胶囊。

6. 兼有早搏者　可用稳心颗粒、宁心宝胶囊、麝香保心丸、参仙升脉口服液等。

五、使用中成药应注意的几个问题

1. 剂型选择　在各种剂型中,气雾剂、滴丸、含片起效最快,平常使用和急救使用都可以,并且携带方便。其次为口服液,也可作急救用。

2. 联合用药　如一种药物疗效不理想,可以两种以上药物联合使用,或中西医结合用药,取长补短,提高疗效。

3. 考虑性价比　有些价格昂贵的中成药,疗效不一定最佳,如日本的救心丹。有些中成药虽然便宜,但疗效还是肯定的,如复方丹参滴丸、冠心苏合丸、心血康胶囊、麝香保心丸、速效救心丸等。

4. 地域性　各地区中成药品种不尽相同,各医院所售中成药也不同,应根据实际情况选择。只要用药后冠心病症状能明显缓解而又无不良反应,就证明是合适的药物。

第十一节　阳虚烦躁证治机制探讨

烦躁是临床上常见的一种症状,是机体病理变化的外在反映。烦与躁,实际上是两种不同的病证。所谓胸中闷乱、郁扰不安为烦;手足躁动、动扰不宁为躁。由于临床常同时出现,故烦躁常并而论之。阳虚烦躁临床较为少见,故未被临床医家所重视。事实上,阳虚烦躁的出现,往往提示着疾病已进入深重阶段,若辨证失误或治不及时,预后堪忧。本文在复习文献的基础上,结合临床实践,对阳虚烦躁之证治机制作一粗浅的探讨。

一、阳虚烦躁的概念

《素问·至真要大论》说:"少阴之胜,心下热,善饥,脐下反动,气游三焦、炎暑至,木乃津,草乃萎,呕逆躁烦,腹满痛溏泻,传为赤沃。"这可能是有关烦躁的最早说法。《张氏医通·烦躁》说:"经云:气乱于心则烦,盖热客于肺则烦,入于肾则躁。大抵心火旺,则水亏金烁,唯火强炽,故肺肾合而为烦躁也。这些论述,可为烦躁的一般概念,但皆从实从热立论。对阳虚烦躁证,张仲景早已述及。如在《金匮要略·水气病脉证并治第十四》说:"心水者,其身重而少气,不得卧,烦而躁,其人阴肿。"《伤寒论》中有关阳虚烦躁的条文更多。如61条的下后复汗,阳气大虚,昼日烦躁不得眠;69条汗下后,阳虚而神气浮越之烦躁;298条之阳气衰竭,有阴无阳,阴寒独盛之不烦而躁;343条之心肾阳虚,躁而不得卧等。成无己在《伤寒明理论》中就明确提出烦躁有阴阳之别。他说:"烦躁之由,又为不同,有邪气在表而烦躁者,有邪气在里而烦躁者,有因火劫而烦躁者,有阳虚而烦躁者,有阴盛而烦躁者,皆不同也……诸如此者,症之常也,非逆也。"朱肱在《活人书·伤寒烦躁证》中也提及:"阳虚阴盛亦发烦躁,阳气弱为阴所乘而躁,故少阴病亦烦躁,当以外症与脉调之。"元代王好古《阴证略例·活人阴证例》中也明确提出:"假令身体微热,烦躁面赤,其脉沉而微者,皆阴证也。身微热者,里寒故也,烦躁者,阴盛故也;面戴阳者,下虚故也。治者不看脉,以虚阳烦躁,误以为热,反与凉药,则气消成大病矣!可见历代医家对其证治已有零星记载,但未窥全貌。刘教授经过临床反复观察,认为阳虚烦躁的完整概念应具有类证鉴别、揭示病机、预测转归这三层含义。具体而言,所谓的阳虚烦躁,指的是因阳气虚衰,心神浮越或阴寒内盛,格阳于外所致的烦躁。其病位多在心、肝、脾、肾诸脏,其症状特点是昼日烦躁不宁,夜则安静,六脉沉细,舌苔滑润。如脸现赤色,其皮肤必凉;如有发热,必先凉而后热,以手按之,始觉壮热,久之反凉,乃假热之象,其预后也不尽相同,烦躁而手足由厥转温者,预后较好;烦躁而手足厥逆不还者,预后较差;烦躁日夜不休者,多为死证。

二、阳虚烦躁的病因病机

阳虚烦躁之病因约有四端:禀赋不足,素体阳虚,或久病缠绵不愈。年老体衰,真阳耗损乃其一;饮食不节,过食生冷或失治误治,戕伐阳气乃其二;大病之后,失于调摄,反复传变,精气难复,耗阴损阳乃其三;起居不慎,感受寒邪,直中三阴,稽留日久,伤气耗阳此其四。

阳虚烦躁的病理演变有两种:其一为心、肝、脾、肾之阳气衰竭,不能温养脏腑,脏腑功能低下,以致阴寒内盛,虚阳外扰,心神浮越。其症多见烦而身冷,手足扰动,形倦神疲口干不欲饮,脉细弱。其二乃体内阴寒过盛而致阳气衰弱,格阳于外。临床多见躁扰不安,四肢厥冷,冷汗自出,脉微欲绝,或出现脸赤身热等假热现象。阳虚阴盛与阴盛阳衰虽然病机有别,但常互为因果。阳虚烦躁的最大特点乃在于日多躁扰,而夜则安静。这是因为白天阳气用事,衰微之阳乘白天阳盛之时奋力抗邪,正邪剧争故白天烦躁加重;夜间阳虚而阴盛,虚阳难与阴相抗争,故夜多安静。临床有时也可看到昼夜俱烦躁的患者,这是阴阳俱虚的现象。阳虚则白天烦躁,夜间阴盛而阳微,复因阴液不足,无以敛其虚阳,阳不得入于阴,虚阳外扰,故夜间也躁扰不宁。证见昼夜惧躁烦不宁者,预后相当差。

由于阳虚烦躁的病位不同,其病机也稍有区别。心藏神,为五脏六腑之大主,心阳虚损,心失所养,心神浮越而生烦躁。脾为气血生化之源,脾阳虚衰,虚阳内扰,心神不安而致烦躁。心阳与肾阳协调共济,以温煦脏腑,运化血脉,气化津液。肾阳虚衰不能温心阳可致心阳不足,心肾阳衰,虚阳外扰,心神不安而生烦躁。肝藏血而舍魂,心主血而藏神,两者互相资生,互为配合。肝阳不足,则心阳亦虚,心肝阳虚,虚阳浮越,心神失宁,则生烦躁。

三、辨治大要

(一)心阳虚烦躁证

多见烦躁不安,心慌心悸,怵惕不安,自汗出,喘促不宁,面色苍白,舌淡苔白,脉沉细无力。治疗大法宜温通心阳、潜镇安神。方可选用参附龙牡汤。常用药如:人参、桂枝、炙甘草、益智仁、紫石英、附子等。

(二)肝阳虚烦躁证

面色晦暗,畏寒肢冷,胸满胁胀,目视疏疏,筋痿脚弱,心悸易惊,烦躁不安,囊冷阳痿或月经不调,舌淡苔白,脉弦细而无力。治宜温补肝阳,潜镇心神。方可选用暖肝煎加味。常用药如:小茴香、台乌药、肉桂、吴茱萸、当归、附子、延胡索、紫石英、远志等。

(三)脾阳虚烦躁证

胸闷心悸,心中烦乱不安,胃脘闷痛,喜温喜按,不思饮食,四肢困倦,大便稀溏,舌淡苔白,脉细弱无力。治法当温补中阳,安神除烦。方可选用理中汤加味。常用药如:干姜、附子、桂枝、白术、党参、砂仁、肉豆蔻、黄芪、龙骨、牡蛎等。

(四)肾阳虚烦躁证

神疲体弱,面色暗晦,唇色青紫,形寒肢冷,动则气喘,心悸不宁,烦躁不安,腰膝酸软,大便稀溏,小便清长,舌淡苔白,脉沉细无力。治宜温补肾阳,安神除烦。方可选用真武汤、四逆汤、人参白通汤加减。常用药如:附子、内桂、干姜、炙甘草、高丽参、黄芪、楮实等。

总之,烦躁一证临床并不少见。对阳虚烦躁证的辨证,应着眼于两点:一是辨清因脏腑阳气虚衰,虚阳外扰而引起的,还是因体内阴寒过盛而致阳气衰弱,格阳于外所致。虽两者可以互为因果,但其病机不同,应与区分。其二,阴盛格阳之烦躁与实热之烦躁极易混淆,临证之时宜仔细辨别。虽然心、肝、脾、肾的阳气虚衰,都可导致心神浮越而致躁烦,但各自的病变重心不同。烦躁也有轻重之别,其伴随症状也不尽相同。因此,治疗的重点也应有所侧重。

[刘德桓.1989.阳虚烦躁证治机制探讨.北京中医学院学报.12(5):11-12.]

第十二节　《伤寒论》中温法在心系疾病中的运用

《伤寒论》贯穿着中医理、法、方、药的辨证思想与方法,在汗、下、吐、消、和、补、温、清八法中尤以温法论述最多,故有"伤寒为法,法在救阳"之说。就治疗心系疾病的方法而言就有温补心阳、温阳利水、回阳救逆、温通心脉、温阳补阴等。

一、温补心阳法

《伤寒论》第64条曰:"发汗过多,其人叉手自冒心,心下悸欲得按者,桂枝甘草汤主之。"此条阐述发汗过多,阳气随汗外泄,以至心阳不足,心神无主。自觉心悸不安,故患者两手交叉按其心胸部位以求稍安,仲景用温补心阳之桂枝甘草汤以治之。

桂枝甘草汤为治心阳不足之基础方,另《伤寒论》中还有兼平冲降逆之桂枝加桂汤,兼重镇降逆之桂枝甘草龙骨牡蛎汤,兼振胸阳之桂枝去芍药汤和桂枝去芍药加附子汤等,皆是在心阳不足的基础上辨治化裁而得。

案例:刘某,男,53岁。2001年8月就诊。

病史:有血管性头痛史多年,2天前,头痛又作,自己购买阿司匹林,一次口服6片。服后未几出现面色苍白、大汗淋漓、心悸、头晕、四肢欠温,舌质淡、苔白,脉细弱。诊时血压82/50 mmHg,

诊断:发汗太过,内伤心阳。

中医辨证:发汗太过,致心阳虚证。

处方:桂枝甘草汤加味。桂枝15 g,炙甘草10 g,西洋参20 g。水煎,取汁200 mL,日进2剂。越日,汗止、四肢回温,其余症状亦减轻,血压94/60 mmHg,原方西洋参减为15 g,再服3剂,每日1剂。3天后诸证皆失。

按语:本证因发汗过多,内伤心阳,阳气随汗外泄,心脏失去阳气的庇护空虚无主,故有心中悸动不安之变。方用桂枝甘草汤加人参以治之。方中桂枝辛甘性温,入心助阳;甘草甘温、益气和中,两药相伍,药少力专;一动一静,辛甘化阳;大剂西洋参益气复阴;诸药合用,直达病所,待君阳复充,则心安悸宁,诸证皆失。

二、温阳利水法

《伤寒论》第65条:"发汗后,其人脐下悸者,欲作奔豚,茯苓桂枝甘草大枣汤主之。"第84条:"太阳病,发汗,汗出不解,其人仍发热,心下悸,头眩,身跳动,振振欲擗地者,真武汤主之。"一为发汗过甚,心阳随汗而泄,心阳上虚,不温肾水。则肾水下寒,欲上凌心,致心脏部位悸动不安,欲发奔豚;二乃少阴阳虚,阳不化水,水不化津,水寒泛滥,上凌于心,则发心下悸。临床可见:心悸气短喘闷,头眩振颤欲倒。或小便不利,形寒肢冷,肢体浮肿,以下肢为甚,伴胸脘痞闷,渴不欲饮,咳喘痰多,舌淡苔白,脉沉缓或沉细。治宜温阳利水之茯苓桂枝甘草大枣汤;重者治以温肾健脾、化气利水之真武汤。

案例:赵某,女,51岁。2002年12月3日初诊。

病史:患有冠心病7年余,间断服药治疗,1个月前,因搬家,汗出受风,出现鼻塞、身痛、心悸等症,自服"扑感敏"(复方对乙酰氨基酚片)"先锋6号"(头孢拉定)等药,身痛缓解,但心悸日益加重,伴多汗、胸闷、气短乏力、食欲差。即就诊于某院,经该院按冠心病常规治疗,未见疗效,反日益加重。诊时神疲倦怠、面色苍白、头晕头重、胸中闷塞、心悸不宁、下肢浮肿、小便短少、喜暖恶寒,舌淡红、苔薄白,脉沉细无力。

诊断:发汗过甚。

辨证:心肾阳虚,水寒泛滥,上凌于心之证。

治则:温补肾阳、化气利水为治。

处方:真武汤加减。茯苓24 g,白术15 g,熟附子10 g,生白芍15 g,生姜10 g,桂枝10 g。1剂3煎,日3服。服药3剂,其证大减。续服4剂而痊愈。

按语:本例乃外感风寒,发汗过甚,心阳随汗而泄,心阳上虚,肾水下寒不能制水。水气欲上凌心而出现诸多症状。故用附子、桂枝辛热以壮肾阳,使水有所主;白术燥湿健脾,使水有所制;茯苓淡渗利水,重用之以助白术健脾益中,是于制水中有利水之用;芍药既可敛阴和营,又可制附、桂刚燥之性;诸药合用,直达病所,故其效甚佳。《伤寒论》中还有茯苓甘草汤及茯苓桂枝白术甘草汤温胃散水治胃阳不足,水饮停心下胃脘,两方温阳利水侧重虽有所不同,但只要出现相应症状,亦可随证加减。

三、温通心脉法

《伤寒论》351条曰:"手足厥寒,脉细欲绝者,当归四逆汤主之。"本证病机关键是阳气外虚,阴血内弱,复因寒邪凝滞,气血运行不畅,四肢失去温养,而致手足厥冷,脉沉细欲绝,可兼见腰、股、腿、足疼痛,口不渴,舌淡苔白,仲景治以温经通络,养血散寒,方以当归四逆汤。《伤寒论》中尚有温经扶阳,祛寒除湿之附子汤,治疗阳虚寒湿内停的心系疾病。

案例:李某,男,56岁。1997年1月15日初诊。

病史:患冠心病已4年余,胸闷、心绞痛反复发作。间断接受治疗,未能获愈。近月来,诸疾日重,心绞痛每日发作3~4次,每次3~15 min,痛及肩背,甚则肢冷汗出。舌体胖大,边有齿印,苔白腻,脉弦缓。心电图提示:Ⅱ、Ⅲ导联T波低平,V_3、V_5、V_6导联T波倒置,Ⅰ、avF双向;Ⅱ、Ⅲ、avF、V_3、V_5、V_6导联ST段水平型压低>0.05 mV。

诊断:冠心病心绞痛。

辨证:素体血虚,阴寒郁滞,心气阳虚,气血运行不畅之胸痹心痛证。

处方:当归四逆加人参汤治之。当归10 g,桂枝12 g,生白芍15 g,细辛3 g,炙甘草6 g,通草6 g,大枣10 g,川芎12 g,高丽参3 g(另兑)。3剂尽后,胸中气憋渐松,心悸气促渐平,心绞痛渐疏。原方加丹参15 g,再服6剂后,心痛止,但仍有胸闷。

二诊:守方并以党参易高丽参,续服15剂后诸证悉平。嘱再用高丽参30 g,川七10 g,研末吞服,每日2次,每次1 g,1个月后,复查心电图,ST段已回升至基线,Ⅱ、V_5、V_6导联T波双向。随访至今,除气候变化或劳累后出现胸闷外,心绞痛未再复发。

按语:《医门法律》云:"胸痹心痛,然总因阳虚,故阴得乘之""诸阳受气于胸中而转行于背,心(气)阳不足"。本案素体血虚,复因阴寒郁滞,心气阳虚,气血运行不畅,故见胸中闷塞不舒,心悸、气促等证;阳气虚衰,阴寒内盛,气机受阻,故见心痛彻背,肢冷汗出等证,故用当归四逆汤温经散寒,通行血脉,振奋胸阳;高丽参补益心气,当归、川芎活血化瘀。共奏通阳宣痹,活血化瘀之功,故旋获良效。

四、回阳救逆法

《伤寒论》323条:"少阴病,脉沉者,急温之,宜四逆汤。"本证病因多在急慢性疾病中由于心气心阳大伤或由于失血后复发汗而致阳气衰败,"经脉通流不止,环周不休"。今心阳衰惫,起搏无力,血失气运,容量不足,引起形神委顿,面色青紫,胸际疼痛,心中悸动,甚或四肢厥冷,声息低微,冷汗淋漓,唇甲青紫,舌紫暗,脉沉微细欲绝。仲景予以四逆汤强心救逆,回阳固脱。

案例:翁某,男,60岁。1988年6月12日,急诊入院。

病史:既往有"高血压病""高血压性心脏病"史,曾多次住院治疗。入院当日上午9时许,与同事争吵,约10分钟后,出现脸色苍白,呼吸困难,表情淡漠,口唇指甲青紫。头汗淋漓,四肢厥冷,脉细数无力。查体:体温37℃,脉搏128次/分,呼吸40次/分,血压240/160 mmHg。双肺满布湿啰音。心率128次/分,律齐,心前区及主动脉瓣区闻及2/6级收缩期杂音,腹软,肝脾未触及,双下肢轻度浮肿。心电图提示:V_5、V_6、avL导联ST段下移>0.05 mV,V_1、V_2、avR导联ST段轻度上移;Ⅱ、Ⅲ、avF、V_5、V_6导联T波倒置,av导联T波双向;$RV_5 + SV_6 = 4.6$ mv。

诊断:高血压病,高血压性心脏病合并急性心力衰竭。

中医辨证：心阳暴脱，阴阳离决之危候。

治则：急当回阳救脱，庶几可以挽回生命。

处方：制附子15 g（先煎），高丽参9 g（另兑），干姜10 g，炙甘草6 g，山茱萸15 g，浓煎频频灌服。同时配合吸氧，肌注利血平等处理。约半小时后神识渐清，额汗已止，四肢转温，脉象渐缓。

二诊：越日再诊，神清肢温，唯诉疲倦，胸闷，动则气促，心率96次/分，血压190/102 mmHg，舌暗红，苔白，脉弦细带数。原方高丽参改用西洋参6 g，再进3剂。续用养心汤加减善后。

按语：此患者乃心阳暴脱，阴阳离决之危候，血压甚高，再使用大辛大热之药，有变生不测之虞，但此时阳气暴脱，阴阳离绝，生命危在旦夕，回阳固脱乃当务之急，只要辨证正确，不必受中西病名之限，亦即"留人治病"之意。法当回阳救逆以振奋欲绝之微阳，故投以四逆加人参汤，果然一投中的，同时血压也渐趋正常。足证本方也有调和阴阳、纠正偏颇之功效。

五、温阳补阴法

《伤寒论》177条："伤寒，脉结代，心动悸，炙甘草汤主之。"本条阐述心阴心阳两虚的证候。心主血脉，心气充足，自动昼夜不停地鼓动心搏，营运周身之血脉。然心搏恒常，亦有赖于机体血液的充沛。今营血不足，心失所养。累及阳气化生不足，则发生心律及心率异常。临床主要表现为心悸，脉结代。仲景予以炙甘草汤温阳补阴。

案例：曾某，女，57岁。2002年3月8日初诊。

病史：身体素虚，近日因家事繁忙，致出现面色苍白，心悸气短，胸中憋闷、手足不温，关节疼痛、夜难入寐，舌淡苔薄白，脉细弱、结代。查体：血压94/60 mmHg，心率88次/分，律不齐。心电图提示：心动过缓、频发室性期前收缩。

辨证：此为素体血气衰微，心阳气虚，心神不宁之证。

治则：通阳复脉，滋阴养血，宁心安神。

处方：炙甘草汤加减。炙甘草15 g，西洋参15 g，桂枝10 g，制附子10 g（先煎），麦冬12 g，阿胶10 g（烊化），生地15 g，大枣5枚，生姜3片。3剂后，心悸气短、胸中憋闷改善；继服6剂后，室性期前收缩消失。10剂后症状消失，心电图正常。

按语：本证因心之阴阳气血亏虚，阴虚不能荣养心血，阳虚无力鼓动心脉，则见脉结代、心动悸之证。临床常见症状：心悸怔忡，倦怠乏力，面白肢冷，或气短心烦，失眠多梦，胸痹心痛，舌胖淡或紫，苔白，脉结代。治宜益气滋阴，通阳复脉，养血定悸，方用炙甘草汤。重用炙甘草补中益气，使气血生化有源，为复脉之本；人参、大枣补气滋液；配生地、麦冬、阿胶养心血，滋心阴，以充养血脉；桂枝、生姜振奋心阳,温通血脉。诸药合之,共奏补中生血复脉之功。

[陈国英,刘德桓.2004.《伤寒论》中温法在心系疾病中的运用参考.中医药学刊,22(5):904-905.]

第十三节　略论"心藏神"

现代生理学认为:人的精神意识及思维活动是大脑皮层的功能活动,即大脑对客观外界事物的反映。而中医学则认为:主观精神意识及思维活动的功能主要属之于心,即所谓"心藏神"。"心藏神"之说源出于《内经》。如《素问·宣明五气》篇云:"心藏神。"《素问·灵兰秘典论》云:"心者,君主之官,神明出焉",《灵枢·本神》篇云:"所以任物者,谓之心。心有所忆谓之意,意之所存谓之志,因志而存变谓之思,因思而远慕谓之虑,因虑而处物谓之智。"在中医理论上,"脑主神明"与"心藏神"两种学说曾有过交锋。然而,"心藏神"一说,在中医理论体系中却始终立于不败之地,在中医几千年的临床实践中,也始终具有不容否定的指导意义。因此,对"心藏神"这一理论进行探讨,不仅具有哲学上的意义,而且对整理提高中医基础理论有着重要的作用。

一、"心藏神"是古代哲学思想的概括

从有关资料分析,认为精神意识及思维活动隶属于心的说法,早在春秋战国之前,就已沿用。例如,《论语》:"七十从心所欲,不俞……";《孟子·告子》:"心之官则思";《管子·心术》:"心者智之舍";《鬼谷子·稗阖》:"心者,神之主也。"这些论述皆认为心脏是主理思维意识的器官。同时,心思、心念、心情、心意、忧心等词语,历来就是民间的习惯用语。自古以来,哲学思想的概括,是任何学术发展成为一种理论的必由之路。《内经》一书,作为总结秦汉以前医学理论的专著,把这些哲学概念引进医学领域中来,是必然的。

二、"心藏神"是长期的生活体验的总结

在日常生活中,人们很容易观察到,当有机生命存在时,心脏的跳动是很容易扪及或者自我感觉到的。一旦心跳停止了,生命也就结束了,神志活动自然也就随之消失了。同时,又可以观察到,在某些情况下,心慌意乱、心跳急促是伴随着精神紧张而来的。于是,人们便逐步认识到心与精神思维活动有着密切的联系。

三、"心藏神"是反复的医疗实践的验证

古代医家对临床上出现的精神失常、神志昏迷等一系列疾病现象进行了反

复观察，逐步认识到这些疾病现象与心脏有关；并且认识到，只要通过对心脏的治疗，这些疾病现象就可以解除。如此反复验证，从病理现象推论出生理功能来。

综上所述，古代哲学思想的概括，长期的生活体验以及反复的医疗实践，是构成"心藏神"理论产生的重要客观基础。中医的脏象学说是建立在整体观念上的。脏腑的概念除了指实质器官之外，更主要的是包括了它的生理学与病理学和种种反应，以及有关的相应的精神活动；它不仅代表各个实质器官的活动，也广泛地指着某一系统的活动和作用。在整个有机整体中，心脏居于主导地位，《灵枢·口问》说："心者，五脏六腑之大主也。"所以我们对"心藏神"的理解，就不能局限于心脏本身的功能，而应该从局部与整体、个体与系统的辨证统一关系来理解。

中医把属于大脑功能的精神意识及思维活动归之于心来论述，是否是对脑的功能缺乏认识呢？不是的！《内经》一书，已多处提及脑。如《灵枢·海论》有"脑为髓之海"之说；《素问·脉要精微论》云："头者精明之府，头倾视深，精神将夺矣。"可见，早在《内经》时期，就已经对脑主神明、脑主思维有了相当的认识了。之后，唐代孙思邈，元代赵友钦，明代李时珍，清代汪昂、王清任、喻嘉言、吴谦等，都认为精神活动不在心而在脑。而且，脑为思维活动的器官，已被现代生理学与解剖学所证实。然而，几千年的历史事实证明了"脑主神明"之说，是取代不了"心藏神"在中医理论体系中的地位的。究其原因，可能与过分强调了脑的功能，会忽视了与整体的联系有关。总之，中医"心藏神"的理论是建立在整体观念上的，其产生有着坚实的客观基础，它揭示了人的精神意识及思维活动不能孤立于形体而存在的客观规律，由于"心藏神"的理论在一定程度上概括了机体器官与功能、精神活动与生理现象、心身与自然环境的有机统一，所以千百年来，这一理论始终有效地指导着中医的基础理论研究与临床实践。

[刘德桓.1987.略论"心藏神".中医海外教学,5（1）:12-13.]

第十四节　运用温病理论辨治脑病的经验

刘德桓教授擅长于运用温病理论和方药治疗心脑血管疾病及疑难重症，临床疗效显著。现择其要介绍如下。

一、清热解毒，醒脑开窍法

（一）急性中风发病后，常伴有发热

刘教授认为急性中风发病后，常伴有发热。其中，出血性中风80%～90%的患

者伴有发热,缺血性中风约40%患者有发热。中风(中脏腑)患者有高热、神昏、抽搐等症状,辨证多属气营同病或气血两燔。部分急性中风患者甚至可伴有应激性消化道出血,此与温病血分证"热盛动血"的病理变化相符合。吴鞠通在《温病条辨》中云"邪入心包,舌謇肢厥,牛黄丸主之,紫雪丹亦主之","神昏、谵语者,清宫汤主之,牛黄丸、紫雪丹、局方至宝丹亦主之"。可见热陷心包常见症状有神昏、言謇、谵语、肢厥等。中风重症患者,在肝阳上亢、化风生热、痰热内陷心包这一病机作用下,出现身热、烦躁、神昏、言语謇涩或失语等症状,与温病邪热内陷心包病机和临床表现相似,故治疗时可以互参,常选用中药安宫牛黄丸、紫雪丹、至宝丹口服或鼻饲;或以其静脉剂型如醒脑静注射液、清开灵注射液等静脉滴注。中药汤剂中酌加黄连、生地黄、牡丹皮、石菖蒲、远志、郁金、冰片、水牛角粉等清热化痰、开窍醒神之品。

案例:庄某,女,59岁,家庭妇女。2010年10月9日入院。

病史:因突发昏仆、右侧肢体瘫痪1小时送我院。急查颅脑CT显示左侧内囊大面积出血,量约30 mL。因家属拒绝行颅脑外科手术治疗,故采用脱水降颅压等对症治疗。次日患者身发高热,体温39.9℃,采用药物退热、冰帽、乙醇擦浴等方法,仍高热。刻诊:身热,神志不清,喉中痰鸣,时躁动,大便未解,口唇干裂,舌质红,苔黄浊,脉弦滑数。

诊断:脑出血。

中医辨证:热盛神昏,痰火上扰证。

治则:清热祛痰,息风化火,醒脑开窍。

处方:(1)给予醒脑静注射液40 mL静脉滴注。

(2)中药内服:水牛角粉6 g(冲服),栀子15 g,黄连、生地黄各15 g,玄参10 g,麦冬10 g,牡丹皮20 g,赤芍、石菖蒲各15 g,郁金10 g,黄芩10 g。水煎鼻饲。

次日体温渐降至39℃以下。服药3剂后体温38.5℃。因患者3日未大便,口气臭秽,舌苔转黄燥,改用白虎承气汤。用生石膏30 g(先煎),知母、粳米各15 g,生大黄20 g(后入),枳实15 g,甘草6 g。水煎灌肠1次,排出大便,2日后体温降至36.8℃。

(二)大多病毒性脑炎病多处于高热昏迷状态

刘教授认为大多病毒性脑炎患者就诊时多处于高热昏迷状态,此时应用醒脑开窍、清热解毒之法促使患者清醒尤为重要。此高热昏迷属于温病学中热入心包范畴,《温热论》曰:"温邪上受,首先犯肺,逆传心包。"临床观察病毒性脑炎急性期患者大多都具有神志昏迷、喉中痰声辘辘等症,此时刘教授常在白虎汤加减治疗基础上配合安宫牛黄丸鼻饲,以利于患者热退神清。

案例:王某,男,48岁,工人。2011年7月20日初诊。

病史:因频繁抽搐半个月就诊。于某院诊断为病毒性脑炎,经多家医院治疗无效。体检:体温37～38℃,神志清楚,喉中痰鸣,呼吸急促,咳嗽,痰黏,痉挛性抽搐,发作时躯体后仰,角弓反张,转瞬间抽搐消失,每日频繁发作,夜间尤甚,常需3～4人照顾,小便短赤,大便时干,舌短,难伸出口外,牙关紧,舌质暗红而乏津,脉象弦数而大有力。

诊断:病毒性脑炎。

中医辨证:热毒炽盛,肝风内动。

治则:清热解毒,息风开窍。

处方:白虎汤加减,与安宫牛黄丸同用。生石膏60 g,知母15 g,僵蚕10 g,龙骨30 g,石决明15 g,丹参15 g,射干10 g,地龙15 g,山药15 g,天花粉15 g,郁金12 g,珍珠母30 g,水蛭5 g,粳米20 g。每日1剂,水煎2次取汁300 mL,分3～5次频频喂下,服3剂。患者抽搐减轻,但仍喉中有痰,稍喘促,石膏加量至90 g,服15剂。患者抽搐减半,痰量明显减少,体温恢复正常。后配合西洋参益气养阴,恢复正气。经过近5个月治疗,最后基本康复。

二、化痰降浊,解郁开窍法

刘教授在治疗温病窍闭神昏症时常用化痰降浊、解郁开窍法,此法用芳香辟秽、化痰开窍之品,宣通窍闭,适用于湿热郁蒸、酿生痰热、蒙蔽清窍的证候。患者多见神识昏蒙,时清时昧,时有谵语等。刘教授善用菖蒲郁金汤治疗老年性痴呆,此病多为痰浊内郁清窍,元神受蒙而神志混淆。治宜化痰降浊,解郁开窍,渐使胃健气通,痰逐郁开,进而窍开神清。若辨证属痰热为主,可静脉滴注醒脑静、清开灵注射液等。若属痰湿为患,则以黄连温胆汤或以涤痰汤加减,或在辨证的基础上酌加远志、麝香(目前常用白芷代替)、苏合香等开窍之品。

案例:李某,男,72岁,退休教师。2012年6月12日初诊。

病史:代诉智力逐渐减退3年,加重1个月。患者患高血压病10年,近3年来智力逐渐减退,反应迟钝,步态不稳,蹒跚如醉。尤其是近1个月来神志痴呆,表情淡漠,外出迷路,无故吵闹,已丧失正常思维能力,小便常失禁。家属带其前来诊治。急诊:神情呆滞,面色晦滞微肿,痰涎较盛,言语謇涩,困倦嗜卧,呵欠时作,舌淡微紫,苔腻脉滑。

中医诊断:老年性痴呆。

中医辨证:痰湿郁蔽清窍,元神无主,致神志混淆。

治疗:化痰降浊,解郁开窍。

处方:菖蒲郁金汤合半夏白术天麻汤加味。石菖蒲12 g,远志6 g,半夏12 g,僵蚕10 g,丹参15 g,茯苓12 g,天麻12 g,浙贝母12 g,郁金12 g,陈皮10 g,苍术、白术各10 g。上方服7剂后,诸症减轻,加入杏仁、杜仲各20 g,以杜绝痰源,增强药力。续进30余剂,痴呆面容明显改善,记忆增强,步履较稳,说话较前流利,血压稳定,生活基本能自理,舌淡红苔薄白,脉来和缓。痰湿已化,郁解窍开,元神主位,症状缓解。

三、滋补肝肾,化痰逐瘀法

刘教授认为温病后期,温邪深入,耗伤肝肾之阴;另外病久不解,余热挟痰,痰留络脉,日久成瘀,痰瘀互结,闭阻清窍。薛生白《湿热病篇》34条曰:"湿热证,七八日……与饮食亦不却,默默不语……此邪入厥阴,主客浑受。主客浑受概指久病体虚,脉络凝瘀,清窍失聪。"此与中风后遗症之髓海不足、脑失所养、痰瘀阻窍、脉络瘀阻之病机有相似之处,故刘教授遇此证常以治疗温病热邪深入、耗伤真阴的滋补肝肾法以及余邪未清、痰瘀滞络的化痰祛瘀法相合,以滋补肝肾、化痰逐瘀法治疗中风后遗症,方用薛生白仿吴又可的三甲散加用菟丝子、山茱萸、枸杞子、熟地黄、丹参、当归、川芎、郁金、僵蚕、石菖蒲、天麻等药物。在补肾虚时还细辨其真阴、真阳:真阴虚者,药用熟地黄、何首乌、玄参之类;对真阳虚者,常用肉苁蓉、枸杞子、巴戟天之类。常用"介以潜之",潜阳介类药常用龟板、鳖甲、龙骨、牡蛎、生石决明等。"介类"与"有情"合用,不仅能使肝肾得以补益,而且使既补之精因介类固摄而不致重泄,起到填精补髓、潜阳固摄的作用。对于中医辨证属肝肾虚损,痰瘀阻窍的头晕、头痛、神经衰弱的患者,临床加减化裁使用亦具有较好的临床疗效。

案例:江某,男,72岁,退休职工。2011年10月18日因左肢乏力6个月余入院。

病史:诊见面色黧黑,表情淡漠,少气懒言,言语謇涩,健忘,易怒,多疑,腰酸,膝软,纳差,夜尿多,大便正常,舌暗淡有瘀斑苔白,脉弦细。查体:记忆力、定向力、判断力、计算力下降,舌体偏向左,左侧肢体肌力3级,肌张力明显升高。左巴氏征阳性,既往有原发性高血压病。颅脑CT提示:右侧基底节区脑梗死。

诊断:中风后遗症。

中医辨证:肝肾亏虚,痰瘀阻络。

治则:滋补肝肾,化痰逐瘀。

处方:薛氏加减三甲散合补阳还五汤化裁。醋䗪虫10 g,醋炒鳖甲10 g,僵蚕10 g,柴胡10 g,桃仁10 g,黄芪60 g,当归6 g,远志6 g,川芎15 g,红花10 g,赤芍15 g,地龙10 g,胆南星10 g,益智仁15 g。

二诊:2011年10月25日,服7剂,精神好转,夜尿减少为1次,但述胸闷痰多,言语不清,舌质暗淡苔腻,脉较前有力。辨证为气虚痰阻,上方加黄芪至100 g增强补气力度,加用石菖蒲、远志各10 g化痰开窍。服15剂,精神明显好转,患者反应力加强,情绪明显好转,言语变清晰,舌质淡红,苔薄白,脉弦有力。上方加龟板至20 g补肾填精,加用水蛭5 g走窜活络。守方持续使用2个月,患者言语较前清晰,情绪能自控,认知功能改善,纳寐可,二便正常,可由家属扶行。

四、升清降浊，清热通腑法

刘教授认为温病中杂气侵袭人体导致表里三焦大热，人体气机升降不和，正邪气血清浊不分，与脑病常见火热内郁、气机失调、清阳不升、浊阴不降的病机相似。《伤寒温疫条辨》曰："升降散主治温病中杂气所致，表里三焦大热，其证不可名状者，如头痛眩晕，胸膈胀闷，心腹疼痛，呕哕吐食者；如内烧作渴，上吐下泄身不发热者；如憎寒壮热，如身热如火，一身关节酸痛，烦渴引饮，饮水无度者；如四肢厥冷，身凉如冰，而气喷如火，烦躁不宁者；头面卒肿，其大如斗者；如咽喉肿痛，痰涎壅盛，滴水不能下咽者；如遍身红肿，发块如瘤者；如斑疹难出，有似丹毒风疮者；如胸高胁起胀痛……"刘教授常用治温病的升降散及加味升降散治疗头晕、头痛等症，认为其清浊不分，唯有升其清，降其浊，而可以治之。杂气在上可升而吐之，杂气在下可降而泻之，杂气在中可分而化之。升清降浊，寒温并用，内外通达，气血调畅，共奏行气解郁之功效，使人体气机升降如常，阴阳气血调和。

案例：唐某，男，55岁，公司主管。

主诉：头晕、头痛2年，复发3周。

现病史：患者长期嗜烟，平素应酬多，常饮酒。2年前因精神紧张，工作压力较大引起头晕、头痛，常常在加班或出差时发作。入院3周前患者因与人争吵后症状复发且加重，情绪急躁易怒，口干苦，饮食减少，大便干，溲短黄，舌暗红边有齿痕，苔黄浊，脉弦滑。

诊断：头痛。

中医辨证：肝阳化火，痰热上扰。

治则：疏肝泻火，升清降浊，清热化痰。

处方：升降散合龙胆泻肝汤化裁。蝉蜕5 g，白僵蚕8 g，姜黄8 g，生大黄15 g（后入），栀子12 g，柴胡10 g，龙胆草10 g，川芎12 g，胆南星12 g，半夏10 g，白术10 g，天麻15 g等。7剂，水煎服。1周后复诊头痛明显减轻，仍时感头晕口苦。后继服7剂以期巩固。嘱适劳逸，调畅情志，戒烟酒。

［欧凌君，郭伟聪，庄清芬.2013.运用温病理论辨治脑病的经验.福建中医药，44（6）：22-23.］

第十五节　中医心身医学研究中的问题与发展趋势

早在两千多年前中医就已提出"天人合一论""整体观""形神合一""情志学说"等学说和理论，并体现在疾病的病因、病机、诊断、治疗与预防等方面。这实际上就是中医的心身医学经验与理论，与1997年美国精神科医生恩格尔所倡导的新的"生物—心理—社会"整体医学模式有着异曲同工之妙。但中医心身医学的经验与理论只是零散地记载于各种医籍中,未能形成系统的理论体系和成为单独的学科,因此没有最大限度地发挥其应有的作用。笔者就中医心身医学研究中的几个问题及发展方向加以探讨。

一、加强中医心身医学的研究是历史赋予中医工作者的重要使命

在现代社会中,生活和工作节奏不断加速,各种不同类型的矛盾和压力给现代人类带来越来越大的精神负担。这些心理、社会因素对人类的健康构成严重的威胁。由此而来的心身疾病在疾病谱中的地位已显著上升。徐俊冕等报告上海中山医院、华山医院门诊病例 1 108 例中,心身疾病(按《美国疾病统计手册》第 3 版)达 368 例,占 33.2%,和西方国家的情况相近。朱开明对 1 015 名不同人群采用分群定点随机抽样调查发现有 33.6% 的人心理处于不健康状态,而且从自述中还有 57.4% 的人患过各种疾病,有 43.5% 的人现有不同的疾病;有 63.2% 的人患过一种或多种心身疾病;更为重要的是 26.3% 的人患过各种躯体疾病,23.4% 的人患过两种以上的心身疾病。可见人们已经自觉或不自觉地认识或体验到了心理、社会因素在发病过程中的重要作用。

由于加强了对心身相互关系的研究,综合医院患者的心理障碍得到了临床医生的高度重视。有调查资料表明,内科 380 例患者中出现心理障碍者占 29.5%,外科 430 例中出现心理障碍者占 21.8%。这些心理障碍增加了临床诊断的困难,出现了误诊的可能性。根据国内外资料分析,目前心身疾病趋向分为十六类,200 多种疾病,这十六类心身疾病多属目前的疑难病范畴;而人类疾病死亡人数 3/4 多为心身疾病,其中心血管病和脑血管病占 3/4,恶性肿瘤占 1/4,其他各种疾病占 1/4。这些疾病多是与中医形神相关的疾病,也就是所谓的心身疾病。根据心身医学的观点,预防和治疗人的疾病就不仅仅是药物、手术等方法而应结合心理治疗,中医学在治疗心身疾病有着独特的经验和特殊的地位。因此,加强中医心身医学的研究是非常重要的,是历史赋予中医工作者的重要使命。

二、确立理论框架是中医心身医学研究的首要任务

中医心身医学要成为一门相对独立的学科,应确立它的学科结构。并建立起一系列的核心概念或基本理论体系,只有这样才能逐步完成学科化:中医心身医学研究的发展方向应立足于历代医家在这一领域已积累的有关较为凌乱或稍有系统的经验与理论,在此基础上结合我国特定的社会文化和民族心态等具体情况,就临床中常见的心身疾病及心身问题从各种角度加以研究,并与现代心身医学的最新研究成果相结合,使之形成系统的理论体系,建立具有中国特色的中医心身医学学科。具体应包括以下几点。

（一）核心概念研究

中医学的"形神合一""天人合一论"，是中医的基本理论，认为人的生理与心理是不可分割的统一体。神本于形而生，人体脏腑的功能活动是十分复杂的，这些复杂的功能活动之所以能够互相协调，全靠心神的调节，如心神受伤，脏腑功能必然受伤，就产生心理生理疾病即心身疾病。中医学还认为，自然界和社会环境是一个大宇宙，人体是一个小宇宙，环境因素对人体的影响是很大的，心身疾病的形成是由于人的心理社会应激和个体的易罹患素质相互作用所导致的，遗传生物学因素、心理、行为和社会环境都对心身疾病的发生发展发挥了各自重要的影响。而现代心身医学的哲学观点可概括为："人是一个完整的个体，在这个统一的生命体系中，心理和生理功能是不可分割和相互依存的，进而心身统一对个体的健康和疾病起着共同的作用。"中医心身医学与现代心身医学的哲学概念基本上是一致的。"形神合一""天人合一论"是中医医学心理与生理、精神与躯体关系的最准确、最完整、最精辟的学说，长期有效地指导历代医家的临床实践，是中医学整体观的重要体现，具有很高的实用价值，应当确定为中医心身医学的核心概念或基本理论。

（二）病因病机研究

中医心身疾病的病因病机研究应根据"五脏情志论""中医体质学说""中医气质学说""三因论"等中医理论结合现代心身医学的认识来进行。中医学认为，情志活动是人体各脏腑功能活动的一种表现，《素问·天元纪大论》说："人有五脏化五气，以生喜怒思忧恐"，脏腑的神气（神、魂、魄、意、志等）表明心理状态，是从七情五志上表现出来，并与心身疾病的形成关系甚大。情志过极就会影响人体气机的条畅，使其升、降、出、入的功能发生紊乱，气乱则五脏六腑不安而产生各种疾病。中医同时认为，七情可直接内伤脏腑，但六淫与饮食劳倦在心身疾病的形成中也起一定的促发作用；脏腑的阴阳、气血、津液的盈亏状态与先天禀赋及后天生长发育基础上所表现出来的相对稳定状态及心身疾病的易患性有密切关系，也就是说与气质（人格）有关。中医学对心身疾病病因病机研究实际上已很透彻了，现代心身医学对人格或行为模式和疾病的关系研究很多是借鉴于这些学说的。如张明等通过沈阳市和上海市城市化水平比较、主要经济指标比较、职工和城区人口比较、城市基本设施和居住条件比较，发现上海居民在人口集中、居住条件、工作紧张、竞争激烈、生活节奏加快等方面都明显超过沈阳。因此，上海市民那些反复出现的紧张刺激形成的特定的反应模式——A型行为类型的病例就较多；A型行为模式和冠心病关系的研究被认为比较成功：以1975年Rosenman的研究为例：在3 000多名29～59岁男性成人中按行为模式区分为A型和B型两个队列，前瞻性追踪观察1～9年，然后比较两群人中冠心病的患病率：结果发现：A型行为模式的人群中冠心病患病率为B型的2.2倍。这些研究成果与中医分析心身疾病的病因病机相一致。说明中医对心身疾病的病因病机的学说是很有价值的，值得进一步加以研究。

（三）心身疾病的中医诊断研究

运用传统的望、闻、问、切四诊程序收集患者心理异常的症状及体征，依据中医辨证方法进行"神"和"形"的诊断，是中医对心身疾病诊断的特色。目前应在以此为主体的基础上借助西医诊断和现代心身医学诊断技术，开展中医心身疾病的诊断研究。在诊断研究的过程中应明确以下几点。

第一，不少临床医生习惯于用单一病因来理解"心身"一词，认为心身疾病多是因"心"而引发"身"的问题，两者有线性因果关系，往往把高血压病、冠心病、溃疡病等理解为"心因性疾病"，这是错误的，不但同现代主张的疾病多因观点不符，而且把这些身体疾病和"歇斯底里"等疾病混淆起来了，也抹杀了心身疾病和心因性疾患的根本区别。

第二，心身疾病是指机体某一器官或系统在结构或功能上有可证实的障碍，且心理因素对疾病的发生、发展有着一定的作用，有别于神经症或精神病。

第三，心身紊乱与心身反应也不同于心身疾病：心身紊乱是指躯体功能出现持久性的数量上偏离正常，这些偏离虽很严重，但多数人持恒定状态，如植物神经功能紊乱；而心身反应是心理现象的伴随症状，可用仪器记录其变化，如脉搏、呼吸、血压、心电变化的曲线等。

（四）心身疾病的治疗和预防研究

从心身医学研究中产生新的预防和治疗观点与方法具有重要的实践意义："心病需要心药治""善医者，必先医其心，而后医其身"是中医几千年的医疗实践而提出治疗心身疾病的基本原则。临床医生都懂得心身疾病的治疗原则应该是躯体治疗和心理治疗并重，但实际工作中往往只注重对身体症状的治疗而忽视心理治疗，因此治疗效果常不理想。中医对心身疾病治疗和预防研究的重点，具体应着重以下几点：① 中医心理疗法规范化研究。② 躯体治疗方法研究：包括药物、针灸、食疗、推拿、气功导引等。③ 运用现代研究成果，针对患者的某些易罹患倾向的人格特征，进行前瞻性干预以降低患病率与病死率。④ 借鉴当代科学方法和研究工具，提高中医心身医学研究的质量。由于心身研究涉及心理和生理、人和环境等多因素的相互作用和联系，尽管中医积累了许多宝贵经验和理论，但因历史的原因不可避免地夹杂了一些具有历史局限性的理论和不确切的概念，限制了中医心身医学研究的进一步发展，因此亟须借鉴当代的科学方法和研究工具加以更新和发展。

1. **运用流行病学的研究方法** 流行病学作为一门方法学在探讨病因学上有其独特的作用，可运用对心身疾病的病因病机进行纵深的研究。如中医七情在A型行为模式的冠心病发病率中，各因素间内在的及其数量的关系等。

2. **以内科心身疾病研究作为突破口，逐渐向其他学科渗透** 西方国家的心身医学研究起步较早，根据国内外资料分析，目前心身疾病可分为十六类，200多种疾病,其中内科心身疾病占了全部心身疾病的40%左右,涉及心血管、脑血管、消化、呼吸、内分泌、神经、泌尿生殖、骨骼、肌肉等9个系统。近年日本心身医学研究发展很快,其中有一个经验值得我们借鉴,即先从内科疾病着手,成立"心疗内科",然后逐渐普及其他各科。目前我国中医内科人员占了整个中医队伍的80%左右,所以应加快进行中医内科心身疾病的研究,再逐渐普及到妇科、儿科、外科、肿瘤科等。

3. 运用量表工具　现代医学的很多检测手段和精密仪器对于了解人体的病理变化极有帮助,但对心理社会因素所引起心身疾病的评估就不适用。中医心身医学研究完全可借鉴、运用这些量表工具,也可根据中医的特点建立新的量表工具。

4. 引进循证医学　近年来,循证医学在国际临床医学领域内得到了迅速发展,其核心思想是:任何医疗决策都应建立在最新最佳临床科学研究证据的基础上。中医心身医学研究完全可以、也应该引进循证医学,将零散地记载于各种医籍中、未能形成系统的理论体系的中医心身医学经验与理论,进行有效的文献检索,并对其进行评价,找到最适宜和有力的证据,通过严谨的判断,将最适宜的理论、最佳的诊断方法、最精确的预后估计及最安全的有效的治疗方法运用于临床实践,使中医的临床医疗决策科学化。这样,中医心身医学研究的质量必将有质的飞跃。

1992年国际心身医学会有位权威人士曾提出"世界心身医学应向中国中医学寻找智慧",充分肯定了中医学对世界心身医学的贡献与价值,中医心身医学应主动与现代心身医学接轨以适应疾病谱的改变,为人类的健康做出更大的贡献。

[刘德桓.2003.中医心身医学研究中的问题与发展趋势.中医药学刊,21(3):379-380.]

专科诊治特色

第一节　冠心病心绞痛

　　冠心病,是因粥样硬化使冠状动脉管腔狭窄甚至闭塞,影响冠状动脉循环的一种心脏病。心绞痛则是因心肌暂时的缺血、缺氧引起的以发作性胸痛为主要表现的一组临床综合征。中医虽没有冠心病这一病名,但可将其归属于"真心痛""胸痹""胸痹心痛""心悸""怔忡"等范畴。近些年来,西医在冠心病的诊治方面取得了较快的进展,但仍有不少盲点、不足之处。而发挥中医药之优势,可显著提高冠心病之治疗效果,提高冠心病患者的生活质量。

一、临床特点

　　1. 胸闷　主要表现为胸中气憋短气,或有紧束感、窒息感,常伴有呼吸迫促、心悸怔忡等症。

　　2. 心痛　典型的心绞痛发生在胸骨或其邻近部位,疼痛可为闷痛、刺痛、绞痛、灼痛等,多在3～5分钟内缓解;常伴肢冷汗出,精神萎靡或烦躁不安,有濒死感。

　　上述两症常相兼出现,一般胸闷轻者,常无明显心痛;而心痛者则大多兼有胸闷。

二、发病特点

　　突然发病,时作时止,反复发作。

三、冠心病心绞痛的易患因素与病因病机

　　冠心病患者大多以胸中憋闷、心前区疼痛、动则气短为主要症状,同时兼有心悸、眩晕、肢麻、疲乏等不适,其病位在心,与肝、肾、脾诸脏的盛衰相关。中医学认为心为五脏之首,《素问·灵兰秘典论》称心为"君主之官",并具有"主血脉"的重要生理功能。心气的盛衰,与心脏搏动的强弱、节律以及气血的运行等

皆密切相关。冠心病心绞痛患者以中、老年为多见,男性多于女性,脑力劳动者多发。

1. **年老体弱,心肾亏虚** 《素问·阴阳应象大论》有云"年至四十,阴气自半而起居衰矣",《灵枢·本神》篇谓"阴虚则无气"。中年以后,肾气渐虚。因肾为先天之本,肾虚可致其他脏腑也出现衰退,导致脏腑功能失调。肾阳虚衰无以温煦脾阳,而使脾运化无权,营血虚少,脉道不充,血液运行不畅,以致心失所养,心阳不振,心气不足,血脉失于温运,痹阻不畅;或心肾阳虚,阴寒痰饮乘踞阳位,阻滞心脉,而发本病。肾阴虚不能滋养五脏之阴,肾水不能上济于心,使心阴不足,心火燔炽下汲肾水,则阴伤气耗,心脉失于充养而运行滞涩,或阴虚火旺,灼津为痰,痰瘀痹阻,皆致胸阳不运,心脉阻滞,而发为胸痹心痛。

2. **劳作过度,耗伤气血** 中年之后,脏腑功能开始衰退,加之忧愁思虑过度则伤心,房劳过度则伤肾,过度劳作则伤气。故往往造成心肾不足,气血虚少。在此基础上,或感于寒,或生于气,或有痰浊瘀阻,往往可发生心脉失养、气血瘀阻之胸痹心痛。

3. **饮食不节,痰瘀内阻** 若五味偏食,或嗜食肥甘厚味、酒烟辛香之品,不仅可以直接损及心脏,日久尚可损伤脾胃,脾失健运,聚生痰湿;湿郁化热,热耗津液,熬液成痰;痰阻脉络,上犯心胸清旷之区,清阳不振,气机不畅,心脉痹阻,或痰阻脉络,气滞血瘀,胸阳失展而成心痛;此外,过度的体力劳动或脑力劳动皆可耗伤元气,以致心气亏虚,运血无力,心脉失养,也可导致本病。

4. **七情内伤,心肝气郁** 人若忧思恼怒,可致心肝之气郁滞,气机不利,血脉运行不畅,胸阳不振,肝失条达,疏泄失常,发为胸痛。或长期伏案,喜静少动,使脾失健运,痰湿内生,痰阻脉络,气血运行受阻,致使气滞痰阻,气结血凝,心脉挛急而发生胸痛,或气滞血瘀,或因脏腑亏损,元气亏虚,气虚推动血液无力,血液停留而瘀滞不行,均可发生瘀血而生本病。可见肝郁气滞与心绞痛的发生、发展、转归密切相关。

5. **寒暑犯心,脉络瘀阻** 素体阳虚,胸阳不振,阴寒之邪乘虚侵袭,寒伤心脉,致血行不畅,胸阳失展,心脉痹阻,则不通则痛。或因酷暑炎热,犯于心君,耗伤心气,亦致血脉运行失畅而心痛。故病者常于气候突变,特别是遇寒冷刺激,则易猝然发生本病。

以上这些因素,在病理上共同形成了一个正气虚于内、痰瘀阻于中的正虚邪实病机。正虚(心气虚和心阴虚)是本病的内因——为本,痰与瘀是本病继续发展的因素——为标。前者属虚,后者属实,说明冠心病是一个本虚标实之证,而气虚、阴虚、痰浊、气滞、血瘀却构成了冠心病病机的5个主要环节。气虚是冠心病的病机共性之一,常在心气、心阳、心血、心阴不足或肝、脾、肾失调的基础上,兼夹痰浊、气滞、血瘀、寒凝等病变,产生不通则痛或不荣则痛的表现。

四、治疗思路与方法

（一）中医证候分类及治疗

1. 寒凝心脉

主症：猝然胸痛如绞，感寒痛甚，胸闷气短，心悸喘息，甚者胸痛彻背，面色苍白，四肢厥冷，冷汗自出，舌淡苔白，脉沉迟。

治法：宣痹温阳，散寒止痛。

方药：温阳通脉汤（经验方）。熟附子12 g（先煎），炙甘草10 g，干姜10 g，葱白9根，桂枝12 g，丹参15 g，川芎10 g，鹿角霜10 g。水煎服，每日1剂，分2次温服。

方解：本方由通脉四逆汤与桂枝甘草汤配合补肾、活血药加味而成，方中熟附子味辛甘而性热，"秉性纯阳，上能助心阳，中能温脾阳，下能补肾阳，为补火助阳、回阳救逆之要药"；干姜为温暖脾胃之主药，温中散寒，温心通脉；桂枝温经通脉，助阳化气；炙甘草补中益气；鹿角霜温肾助阳；葱白宣通上下阳气；丹参、川芎行气活血。全方在温补心阳的同时，兼以温补肾阳、脾阳之品，助心阳以治本，并配以行气活血之药。诸药合用，具有振奋心阳、温通经脉之功。

2. 痰浊痹阻

主症：胸闷如窒而痛，或痛引肩背、气短喘促，心悸、心慌或脘腹痞满、口黏乏味、恶心呕吐，肢体沉重，形体肥胖，痰多，苔浊腻或黄，脉滑数。

治法：化痰泄浊，通阳宽胸。

方药：化痰通脉汤（经验方）。瓜蒌12 g，薤白15 g，法半夏12 g，陈皮10 g，茯苓15 g，浙贝母6 g，胆南星12 g，远志6 g，桂枝6 g，莱菔子15 g。

方解：痰浊是心病的主要病因，痰浊内生，阻滞心脉，胸阳不振，可发为胸痹。从现代医学诠释，主要是由于人们的膳食结构和生活方式发生巨大变化，三高饮食（高蛋白、高脂肪、高糖）及纤维素、矿物质摄入过少，运动量减少，导致体内脂肪堆积、脂质紊乱、血液变稠，从而损伤血管内皮细胞，使内膜增厚硬化，冠脉管径变窄，甚至堵塞而诱发诸多疾病。本方由瓜蒌薤白半夏汤合温胆汤化裁而成，其中瓜蒌、薤白、法半夏通阳散结，祛痰宽胸；陈皮、茯苓理气化痰，降逆和中。配浙贝母、胆南星以加强清热化痰之功，远志化痰宁心，桂枝温经通脉，莱菔子消食化滞。诸药合用，心胃同治，可达和胃化痰通脉之功。

3. 心脉瘀阻

主症：心胸剧痛，如刺如绞，痛处固定，入夜尤甚，心悸不宁，唇甲青紫，舌暗红或有瘀斑，脉涩。

治法：活血化瘀，通脉止痛。

方药：活血通脉汤（经验方）。当归10 g，桃仁10 g，红花6 g，水蛭3 g，枳壳12 g，薤白10 g，生白芍15 g，柴胡12 g，川芎10 g，怀牛膝12 g，延胡索15 g。

方解：本方由血府逐瘀汤化裁而成，方中桃仁、红花、当归、川芎活血化瘀，加生白芍养血而柔肝，缓急而止痛，防瘀化而正伤；柴胡、枳壳、延胡索疏肝理气止痛，加薤白通阳散结，行气导滞，怀牛膝引瘀血下行而通利血脉。诸药相合，构成活血通脉之剂。本方以活血化瘀为主，行气养血为辅，活血而不伤正，行气以助血行，可活血化瘀，使血活气行，瘀化瘀消则脉亦通，诸证自愈。

4. 气阴两虚

主症：胸闷隐痛，时发时止，心悸气短，倦怠懒言，面色少华，头晕目眩，遇劳则甚，舌偏红或有齿印，脉细数或结代。

治法：益气养阴，通脉止痛。

方药：生脉养心汤（经验方）加减。党参15 g，黄芪15 g，麦冬15 g，五味子10 g，炙甘草10 g，桂枝6 g，泽兰12 g，三七粉3 g（冲服），仙鹤草15 g，丹参15 g，酸枣仁15 g。每日1剂，水煎服。

方解：主治心之气阴两虚、元气耗伤、体虚病实、心血瘀阻之证，用于各种病因导致的心律失常、心功能不全等症。本方由生脉散加味而成，方中以黄芪、党参益气为主，二药同用有较强的补中益气作用。黄芪味甘，微温，有健脾补中、益卫固表之功，对于治疗心病中主要病机为心阳心气不足，以及由其不足导致的血瘀、水肿者有显著作用。党参为补气健脾之要药，能补气健脾，养血生津，且功效迅速；现代医学研究，其所含皂苷、菊糖、微量生物碱、淀粉等对人体多脏器有不同程度的强壮作用，能提高人体的适应性。而麦冬、五味子与党参为生脉饮组方，合酸枣仁养心、安神、敛汗，补心气而养阴；桂枝、炙甘草助心阳，温经脉，使阴阳相济。泽兰、丹参均可行气化瘀，且泽兰能活血、行水消肿，善于利血中之水；丹参合三七粉还有补血之功，可养血化瘀。仙鹤草有补虚、强壮的作用，配合党参补气养血。诸药合用，共奏益气生脉、养心活血之功。

5. 心肾阴虚

主症：胸闷胸痛，心悸盗汗，心烦不寐，腰膝酸软，眩晕耳聋，大便秘结，舌红少苔或无苔，脉象细数。

治法：滋阴补肾，和络止痛。

方药：左归饮合天王补心丹加减。熟地黄15 g，山茱萸12 g，山药15 g，枸杞子15 g，黄芩10 g，柴胡10 g，当归10 g，麦冬15 g，天冬15 g，酸枣仁15 g，柏子仁12 g，丹参15 g，三七粉3 g（冲服），酒大黄3 g。每日1剂，水煎服。

方解：方中熟地黄滋肾养阴，山茱萸、枸杞子益精敛汗，山药健脾益肾，天冬、麦冬清心养阴，当归、丹参、三七补血活血止痛；酸枣仁、柏子仁养心安神。诸药合用，共奏滋阴补肾、养心安神、和络止痛之效。

6. 心阳不振

主症：心胸疼痛，心慌心悸，怵惕不安，气短气促，形寒肢冷，面色苍白，或见唇甲青紫,舌淡苔白,脉沉微或迟缓无力。

治法:补气助阳,温通心脉。

方药:参附龙牡汤加减。高丽参20 g,制附子30 g(先煎),桂枝15 g,炙甘草10 g,益智仁15 g,龙骨30 g(先煎),牡蛎30 g(先煎),干姜15 g,熟地黄15 g,山茱萸20 g,茯苓15 g,丹参15 g。

方解:方中高丽参甘温入脾,补中益气,气旺则阳复;桂枝、制附子性辛热,助命门以温阳化气;干姜大辛大热,温中祛寒,扶阳抑阴;熟地黄、山茱萸滋阴补肾,填精益髓;茯苓利湿宁心;丹参活血行气,疏通血脉;龙骨、牡蛎潜镇浮越之虚阳。全方温补心肾之阳,引火归原,即所谓"益火之源以消阴翳",使心肾得养,阳气充盈,里寒湿浊尽去,血脉宣通,则诸症可愈。

（二）随症加味,利于增效

疼痛——三七、蚕沙、徐长卿、琥珀、刘寄奴。

憋闷——葛根、生黄芪、槲寄生、生薏苡仁、丹参。

心悸——川芎、石韦、苦参、羌活、黄连、麦冬。

浮肿——泽泻、葶苈子、白花蛇舌草、车前草、生薏苡仁。

痰盛——海藻、生龙骨、生牡蛎、海蛤壳、天竺黄、胆南星。

纳呆——连翘、木香、砂仁、芦根、生内金。

失眠——炒枣仁、夜交藤、生龙骨、云苓、合欢皮。

（三）常用的中成药

1. 复方丹参滴丸　由丹参、冰片等组成,可活血化瘀,适用于血瘀心脉心痛。每日3次,每次10粒。

2. 麝香保心丸　由麝香、蟾酥、人参等组成。每次含服或吞服1~2粒,适用于心气虚弱,心脉不通之心痛。

3. 补心气口服液　由黄芪、人参、石菖蒲等组成。每日3次,每次服1支,适用于心气虚弱,心脉不通之心痛。

4. 滋心阴口服液　由沙参、黄精、锁阳等组成。每日3次,每次服1支,适用于心阴虚弱,心脉不通之心痛。

5. 诺迪康胶囊　由红景天等组成,每日3次,每次4~6粒。

6. 速效救心丸　由川芎、冰片等组成。

7. 冠心苏合香丸　由苏合香、冰片、木香、檀香等组成,适用于寒凝心脉心痛。每次1~2丸,每日3次。

8. 苏冰滴丸　由苏合香、冰片等组成。每次1~4丸,适用于寒凝心脉之心痛。

9. 通心络胶囊　由水蛭、地鳖虫等组成。每日3次,每次3丸。适用于血瘀心脉心痛。

10. 心宝丸　由洋金花、肉桂、人参等组成。每日3次,每次3丸,适用于血瘀心脉心痛。

（四）注射剂

1. 川芎嗪注射液　每次40～120 mg加入5%葡萄糖注射液250 mL中静脉滴注。适用于血瘀心脉。

2. 复方丹参注射液　每次10～20 mg加入5%葡萄糖注射液500 mL静脉滴注，每日1～2次。适用于血瘀心脉。

3. 注射用丹参酚　每次2～4 mL肌内注射或10～20 mg加入10%葡萄糖注射液500 mL静脉滴注，每日1～2次。适用于血瘀心脉。

4. 冠心宁注射液　每次10～20 mg加入5%葡萄糖注射液250 mL中静脉滴注。适用于血瘀心脉。

五、临床心悟

（一）重视冠心病中医易患因素的防控

经过系统调查研究及临证经验表明，冠心病的中医易患因素有以下几方面。

1. 心虚　主要为心之阳气不足，鼓动乏力，则血流不畅，凝而为瘀，心脉不通而为病。心虚者，左心功能有不同程度的减弱。

2. 气虚　过劳伤气或后天失养，导致气虚，无力推动血行，则血流缓慢，心脉瘀阻而发胸痹。

3. 气滞　引起气滞的因素很多，以情志太过为主，导致气机失畅，血行受阻，心脉不利而发病。

4. 血瘀　由于体内血行不畅，心脉受阻，不通而痛，病发胸痹。血瘀者多有微循环障碍，血液黏度增高，血小板黏附性、聚集性增强，血脂增高等变化，易促成冠状动脉粥样硬化。

5. 衰老　本病多发于老年人，因肾气渐亏，脏腑功能日趋衰减，而生痰浊、瘀血，阻塞心脉，不通而痛作矣。现代医学也认为，人体进入老年前期以后，细胞的核酸和蛋白质交联现象增多，心脏、血管功能减退。此外，衰老与性激素的衰退也有关。这些因素均致脂质代谢紊乱，促发冠心病。

上述易患因素对本病的诊断及防治十分有益。

（二）注重相类病证的鉴别

1. 胃脘痛　胃脘痛多在胸腹之间，岐骨之下当胃之处，其疼痛受饮食影响直接而明显，并常伴有恶心呕吐、吞酸腹胀、大便不调等症，胃脘痛甚者虽可掣及肩背部，但一般不向左手臂扩散。而心痛则多兼有胸闷，心悸短气，痛甚常向左前臂放射。

2. 胸痞、胸痛　胸痞即胸中痞闷。胸痛在岐骨之上，且范围广泛，常胀痛或隐痛，其痛往往持续不解。其病在肺者，常伴有明显咳嗽、气喘、咳血等肺系症状；病在肝者则痛及两胁,多兼有情志不畅、善太息等明显肝郁症状。而胸痹心痛部位往往较局限,且疼痛时间短暂,常在3～5分钟内缓解,并伴心悸、怔忡等症状。

3. 结胸　结胸主要表现为心下至少腹痞满疼痛,拒按或按之痛甚,并伴有大便秘结、口舌干燥等症。而心痛则不按自痛,范围局限。

(三)把握辨证论治要点

1. **掌握病程与病机的演变规律**　《素问·标本病传论》曰:"病有标本……知标本者,万举万当。"尽管心绞痛的发生、发展和变化是复杂的,证型是相互转换,症状是变化多端的,但还是有规律可循的。临证之时,只要结合主症、兼证,参照舌脉,分析病理,寻求病因,从而分清缓急、标本,从中寻找、掌握病程与病机的演变规律,并制定恰当的治疗方法是可以获得较好的临床疗效的。

(1)胸痹心痛病变初期正虚往往不太明显,而是以邪实为主。病起于七情内伤者,以气滞心胸为主,症见胸闷短气,可偶发心痛;若恣食肥甘,形体肥胖,或气郁日久,多成痰浊瘀阻之证,此时虽以胸脘满闷、咳唾痰浊为主,但心痛亦常发作。若痰气瘀阻,血行不畅,日久遂成心血瘀痹证,此时患者以心胸疼痛为主,且发作较为频繁,并兼有舌暗或有瘀斑瘀点,脉细涩等。在心脉瘀阻的基础上,或感于寒,或因劳累,心阳益损,则可发生寒凝心脉证,此为标实之重证。上证若调治得当,证情可逐渐好转,若失治、误治,由实转虚,常发生心阳暴脱证。

(2)病变中、后期以虚证为主,兼夹痰瘀为患。其虚一是由久病失养,脏气亏虚而得;二是由实证转化而成,两者演化规律不尽相同。

1)由实变虚者,就气阳而论,往往先见气虚,后成阳虚;就阴血而言,是先有血虚,再及阴精;从五脏而论,一般是由心及脾,再到肝肾。其中病在心肺者较轻,病及肝肾者往往难以痊愈。

2)由久病失养,他脏先病而后及于心者,则以脾病及心或肝肾阴虚及心较为常见。其发病先后,取决于原病之脏,而无一定规律可循。

(3)上述病证虽分虚实两端,但胸痹心痛一旦形成,则实中兼虚,虚中夹实,而由实变虚或因虚致实又是一个渐进缓变过程。因此,辨该病之虚实多少,在阴在阳,病涉何脏,至关重要。

2. **详审病程,法随证转**　疾病的发生、发展是一个动态过程而不是一成不变的,病程的长短也常以阶段性加以区分,疾病的阶段性不仅能反映出病程的长短,病情的轻重,病势的进退,而且还能揭示病机的转化和疾病的预后。冠心病心绞痛是随着时间迁移而病机不断发展的,还会因治疗方案不同而引起病情的变化。所以,治疗方法也应随着病程长短和证候的趋势而作相应的调整,才能紧扣病机,提高疗效。

(1)冠心病心绞痛为本虚标实之证,但在发病初期,或病程较短的患者,临床表现常以邪实为主,因此以通法为首选治法,它常用于标证紧急之时,但在标急缓解之后,即当转求治本,而祛邪之法可作为补法的辅佐。

(2)冠心病心绞痛的本质是正虚,扶正固本是其治疗的基本大法。补法和通法是治疗冠心病不可分割的两大原则。临床是采用先通后补,还是先补后通,或通补兼施,均应根据病变的各个类型,视具体情况权衡而定,切忌以补虚或祛邪之一法贯穿于治疗的始终。

3. 临证应审证求因,灵活施治

(1)平衡阴阳,调和气血:这是治疗冠心病心绞痛的基本大法,冠心病心绞痛的主要病机是正气虚于内、痰瘀阻于中的正虚邪实证。正虚主要是阴阳气血亏虚,标实为气滞、寒凝、血瘀、痰浊。正虚多是因心气、心阳、心血、心阴不足或肝、脾、肾失调导致心失所养而发病,标实常以痰浊、气滞、血瘀、寒凝使心脉痹阻而发病。临床所见,不论猝发或间断持续发作,在疾病发作期内,多以实证为主,尤以骤发为显,治疗上当以温通宣痹或豁痰祛瘀为法,以祛邪为主,扶正为次,以通为补,使邪去而正自安;若由实转虚,治疗当以扶正为要,以补为通,使正足而邪自去。临证时还应做到补虚勿忘祛实,祛实勿忘本虚,权衡标本虚实之多少,确定补泻法度之适度,以达到平衡阴阳、调和气血的防治目的。

(2)温煦心阳,通脉止痛:经云“血气者,喜温而恶寒,寒则血凝而不流,温则消而去之”。心绞痛的主要病机是心脏阳气不通,不通的主要原因在于“阴寒凝滞”,其治疗关键在于通,通的前提在于温,治疗心绞痛非温不通。方可用自拟温阳通脉汤,药用熟附子12g(先煎),炙甘草10g,干姜10g,葱白9根,桂枝12g,丹参15g,川芎10g,鹿角霜10g。每日1剂,水煎服。

(3)补虚重通阳,首推姜桂附:冠心病是本虚标实证,病机主要是心脏阳气虚,阴寒凝滞,心脉不通。因此,温煦心阳、通脉止痛为治疗心绞痛之第一要务,诚如《黄帝内经》所云“血气者,喜温而恶寒,寒则血凝而不流,温则消而去之”,附子、桂枝、干姜之属作为温通阳气之品,当为首选。附子味辛甘而性热,“秉性纯阳,上能助心阳,中能温脾阳,下能补肾阳,为补火助阳,回阳救逆之要药”。干姜为温暖脾胃之主药,温中散寒,温心通脉。桂枝辛甘,气温,入心经,具纯阳之性,功能温经通阳,助阳化气,为疏通经脉之要药。三药合用,具有振奋心阳、温通经脉之功。

(4)化痰除瘀塞,喜用温胆汤:痰阻脉络,上犯心胸清旷之区,清阳不振,气机不畅,心脉痹阻,或痰阻脉络,气滞血瘀,胸阳失展而成心痛。所以化痰法可祛除瘀塞,疏通气机,恢复血脉运行通畅。温胆汤理气化痰,降逆和中;配伍瓜蒌、薤白、浙贝母、远志、胆南星之品加强化痰宁心、通阳散结、宽胸通脉之功。

(5)活血化瘀通心脉,当用活血通脉汤:瘀血阻塞、经络气血不得通畅是冠心病的重要病机,也是多种因素综合作用的必然结果。活血化瘀虽是治标之法,但也是行之有效之法。经验方活血通脉汤主要由桃仁、红花、当归、川芎、水蛭等活血化瘀药组成,再伍以生白芍、柴胡、延胡索养血而柔肝,缓急而止痛,防瘀化而正伤。

全方以活血化瘀为主,行气养血为辅,活血而不伤正,行气以助血行,可活血化瘀,使血活气行,痰化瘀消则脉亦通,诸证自愈。

(四)在辨证施治的基础上加用具有辨病治疗作用的中药,对难治性心绞痛有较好疗效

1. 具有β受体阻滞剂样作用的中药　如淫羊藿、佛手、葛根等。

2. 具有钙离子拮抗作用的中药　如防己、川芎、藁本、海金沙、桃仁、红花、赤芍、柴胡、丹参等。

3. 具有抑制血小板聚集、抗凝和扩张冠状动脉作用的中药　如川芎、丹参、红花、赤芍、牡丹皮、血竭、没药、苏木、刘寄奴、莪术、黄芪、当归、菟丝子、淫羊藿等药。

(五)顽固性心绞痛的治疗对策

1. 顽固性心绞痛属于高危险期不稳定性心绞痛　治疗效果差者常有多支冠脉严重的器质性狭窄,很容易发展为心肌梗死。对此类型患者可联合使用硝酸酯类、β受体阻滞剂、钙拮抗剂、抗血小板药及抗凝药等药物。

2. 对药物治疗无效的重症病例　应采用冠状动脉的介入治疗和旁路移植术等血运重建手术以迅速缓解症状,改善患者预后,提高冠心病患者的生活质量。

3. 充分发挥中医特色和优势　由于对冠状动脉病变严重的心肌缺血的药物治疗效果有限,而冠状动脉的介入治疗和旁路移植术均存在较高的再狭窄发生率(可高达30%~40%);而且与同强化的内科治疗对比,其远期疗效,心脏事件(急性心肌梗死或猝死)发生率并无显著差异。因而,充分发挥中医特色和优势,运用中医理论中"气血相关理论""活血化瘀理论"和"活血生肌""行气通脉""补气活血"等治则与相关方药对促进冠状动脉血管生成有着重要意义。

六、病案举例

案例1:黄某,男,53岁,干部。1982年4月1日初诊。

病史:患冠心病已4年,近日心绞痛频作,每日4~5次,每次持续3~5分钟,痛时额汗淋漓,面色苍白,胸闷气短,心慌心悸,口苦口干,夜寐不安,舌质紫暗,苔白腻,脉弦滑有力。心电图提示:Ⅱ、Ⅲ、avF、V_5、V_6导联T波低平,Ⅱ、Ⅲ、avF、V_5、V_6导联ST段呈缺血型压低。曾在外院服用益气养血、活血化瘀之类中药数10剂,症状不减。

辨证:痰热内扰,胸阳被阻,血脉瘀阻之胸痹心痛证。

处方:温胆汤加减治之。制半夏、陈皮、枳壳、黄芩各9 g,茯苓、茜草各12 g,竹茹、丹参各15 g,瓜蒌18 g,薤白6 g。

二诊:服上药9剂,心绞痛渐缓,每日仅发1~2次,仍觉胸闷、气短,舌质暗淡,苔白,脉弦滑。原方去黄芩,如橘络3 g,川贝母10 g。6剂,每日1剂。

三诊：药后，心绞痛已止。但仍有胸闷、寐差。原方加远志6 g，续服半月。

四诊：心绞痛未再发作，唯活动量骤增时稍感不适。仍守原方治疗。另嘱用川三七15 g，西洋参30 g，研末，每次服1 g，每日2次。3个月后复查心电图，ST段已回升至基线，唯 Ⅰ、Ⅴ导联T波仍低平。随访迄今，病情稳定。

按语：尤在泾说："阳痹之处，必有痰浊阻其间耳。"本案乃痰浊凝聚，胸阳不振，气机受阻，无以鼓动血脉运行而致胸闷、气短、胸痛等。故用半夏、茯苓、陈皮、瓜蒌、枳壳宽胸涤痰；薤白辛温通阳；竹茹、橘络清化痰热；丹参、茜草活血祛瘀；合而用之，有宣痹通阳，涤痰化浊，活血祛瘀，安神定志之功，故疗效甚佳。

案例2：庄某，男，75岁。2013年2月11日初诊。

病史：胸中憋闷、左侧胸痛反复发作5年余，多次于北京、上海及本省多家三级医院住院治疗，确诊为"冠心病、不稳定性心绞痛"，因拒绝放置支架手术，故上症反复发作，近1个月加重。刻诊：胸中憋闷、左侧胸痛、心慌心悸、惊惕不安、气短气促、烦躁不安、时自汗出、口干不欲饮、形寒肢冷、下肢水肿、神疲乏力，舌淡胖苔白、脉沉细、重按无力。

中医诊断：胸痹，心痛。

中医辨证：心肾阳虚，水气凌心，瘀血内阻，心脉痹阻。

治则：温通心肾之阳，引火归原，潜镇安神。

处方：参附龙牡汤加减。高丽参20 g，制附子30 g（先煎），桂枝15 g，炙甘草10 g，益智仁15 g，龙骨30 g（先煎），牡蛎30 g（先煎），干姜15 g，熟地黄15 g，山茱萸20 g，茯苓15 g，丹参15 g。

二诊：2013年2月16日。服药5日后症见胸痛减轻，烦躁和自汗消失。2月11日方加减治疗1个月，患者所有症状均基本缓解。

按语：此案乃心、肾之阳气衰竭，不能温养脏腑，里虚寒盛，心阳不振，阴盛格阳，虚阳外扰，心失所养，心神浮越而生烦躁。阳气衰竭，水气凌心，血脉痹阻，故胸闷胸痛；水湿内停，泛溢肢体则水肿，阳虚不能温养，故畏寒肢冷，神疲乏力；舌淡胖苔白、脉沉细无力均为心肾阳虚，里虚寒盛之象。故用参附龙牡汤加减治之。方中高丽参甘温入脾，补中益气，气旺则阳复；桂枝、制附子性辛热，助命门以温阳化气；干姜大辛大热，温中祛寒，扶阳抑阴；熟地黄、山茱萸滋阴补肾，填精益髓；茯苓利湿宁心；丹参活血，疏通血脉；龙骨、牡蛎潜镇浮越之虚阳。全方温补心肾之阳，引火归原，即所谓"益火之源以消阴翳"，使心肾得养，阳气充盈，里寒湿浊尽去，血脉宣通，则诸症可愈。

案例3：赵某，女，51岁。2002年12月3日初诊。

病史：确诊为"冠心病"7年余，间断服药治疗。1个月前，因搬家，汗出受风，出现鼻塞、身痛、心悸等症，自服"扑感敏"（复方对乙酰氨基酚片）"先锋6号"（头孢拉定）等药，身痛缓解，但心悸日益加重，伴多汗、胸闷、气短乏力、食欲差。即就诊于某院,经该院按冠心病常规治疗,未见疗效,反日益加重。诊时神疲倦怠,面色苍白,头晕头重,胸中闷塞,心悸不宁,下肢浮肿,小便短少,喜暖恶寒,舌淡红,苔薄白,脉沉细无力。

中医诊断:胸痹,心痛。

中医辨证:发汗过甚,心肾阳虚,水寒泛滥,上凌于心。

治则:温补肾阳,化气利水。

处方:温阳通脉汤(经验方)。熟附子12 g(先煎),炙甘草10 g,干姜10 g,茯苓30 g,桂枝12 g,丹参15 g,生白芍15 g,白术15 g,鹿角霜10 g。1剂3煎,每日3服。

服药3剂,其症大减;续服4剂而诸症基本消失。嘱其原方间日服1剂,1个月后复诊已康复如常人。

按语:本例乃外感风寒,发汗过甚,心阳随汗而泄,心阳上虚,肾水下寒不能制水,水气欲上凌心而出现诸多症状。故用附子、桂枝辛热以壮肾阳,使水有所主;白术燥湿健脾,使水有所制;茯苓淡渗利水,重用之以助白术健脾益中,是于制水中有利水之用;白芍既可敛阴和营,又可制附、桂刚燥之性;甘草炙用补中益气;加用鹿角霜温肾助阳;丹参行气活血。诸药合用,具有振奋心阳、温通经脉之功。

案例4:章某,男,69岁。2008年7月11日初诊。

病史:确诊为"冠心病"已15年,每逢劳累心绞痛便发作,服用"消心痛""复方丹参滴丸""速效救心丹"等药可缓解。近3周来稍劳即发作心绞痛,疼痛次数频繁,每次疼痛时间3~5分钟,伴心悸、气短、周身乏力、少寐多梦,舌淡暗,脉沉细弱。心电图示:Ⅱ、Ⅲ、avF、V_3~V_6导联ST段下移。冠状造影示:二支病变、狭窄45%~68%。西医诊断冠心病(不稳定型心绞痛),给予口服氯吡格雷、阿托伐他汀钙、硝酸异山梨酯等治疗1周,除心绞痛次数略减少外,余症未减。转中医治疗。

西医诊断:冠心病(不稳定型心绞痛)。

中医诊断:胸痹,心痛。

中医辨证:气虚血瘀,心神失养。

治则:补益心气,活血通痹,宁心安神。

处方:养心通脉汤(经验方)加减。党参30 g,黄芪30 g,麦冬15 g,五味子6 g,炙甘草10 g,桂枝10 g,泽兰12 g,三七粉3 g(另冲),仙鹤草15 g,丹参15 g,酸枣仁15 g。水煎取汁300 mL,每日2次,早晚分服。

二诊:2008年7月22日,服7月11日方10剂后,诸症明显好转,但心绞痛仍时作,伴倦怠气短,7月11日方去泽兰,加延胡索、川芎各15 g。再服10剂,水煎取汁300 mL,每日2次,早晚分服。

三诊:2008年8月2日,心绞痛明显减轻,但少寐多梦,仍时感胸闷、乏力气短。7月22日方去延胡索,加巴戟天15 g。

又服14剂后,所有的症状基本消失,舌淡暗红,脉和缓。改用益气复脉胶囊,每日3次,每次3粒以善其后,患者病情稳定,至今未复发。

按语:此例乃心气亏虚,血脉运行不畅,瘀血内阻,脉络不通,不通则痛,故见心绞痛频发,遇劳尤甚;气虚血瘀,心神不安,故见心悸、气短、周身乏力、少寐多梦诸症。故用黄芪、党参补中益气为主,二药同用有较强的益气作用。黄芪味甘,微温,有健脾补中,益卫固表之功,对于治疗心病中主要病机为心阳心气不足导致的血瘀、水肿有显著作用。党参为补气健脾之要药,能补气健脾,养血生津,且功效迅速;麦冬、五味子合酸枣仁养心、安神、敛汗,补心气而养阴;桂枝、甘草助心阳,温经脉,使阴阳相济。泽兰、丹参均可行气化瘀,且泽兰能活血行水消肿,善于利血中之水;丹参合三七粉还有补血之功,可养血化瘀。仙鹤草有补虚、强壮的作用,配合党参补气养血。诸药合用,共奏益气生脉、养心活血之功。

案例5:王某,男,65岁。2011年8月28日初诊。

病史:反复出现胸骨后稍偏左处间歇性疼痛8年,经福建医科大学附属一院、附属二院和泉州第一医院、厦门中山医院等多家医院确诊为"冠心病心绞痛"。虽经长期服药,但疗效欠佳。先前逢劳累后便发作,休息后可自行缓解。自2006年冬季以来心前区疼痛每日均发作,每次疼痛时间为3~15分钟,曾多次住院治疗。患者拒绝做心脏支架植入术,于症状缓解后出院,现仍口服"消心痛""单硝酸异山梨酯""万爽力"(盐酸曲美他嗪)"美托洛尔""拜阿司匹林""立普妥"等西药。因症状未缓解,故来诊。诊时心绞痛每日均发,劳累或活动后尤甚。伴胸中憋闷,喜太息,心悸燥热,口苦口干,纳差腹胀,失眠多梦,大便秘结。舌质暗红,舌苔黄微浊,脉沉弦。

诊断:冠心病心绞痛。

中医辨证:气阴两虚,痰瘀内阻,心脉不通,胸阳不振。

治则:以清热化痰,活血通脉,宣痹止痛治其标,再缓补心之气阴。

处方:化痰通脉汤(经验方)加减。远志6 g,胆南星10 g,陈皮10 g,葛根15 g,丹参15 g,当归10 g,赤芍15 g,丹皮12 g,全瓜蒌15 g,薤白15 g,酒大黄3 g,莱菔子10 g。4剂,每日1剂,水煎服。

二诊:2011年9月1日,药后心绞痛发作次数和疼痛程度明显减轻,大便通畅。仍感胸闷憋气,心悸,心烦,夜寐欠佳。8月28日方去莱菔子,加降真香6 g,继服5剂,并嘱逐步停减消心痛、单硝酸异山梨酯等西药。

三诊:2011年9月8日,心绞痛未再发作,心悸、心烦已罢,胸闷也明显减轻,活动后仍感心慌、气短、夜寐欠佳。舌红暗,脉弦细。药已获效,9月1日方加减。处方:竹茹15 g,葛根15 g,丹参15 g,川芎10 g,赤芍15 g,柏子仁20 g,薤白15 g,党参10 g,麦冬10 g,五味子10 g,仙鹤草15 g。水煎服。

四诊:2011年9月14日,心绞痛未再发作,夜寐转佳,病情趋于稳定,但劳累后仍有胸闷,心悸,乏力。单硝酸异山梨酯每日服用1/4片。9月8日方去竹茹、薤白,加生黄芪20 g,熟地15 g。2日服1剂,连服15剂,症状平稳。

按语: 冠心病心绞痛属本虚标实之证,本案例患者体质本虚,心脏气血阴阳不足,加之过劳和嗜食肥甘厚味、酒烟辛香之品,损伤脾胃,脾失健运,聚生痰湿;湿郁化热,热耗津液,熬液成痰。痰阻脉络,上犯心胸清旷之区,清阳不振,气机不畅,气滞血瘀,胸阳失展,心脉痹阻,不通则痛,故心痛发作频繁。伴心悸燥热,口苦口干,失眠、便秘等瘀热内扰之象。本着急则治其标的原则,先用自拟化痰通脉汤以活血化痰,宣痹止痛。方中以远志豁痰定志,葛根通络化瘀共为君药;当归、丹参活血养血为臣;胆南星、陈皮、全瓜蒌、薤白、莱菔子、酒大黄清热化痰,宽胸通腑,赤芍、丹参、丹皮养血和营,通督脉,息肝风共为佐药,生脉散加仙鹤草以益气生津以固本。治疗半个月,心绞痛基本控制,则掺入生黄芪、熟地黄、柏子仁等益气养阴安神之药标本同治。故在应用活血化瘀法治疗冠心病时应以辨证为主,顾护人体正气,以免犯虚虚之戒。

第二节　糖尿病冠心病

目前糖尿病的发病率逐年增高,欧洲糖尿病发病率现为7.8%(4 840万人),预计到2025年,其发病率将达到9.1%(5 860万人)。据WHO估计,我国糖尿病患者约为1.5亿,其中近1亿人是未被诊断的患者。众所周知,糖尿病患者会发生诸多并发症,如心血管疾病、肾脏疾病、眼底病变、神经系统疾病等,每年都有许多患者因发生上述并发症而入院接受治疗,其中因心血管系统并发症入院治疗的患者比例是最高的。

糖尿病与心血管疾病的发生关系密切,Niskanen等的一项研究表明,糖尿病患者发生心血管病的危险约为非糖尿病患者的5倍(男性OR = 5.0,女性OR = 5.2),这些患者因心血管疾病死亡的危险更大。Bannlk等在欧洲25个国家完成的近5 000人的调查结果显示,在所有冠心病患者中71%有血糖调节异常,其中仅31%为已知的糖尿病患者,12%为新发糖尿病患者,25%为糖耐量减低,3%为空腹血糖受损者。血糖调节异常越严重,心血管病患者的生存率就越低。

2005年6月1日~8月31日,由胡大一和潘长玉等教授牵头在我国7个城市52家医院进行了中国冠心病患者糖代谢状况调查。该研究共计有3 513例患慢性稳定型心绞痛、陈旧性心肌梗死和急性冠脉综合征(不包括心律失常或心力衰竭)的患者,对这些患者糖代谢状况进行的分析结果显示,在所有参试患者中,高血糖人群的比率约为80%,其中糖尿病占52.9%(1 859例:既往已确诊病例1 153例,调查期间新确诊病例706例),糖调节受损的患者为26.36%(926例,除1例外均为新确诊病例）。以上结果提示：① 与未患糖尿病的人群相比，男性糖尿病患者发生心血管病的危险增加2～3倍，女性糖尿病患者危险增加3～5倍。（Ⅰ，A）② 代谢紊乱的女性患者因心血管病导致的患病率和病死率均较高，需对这类患者格外关注。（Ⅱa，B）③ 在判断日后心血管病发病危险时，糖耐量测定结果的意义优于空腹血糖。即便空腹血糖水平正常，如果餐后血糖升高，同样表明日后患心血管病的危险增加。（Ⅰ，A）④ 加强餐后血糖的控制有助于降低心血管病发生危险及相关病死率。（Ⅱb，C）⑤ 高血糖与脑血管疾病发病间的相关呈连续性。（Ⅰ，A）

糖尿病心脏病主要有糖尿病冠心病、糖尿病心肌病、糖尿病心脏神经病变等，下面仅就糖尿病性冠心病的中医辨治思路加以讨论。

一、中医学对糖尿病冠心病的认识

糖尿病冠心病按其临床表现相当于中医学"心悸""胸痹""胸痛""心痛""厥心痛""真心痛"等范畴。心主血脉，心阳鼓动营血在脉管中周流不已。若心阳不振，阳微阴弦，阳气不能推动血液运行，或心气不足，或浊阴弥漫胸中，日久心脉痹阻，瘀血凝滞而发病。其病因病机有如下几种。

1. 阴虚燥热　本病系因素体阴虚，心肺不足，或外感燥火，内伤七情，燥火移于心肺，而致燥火伤肺。

2. 痰浊闭阻　当肺失治节、脾不健运、肾不蒸腾、三焦失于气化的病理状态下，水谷精微不能生化输布而聚集酿痰。

3. 瘀血阻滞　血瘀为血脉运行不畅，血液凝聚。瘀血的发生与心、肝、脾三脏关系密切，心主血，肝藏血，脾统血。久病心、肝、脾病变是导致血瘀的重要原因。

4. 心脉瘀阻　以气滞血瘀、寒凝血瘀、阴虚血瘀、气虚血瘀为主要因素。

总之，本病形成机制较复杂，阴血亏虚、血脉瘀阻是其病理基础，同时与阳虚、燥热、痰热、湿热密切相关。

二、糖尿病冠心病的易发因素

高血糖，高血脂，高血压，胰岛素抵抗，微量白蛋白尿，血液成分及血液动力学改变，糖尿病患者因血管内皮损伤，凝血因子升高具有高凝和血瘀倾向，心理社会因素，高尿酸，尿素氮等。更应引起重视的是患者多在糖尿病确诊前，已有半数患有心脏病。

三、糖尿病冠心病的临床特点

冠心病系指冠状动脉粥样硬化，血管腔狭窄或闭塞导致心肌缺血、缺氧而引起的心脏病变。与冠状动脉功能性改变（痉挛），统称为冠状动脉性心脏病，又称为缺血性心脏病，是糖尿病最常见的并发症。

1. 糖尿病冠心病的发病特点

（1）发病年龄提前：2型糖尿病平均年龄34岁者即可有明显冠心病；无症状糖尿病平均年龄49岁患者半数以上运动试验和（或）铊闪烁心肌显像证明有冠心病。

（2）无痛性：糖尿病患者由于并发自主神经病变，痛阈下降，有30%～50%的冠心病患者缺乏典型心绞痛，使无痛性心梗发病率增高，占35.5%，显著高于非糖尿病者的17.6%。

（3）病死率高：糖尿病并发心肌梗死时，梗死面积大，易发生严重心功能不全、心源性休克、心脏破裂和严重的心律紊乱。据报道糖尿病并发心肌梗死的病死率为27%，显著高于非糖尿病者的17%。糖尿病冠心病的病死率为非糖尿病的2倍，心肌梗死再发生率为2倍。心功能不全发生率为4倍。

2. 糖尿病冠心病的病理特点　糖尿病冠心病患者的冠状动脉呈多支且为全壁性粥样硬化，不同于非糖尿病患者冠状动脉呈斑块或线条状，狭窄程度也较严重，冠状动脉广泛闭塞。

3. 糖尿病冠心病临床特点　有47%的患者缺乏典型心绞痛症状，作负荷试验（运动试验）、心电图有ST-T改变，称隐匿性冠心病。有四分之一心肌梗死患者无明确冠心病史。

四、糖尿病冠心病中医证治思路

糖尿病冠心病的中医证候常表现出本虚标实、虚实夹杂的特点。本虚以阴虚为病理基础，发病过程中多出现津伤血燥的证候，如咽干口燥、眼干头晕、心悸少寐、苔干少津、脉细等；亦可出现气阴两虚为病理特征的临床症状，如气短、乏力、倦怠、舌体胖大边有齿痕，苔薄或少苔，脉细等。后期出现阴阳两虚，多见自汗、盗汗、畏风恶热、面㿠白无华、唇舌淡紫、苔薄少津等。标实指脏腑功能紊乱，精微的敷布、津液的布散、气血的循环功能障碍，导致津凝液聚、气机壅滞、血瘀阻络，形成脏腑郁热、痰壅湿盛、瘀阻心络等邪毒为患。临床多见胸闷憋胀、气短、不能平卧、肥胖身重、头晕倦怠、脘痞呕恶，心烦不寐，小便短赤、大便秘结，或溏黏不畅，舌质紫暗尖红苔黄腻，脉弦滑数，或细数，或结，或代。

（一）中医证候分类

1. 心肾阴虚，痰热瘀阻证　胸闷隐痛，气短，不能平卧，心悸盗汗，心烦不寐，头晕，腰膝酸软，脘腹痞满，小便短赤，大便溏臭不畅，舌质红紫暗，苔黄腻，脉沉细数。

2. 气阴两虚，痰瘀阻络证　胸闷隐痛，时作时止，心悸，气短，咽干口燥，失眠多梦，小便短赤，大便秘结，舌质红边紫暗，舌苔薄白或苔少，脉细数，或弦细。

3. 阴虚肝亢，湿热困脾证　口苦咽干，头晕耳鸣，胸闷如窒，气短，心悸，恶心脘痞,身重倦怠,小便黄赤,大便不爽。舌质红边紫暗,苔黄厚腻,脉弦滑数。

4. 痰盛气滞,瘀阻心络证　形体肥胖,胸闷如窒,胸痛时作时止,喘促气短,不能平卧,脘痞纳差,倦怠乏力。舌质红紫暗,苔黄厚腻,脉弦滑。

5. 阴阳两虚,瘀阻水停证　胸痛时作,心悸,气短,神疲畏寒,肢体浮肿,咽干口燥,不思饮水,尿多浊沫,大便溏稀,舌质淡紫暗,苔白,脉沉细无力。

(二)中医治法及方药

1. 心肾阴虚,痰热瘀阻证　治宜滋阴清热,涤痰化瘀,方选大补阴丸合温胆汤加减。药用生地、龟板、知母滋阴培源,壮水制火;黄柏、黄连泻火清心,滋阴除烦;两组药配伍以获培本清源、水火互济之功;辅用陈皮、竹茹、茯苓、全瓜蒌、薤白、姜半夏开胸涤痰,行气散结;丹参、三七化瘀止痛;炒枣仁安神宁心。

2. 气阴两虚,痰瘀阻络证　治宜益气滋阴,祛痰化瘀,方选麦门冬汤合瓜蒌薤白半夏汤化裁。药用麦冬、天花粉滋阴生津;西洋参、黄芪补气益脾;全瓜蒌、薤白、姜半夏开胸宣痹,祛痰散结;丹参、桃仁、三七化瘀通络;远志、炒枣仁宁心安神。

3. 阴虚肝亢,湿热困脾证　治宜滋阴平肝,清热化湿,方选知柏地黄汤合小陷胸汤化裁。药用生地、白芍滋阴养血;钩藤、石决明平肝息风;黄柏、知母、白豆蔻、半夏、全瓜蒌、薤白清热化湿,涤痰开结;丹参、三七化瘀通络。

4. 痰盛气滞,瘀阻心络证　治宜疏肝畅中,涤痰化瘀,方选大柴胡汤合金水六君煎化裁。药用柴胡、白芍疏肝调气;枳实、大黄泻热消满;姜半夏、茯苓、陈皮、炒葶苈子和中涤痰;川芎、三七化瘀通络;当归、龟板滋阴养血。

5. 阴阳两虚,瘀阻水停证　治宜滋阴温阳,化瘀利水,方选真武汤合瓜蒌薤白白酒汤化裁。药用熟地、山茱萸、淮山药滋阴补肾;制附子温补肾阳;怀牛膝补肾强腰;白术、茯苓、生姜健脾渗湿利水;三七、瓜蒌、薤白化瘀宣痹。

五、经验与体会

(一)抓住证候特点

1. 复杂性　多种病证交织。

2. 隐蔽性　糖尿病之前已发病,心脏病症状常不典型。

3. 危险性　无痛性心梗,猝死率高。

4. 虚实性　早期实证居多,中晚期虚实夹杂为主。

(二)注重病程与病机的演变规律

1. 初发期　病位虽在心,但从源头言,疾病早期病多在胃、肠、胆、膀胱,中医治疗重在清胃养阴。

2. 中期　糖尿病病程在5年以上,或虽为初次发现血糖高,但心脏的症状已存在多年。病多由腑传脏,虚实夹杂,治疗宜扶正祛邪并用,或先祛邪后扶正。

3. 后期　病程多在10年以上，往往出现多脏器功能衰竭，病位主重在肝、肾、心、脾、肺之脏，以虚为主，或虚中夹实。实者，痰饮水湿瘀血；虚者，气血阴阳虚损，或偏阳虚，或偏阴损。治疗重在扶正，必要时佐用祛邪之法。

（三）临证应审证求因，灵活施治

1. 不可片面活血化瘀　血管病变是糖尿病慢性并发症的共同病理基础，活血化瘀是治疗糖尿病冠心病的主要治法。但切不可忽视辨证施治，一味地活血化瘀。若将糖尿病冠心病的治疗思路局限于活血化瘀，势必影响临床疗效的提高和巩固。糖尿病冠心病的病机特点是本虚标实，其瘀血的形成，多由正气亏损、气虚阳虚或气阴两虚而致。加之本病反复发作，病程日久，临床属单纯血瘀实证者甚微，多表现为虚实夹杂证候，故治疗时应注意在活血化瘀中伍以益气、养阴之品。临床主张选用丹参、鸡血藤、当归、赤芍、三七等养血活血之品，药理研究表明，这些药物多有降低血小板表面活性、抑制血凝的作用，并对已形成的血栓及凝集块有解聚作用，同时又能扩张外周血管及冠状动脉，促进血液循环。此外，赤芍、三七等药都有不同程度的镇痛作用，但切记勿用破血攻伐之品，此类药虽可止痛，但易伤及正气，在缓解期治疗应慎用，若必用，宜合以扶正养营，方可巩固疗效。

2. 注意补气化痰　目前认为，痰浊不仅与糖尿病冠心病的发病直接有关，而且与其若干易患因素（如肥胖、高脂血症）相关，此类患者多表现出胸闷、气短、体胖、口黏、苔腻等症状。治疗应着重从调理脾胃入手，治以补气化痰，痰化气行，则血亦行，临床选用温胆汤为基本方加减，痰浊阻滞明显者可酌加全瓜蒌、石菖蒲、郁金等；气虚明显，可酌加党参、黄芪、黄精等，注意补气之品用量不宜太大，多用反而补滞，不利于豁痰通脉。兼有血瘀者可加丹参、当归或三七粉。

3. 治本以补肾为主　糖尿病冠心病属本虚标实之证，本虚指心、肝、脾、肺、肾等脏腑功能失调，气血阴阳亏虚。然脏腑亏虚，根本在于肾虚。肾为先天之本，水火之宅，内藏真阴，"五脏之阴非此不能滋"，心血依赖于肾精化生而补充；又内寄元阳，为一身阳气之源，"五脏之阳，非此不能发"，肾阳隆盛，则心阳振奋，鼓动有力，血行畅通，脾得温煦，运化正常，水谷精微可化生气血，敷布周身。若年老肾亏，肾阳不能蒸腾，可致心阳虚，行血无力，久而致血行瘀阻；亦可因脾土失温，气血化源不足，营亏血少，脉道不充，血行不畅，心失所养，发为胸痹心痛。因此，在糖尿病冠心病缓解期的治疗中应重视补肾固本。常以生地黄、熟地黄、何首乌、枸杞子、女贞子、山茱萸、白芍滋补肾阴，黄精、菟丝子、巴戟天、杜仲、桑寄生等补肾气，桂枝、仙灵脾温肾阳。药理研究认为，补肾之品多有降血脂、缓解动脉粥样硬化形成的作用。

（四）处理好并发症

由于神经、心血管、内分泌、免疫系统是一个相互关联的网络，糖尿病冠心病患者常同时兼夹多种疾病，治疗颇为棘手。在遵循糖尿冠心病辨治原则的同时，仍宜谨守病机,注重整体调节,兼顾兼夹病的处理。这个环节如果能很好地处理,将对糖尿病冠心病的治疗起到事半功倍的作用。

1. 合并血脂增高　加用山楂、何首乌、泽泻、草决明、川三七等。

2. 合并血压增高　可酌加天麻、钩藤、葛根、怀牛膝等;也可加用"瘀浊清"(含葛根、水蛭、莱菔子、巴戟天等药)。

3. 肥胖为主　加茯苓、桂枝、大腹皮、藿香、莱菔子等药。同时注意调畅情志,改变不良生活方式,加强锻炼,多动少食,清淡饮食,戒烟少酒,持之以恒,方可获得良好效果。

4. 合并甲亢　加用夏枯草、浙贝母、钩藤等。

5. 糖尿病足　加用鸡血藤、地龙干、水蛭、当归等。

六、病案举例

案例1: 周某,男,55岁。2012年4月12日初诊。

病史: 患2型糖尿病病史已9年,使用胰岛素皮下注射4年;高血压病病史6年,规范使用"络活喜、美托洛尔"等降压药。1年来反复出现心悸、心慌、心前区疼痛、气短等症状2年余,加重2日而就诊。诊时患者诉心胸疼痛,痛处固定不移,每次疼痛时间3～5分钟;伴心慌心悸、怵惕不安、气短气促、形寒肢冷、面色苍白,或见唇甲青紫,舌淡苔白,脉沉微无力。查体:血压156/94 mmHg,心率92次/分,血糖9.5 mmol/L,心电图:Ⅱ、Ⅲ、avF、V_3、V_5、V_6导联ST段呈缺血型压低。心脏彩超:左室增大,心室舒张功能减退。

西医诊断: (1)糖尿病性心脏病。

　　　　　　(2)2型糖尿病。

　　　　　　(3)高血压病2级(很高危)。

中医诊断: 心悸、胸痹、心痛。

中医辨证: 心阳不足,瘀痰内阻。

治法: 补气助阳,温通心脉。

处方: 参附龙牡汤加减。高丽参20 g,制附子20 g(先煎),桂枝12 g,远志6 g,益智仁15 g,龙骨30 g(先煎),牡蛎30 g(先煎),熟地黄15 g,山茱萸20 g,茯苓15 g,红花9 g,丹参15 g。10剂,每日1剂,水500 mL煎至250 mL,早晚分服。续服降糖、降压之西药。

二诊: 2012年4月23日,患者自诉上症明显缓解,血压146/90 mmHg,心率82次/分,血糖7.5 mmol/L。药已中病,效不更方,原方续服10剂。

三诊: 2012年5月8日,心前区仍时疼通,余症均基本消失。4月23日方去龙骨、牡蛎,加延胡索15 g,薤白10 g。

服药后,心前区疼痛已止,继续随证加减治疗6个多月。患者临床症状稳定,心绞痛未再犯；血糖稳定在5～7 mmol/L，糖化血红蛋白6.9%；十二导联心电图示：部分T波异常改变。

按语：糖尿病性心脏病是糖尿病的一种严重并发症，预后较差。本例患者中医辨证为心阳不足，瘀痰内阻之证，故选用大温大补之药，以温阳通脉。方中高丽参补中益气，气旺则阳复；桂枝、制附子性辛热，助命门以温阳化气；熟地黄、山茱萸滋阴补肾，填精益髓；茯苓利湿宁心；丹参活血行气，疏通血脉；龙骨、牡蛎潜镇浮越之虚阳。全方温补心肾之阳，引火归原，即所谓"益火之源以消阴翳"，使心肾得养，阳气充盈，里寒湿浊尽去，血脉宣通，则诸症可愈。

案例2：尤某，女，63岁。2013年11月17日初诊。

病史：患者因出现胸闷、心慌、心前区阵发性疼痛1年余，加重5天而就诊。于8年前确诊为"2型糖尿病"，现仍每天皮下注射胰岛素控制血糖，现血糖平稳。3年前因心前区频繁疼痛，于泉州市第一医院住院，诊断为"冠心病心绞痛"，置入2枚支架。最近1年多，胸闷、心前区阵发性疼痛、心慌、气短等症反复发作，休息后症状可减轻或缓解。5天来因劳累致上症加剧，伴有头晕、口干、倦怠乏力，睡眠差，大便秘结，舌暗红，舌边有瘀斑，苔白，脉沉细。查体：血压130/82 mmHg，心率72次/min。十二导联心电图示：T波改变，V_4～V_6导联ST段水平压低。空腹血糖：7.8 mmol/L。

中医诊断：2型糖尿病，糖尿病性心脏病。

中医辨证：气阴两虚，瘀血内阻。

治则：益气养阴，活血通络。

处方：生脉养心汤合活血通脉汤加减。党参15 g，黄芪15 g，麦冬15 g，五味子10 g，炙甘草10 g，泽兰12 g，仙鹤草15 g，丹参15 g，酸枣仁15 g，桃仁10 g，红花6 g，水蛭3 g，薤白10 g。6剂，每日1剂，水500 mL煎至250 mL，早晚2次分服。仍照常使用胰岛素等常规治疗。

二诊：2013年11月23日，药后心前区阵发性疼痛次数减少，程度减轻，11月17日方加延胡索15 g，瓜蒌15 g。10剂，每日1剂。

三诊：2013年12月3日，上症明显改善，但夜寐较差，11月23日方去薤白，加合欢皮30 g，石斛15 g。空腹血糖：6.8 mmol/L，血压128/84 mmHg。10剂。

四诊：2013年12月24日诸症基本消失，唯时有胸闷。12月3日方去水蛭，加薤白15 g，降香6 g。之后随症加减用药8个月，症状稳定。空腹血糖：6.9 mmol/L，糖化血红蛋白6.2%；十二导联心电图示：部分T波异常改变。

按语：患者有糖尿病病史已10余年，应用胰岛素皮下注射控制血糖，血糖控制情况不理想。近两年出现阵发性胸闷气短、心慌等症，诊为2型糖尿病、糖尿病心脏病，结合舌脉症，中医辨证为气阴两虚，脉络瘀阻。治疗以益气养阴，活血通络为主。方中以黄芪、党参益气为主，二药同用有较强的补中益气作用。黄芪味甘，微温,有健脾补中,益卫固表之功,对于治疗心病中主要病机为心阳心气不足,及由其不足导致的血瘀、水肿有显著作用。党参为补气健脾之要药,能补气健脾,养血生津,且功效迅速;现代医学研究,其所含皂苷、菊糖、微量生物碱、淀粉等对人体多脏器有不同程度的强壮作用,能提高人体的适应性。再者,麦冬、五味子与党参为生脉饮组方,合酸枣仁养心、安神、敛汗,补心气而养阴;泽兰、丹参均可行气化瘀,且泽兰能活血行水消肿,善于利血中之水;丹参合三七粉还有补血之功,可养血化瘀。仙鹤草有补虚强壮的作用,配合党参补气养血。诸药合用,共奏益气生脉,养心活血之功。

第三节 心律失常

心律失常是指心律起源部位和心律频率、节律及冲动传导等任何一项或多项异常,是临床常见的心血管疾病之一,有功能性和器质性之分。功能性多与情绪激动、精神紧张、自主神经功能紊乱、心脏神经症有关;器质性多由冠心病、风湿性心脏病、心肌病等引起,急性心肌梗死时尤为多见,是引起死亡的重要原因。

快速性心律失常包括各种早搏、窦性心动过速、室上性和室性心动过速,心房、心室扑动及其颤动,临床上多见心悸、胸前区不适、乏力、脉细数或有结代等表现。

缓慢性心律失常包括窦性心动过缓、窦房和房室传导阻滞、病态窦房结综合征等。临床表现为患者自觉心慌、胸部憋闷,甚至呼吸困难,头晕眼花,气短乏力,严重的会突然晕倒,不省人事,同时伴有面色苍白,手足厥冷等症。

心律失常可归属于中医学"心悸""怔忡""迟脉证""胸痹"等范畴,以脉迟、心悸、怔忡、眩晕甚或晕厥为其基本特征。

一、对病因病机的认识

本病的病因很多,主要有外邪侵袭、七情刺激、饮食不节、体质虚弱等原因所致,其病位在心,但与其他脏腑密切相关。心失所养、心脉瘀阻、脏腑功能失调是其基本病变,心悸、怔忡、脉律失常是其共同表现。

(一)外邪侵袭

外邪之中以热毒之邪以及风寒湿热之邪最易犯心。温邪上受,首先犯肺,病邪可以顺传由卫入气,由气入营血,热传心脉,心脉受邪而致病;温邪上受亦可以逆传直犯于心或者由于热邪羁留不去,耗伤气阴,内损于心而成本病。

风寒湿热之邪亦可合而为痹,痹阻于经脉、肌肉、关节的病邪,在一定条件下也可内犯于心,正如《内经》指出的那样"脉痹不已,复感于邪,内舍于心"。

（二）七情刺激

七情太过可以致病，可以伤心。除过喜可以直接损伤于心之外；过于忧愁思虑可以损伤脾胃，脾胃虚弱则聚湿成痰；郁怒伤肝，木盛化火，火热灼津，炼津为痰。肝郁脾困或肝郁脾虚，亦会引起湿聚痰生。痰阻气机，血脉不畅，心失所养而发病。

（三）饮食不节

饮食不节，过食膏粱厚味、醇酒乳酪，损伤脾胃，脾胃失健，痰湿由生，痰浊上扰心肺或阻碍气机，痹阻脉道，发为本病。

（四）体质虚弱

体质虚弱的原因有因心的先天禀赋不足，也有因年老体弱，心脉不通，或因病体虚弱，心失所养。此外也有因服药不当，损害于心而发病的。

人到中年，阴气自半，加之调养不慎，劳逸过度，上述病因均可直接或间接损伤于心，心之气血、阴阳亏虚，或心之血脉痹阻，心失濡养而发生心悸、怔忡、脉律失常。心居上焦，为阳中之太阳，心气虚弱无力鼓动则血液运行迟滞，甚至血脉瘀滞不通，不通则痛。心阳虚不能温煦，致使血液寒冷，凝而不流。或阴寒之邪上乘，痹阻胸阳，无以温养心阳，心脉失养，鼓动无力，血流不畅，以致心无所依，神无所归，而发生心悸。如病久则火不生土，脾胃受损，痰浊内生，上乘阳位，阻塞血脉，使之瘀塞不通，阳微阴弦，则出现心悸、心慌、怔忡、胸痹、心痛等症。

综上所述，心律失常的病机为本虚标实，虚为气虚、阳虚或气阴两虚，标为瘀血、痰浊，因此益气温阳、养阴通络、活血化痰为治疗的根本大法。临床具体应用时还需对每一个个体辨证，是虚多实少，还是实多虚少，本是气虚为主，还是阴虚为主，标是瘀血为主还是痰浊居多，在用药时紧扣病机才是取效之关键所在。

二、治疗思路与方法

（一）中医证候分类及治疗

1. 心气不足

主症：心悸气短，疲倦乏力，头晕自汗，动则加剧，舌质淡红，舌苔薄白，脉虚无力或兼促、涩或兼结、代。

治法：益气复脉。

方药：生脉养心汤（经验方）。

组成：党参15 g，黄芪15 g，麦冬15 g，五味子10 g，炙甘草10 g，桂枝6 g，泽兰12 g，三七粉3 g（另冲），仙鹤草15 g，丹参15 g，酸枣仁15 g。

方解：本方由生脉散加味而成。方中以黄芪、党参益气为主，二药同用有较强的补中益气作用。黄芪味甘，微温，有健脾补中，益卫固表之功，对于治疗心病中主要病机为心阳心气不足，及由其不足导致的血瘀、水肿有显著作用。党参为补气健脾之要药，能补气健脾，养血生津，且功效迅速；现代医学研究，其所含皂苷、菊糖、微量生物碱、淀粉等对人体多脏器有不同程度的强壮作用,能提高人体的适应性。再者,麦冬、五味子与党参为生脉饮组方,合酸枣仁养心、安神、敛汗,补心气而养阴;桂枝、甘草助心阳,温经脉,使阴阳相济。泽兰、丹参均可行气化瘀,且泽兰能活血行水消肿,善于利血中之水;丹参合三七粉还有补血之功,可养血化瘀。仙鹤草有补虚、强壮的作用,配合党参补气养血。诸药合用,共奏益气生脉,养心活血之功。

2. 心阳不足

主症:心悸不安,胸闷气短,面色苍白,畏寒肢冷,乏力气短,舌淡苔白,脉虚微或兼迟缓,或兼涩、结、代。

治法:温阳复脉。

方药:温阳通脉汤(经验方)。

组成:熟附子12 g(先煎),炙甘草10 g,干姜10 g,葱白9根,桂枝12 g,丹参15 g,川芎10 g,鹿角霜10 g。水煎服,每日1剂,分2次温服。

方解:本方由通脉四逆汤与桂枝甘草汤配合补肾、活血药加味而成,方中附子味辛甘而性热,"秉性纯阳,上能助心阳,中能温脾阳,下能补肾阳,为补火助阳,回阳救逆之要药"。干姜为温暖脾胃之主药,温中散寒,温心通脉;桂枝温经通脉,助阳化气;甘草炙用补中益气;加用鹿角霜以温肾助阳;葱白以宣通上下阳气;丹参、川芎以行气活血。全方在温补心阳的同时,兼以温补肾阳、脾阳之品,助心阳以治本,配以行气活血之药,诸药合用,具有振奋心阳,温通经脉之功。适用于心阳不足、脉络不畅之各种疾病伴发的快速性心律失常和缓慢性心律失常。

3. 心阳虚脱

主症:心悸气短,四肢厥冷,冷汗淋漓,面色苍白,表情淡漠,脉疾数微弱欲绝或疾数怪乱或促涩无力。

治法:强心救逆,回阳固脱。

方药:四逆加人参汤。

组成:制附子15 g(先煎),高丽参9 g(另兑),干姜10 g,炙甘草6 g,山茱萸15 g,浓煎频频灌服。

方解:《伤寒论》323条:"少阴病,脉沉者,急温之,宜四逆汤。"方中高丽参甘温入脾,补中益气,气旺则阳复;附子性辛热,助命门以温阳化气;干姜大辛大热,温中祛寒,扶阳抑阴;山茱萸滋阴补肾,填精益髓;炙甘草补中益气。全方回阳救逆以振奋欲绝之微阳。

4. 心血不足

主症:心悸眩晕,乏力肢麻,面色无华,唇色淡白,舌质淡红,脉细或结代。

治法:养血复脉。

方药:养血复脉汤加减。

组成：当归10 g，川芎10 g，熟地黄15 g，阿胶10 g（烊化），党参20 g，黄芪20 g，远志6 g，生白芍10 g，酸枣仁15 g，木香10 g（后下），炙甘草10 g。每日1剂，水煎服。

方解：方中当归、熟地黄、阿胶补血为主；黄芪、党参补气，配补血药使气旺血生；远志、酸枣仁养心安神；木香行气健脾，以防诸补益药的滋滞，麦门冬、炙甘草益心复脉。

5. 心脉瘀阻

主症：心悸不安，胸闷不舒，心前区刺痛，入夜尤甚，或见唇甲青紫，舌质紫暗或瘀斑、瘀点，脉涩或结代。

治法：活血通脉。

方药：活血通脉汤。

组成：当归10 g，桃仁10 g，红花6 g，枳壳12 g，薤白10 g，生白芍15 g，柴胡12 g，川芎10 g，怀牛膝12 g，延胡索15 g。

方解：中医心系病证是一个复杂的多因素疾病，它的发生发展需要经历较长的病理过程。因此，"久病多瘀，久病成瘀"成为中医心病一个重要的病理因素，血瘀证也是中医心病较常见和较主要的病证。本方由血府逐瘀汤化裁而成，方中桃仁、红花、当归、川芎活血化瘀，加生白芍养血而柔肝，缓急而止痛，防瘀化而正伤；柴胡、枳壳、延胡索疏肝理气止痛，加薤白通阳散结，行气导滞，牛膝引瘀血下行而通利血脉。诸药相合，构成活血通脉之剂。本方以活血化瘀为主，行气养血为辅，活血而不伤正，行气以助血行，达到活血化瘀，通脉止痛的功效。

6. 痰扰心脉

主症：心悸、心慌、胸闷如窒而痛，或痛引肩背、气短喘促，或脘腹痞满、口黏乏味、恶心呕吐，肢体沉重，形体肥胖，痰多，苔浊腻或黄，脉弦滑或涩、结代。

治法：涤痰通脉。

方药：化痰通脉汤。

组成：瓜蒌12 g，薤白15 g，法半夏12 g，陈皮10 g，茯苓15 g，浙贝母6 g，胆南星12 g，远志6 g，桂枝6 g，莱菔子15 g。

方解：由于痰浊是中医心病的主要病因及病机。痰浊内生，阻滞心脉，胸阳不振，发为胸痹。从现代医学诠释，主要是由于人们的膳食结构和生活方式发生巨大变化，三高饮食（高蛋白、高脂肪、高糖）及纤维素、矿物质摄入过少，而且运动量减少，导致体内脂肪堆积、脂质紊乱、血液变稠，从而损伤血管内皮细胞，使内膜增厚硬化，冠脉管径变窄，甚至堵塞而诱发诸多疾病。本方由瓜蒌薤白半夏汤合温胆汤化裁而成，其中瓜蒌薤白半夏汤通阳散结，祛痰宽胸；温胆汤理气化痰，降逆和中。配浙贝母、胆南星以加强清热化痰之功，远志化痰宁心，桂枝温经通脉，莱菔子消食化滞。诸药合用，心胃同治，可达和胃化痰通脉之功。

7. 阴虚火旺

主症：心悸不宁，心烦易怒，失眠多梦，或有低热，或五心烦热，口舌干燥，小便黄短，大便干结，舌红少津，脉细数或促涩。

治法：清心复脉。

方药：导赤散加味。

组成：生地黄18 g，通草3 g，酸枣仁15 g，淡竹叶15 g，麦冬15 g，柏子仁15 g，莲子心2 g，苦参30 g，龙齿30 g（先煎），甘草6 g。每日1剂，水煎服。

方解：本方以朱砂安神丸为基础加减化裁而成。方中用莲子心、麦冬、生地黄清心火，苦参清热以助莲子心之清心火，柏子仁、酸枣仁以安心神，生龙齿以定心止悸，甘草调和诸药，麦冬益心复脉。

8. 心神不宁

主症：心悸怔忡，善恐易惊，稍受惊吓则坐立不安，失眠多梦，梦中容易惊醒，舌淡苔白，脉虚数或时有结、涩。

治法：养心安神，镇惊定悸。

方药：安神复脉汤。

组成：磁石30 g（先煎），龙齿30 g（先煎），琥珀末3 g（冲服），茯神15 g，石菖蒲12 g，党参30 g，黄芪20 g，远志6 g，柏子仁15 g，炙甘草12 g，麦门冬15 g。每日1剂，水煎服。

方解：本方以安神定志丸为基本方加减而成。方中龙齿、磁石、琥珀镇惊定志；茯神、石菖蒲、远志益智安神；党参、黄芪、麦门冬、炙甘草养心复脉。

（二）针对特殊症状用药，有利于增效

快速性心律失常：酸枣仁、黄连、桂枝、刺五加、羌活、当归、生地、白芍、甘草。

缓慢性心律失常：威仙灵、菟丝子、补骨脂、肉桂、黄芪、鹿角霜、川芎、石韦、麻黄、升麻。

疼痛：三七、琥珀、乳香、没药、乌药、血竭。

胸闷：生黄芪、仙鹤草、扁豆衣、桑寄生、鹿角霜、葛根、枳实、枳壳。

心悸：川芎、石韦、党参、丹参、苦参、羌活、龙齿、酸枣仁。

浮肿：泽兰、赤小豆、车前子、泽泻、王不留行、葶苈子、茯苓、猪苓、五加皮。

痰盛：半夏、竹茹、竹沥、天竺黄、海浮石、海藻、胆南星、浙贝母、川贝母、远志、昆布。

纳呆：谷芽、麦芽、鸡内金、木香、砂仁、大腹皮、连翘。

失眠：酸枣仁、夜交藤、龙骨、知母、黄连、肉桂。

舌紫：赤芍、水蛭、地鳖虫、红花、丹参、鸡血藤。

苔腻：绵茵陈、泽泻、草决明、生山楂、清半夏、苍术。

脉细：黄芪、仙鹤草、杜仲、巴戟天、黄精、首乌、党参、白术。

三、临床心悟

（一）抓住心律失常的病机特点

尽管心律失常的发病因素复杂，但其病机特点可归纳为"虚""瘀""痰"三个字。

虚：为气虚、阳虚、阴虚，涉及心、脾、肝、肾四脏。

瘀：为瘀血内阻，心脉不畅。

痰：为血分蕴热，与瘀胶结难解。

（二）把握心律失常的脉象特点

（1）快速性心律失常者，脉律多数增快，表现为数、疾。

（2）窦性停搏，Ⅱ度房室传导阻滞多表现为脉促（数而时止）或结代（缓而时止），其中窦房阻滞以及房室传导阻滞Ⅱ度者往往表现为代脉（缓而时止，止有定数）。

（3）心房纤颤时其脉象为涩脉（大小、快慢、强弱不一）；快速房颤，多表现为促涩脉；缓慢房颤，则多表现为涩脉、缓涩脉、迟涩脉。心房纤颤合并Ⅲ度房室传导阻滞，心室律变为缓而规则，脉象特点为迟缓而无歇止。

（4）混乱性房性心律以及多种心律失常混在一起，与一般脉象大不相同，称之为怪脉，临终前的混乱脉象，大多数表现为怪脉。

（5）缓慢性心律失常，心率大多迟缓。

（三）掌握辨证要点

本病的病机为本虚标实证，临床具体应用时还需对每一个个体辨证，是虚多实少，还是实多虚少，本是气虚为主，还是阴虚为主，标是瘀血为主，还是痰浊居多，在用药时紧扣病机才是取效之关键所在。辨证中脉象具有重要意义。

（四）辨证与辨病相结合可提高临床疗效

辨证治疗是中医治疗疾病的固有方法，辨病治疗也是中医治疗疾病的固有方法。临证时在辨证施治的基础上加用具有辨病治疗作用的中药，临床上往往会获得较好疗效。

1. 病因治疗　大部分的心律失常均可查明其病因，例如由冠心病、心肌炎、肺源性心脏病、甲状腺功能亢进、甲状腺功能低下、低血钾症、高血钾症等原因所致的心律失常，若能消除其病因，其心律失常就有可能得以根除。例如由柯萨奇病毒引起的心肌炎所致的心律失常，选用黄芪、淫羊藿、苦参、虎杖、板蓝根等有抗病毒作用的中药；冠心病者选用三七、丹参、当归等具有活血通脉作用的中药。病因消除了，心律失常可以改善。

2. 抗心律失常治疗　根据心律失常的类型，有针对性地选用不同药理作用的抗心律失常中药。

（1）快速性心律失常：可选用有阻滞心肌细胞膜钠通道的中药如苦参、莲子心、缬草、当归、石菖蒲、山豆根、甘松、三七、延胡索、地龙等；有抑制心肌细胞膜 Na^+-K^+-ATP 酶的强心中药，生脉散，葶苈子、北五加皮、蟾酥等；有阻滞 β 受体的中药如佛手、淫羊藿、葛根等；阻滞钙通道的中药如粉防己、川芎、藁本、羌活、独活、红花、赤芍、丹参、茵陈蒿、五味子等；延长动作电位类药物如黄杨木、延胡索、黄连、木防己等。

如快速性心律失常表现为肾虚者可选加淫阳藿、冬虫夏草、宁心宝等；血虚者选加当归、川芎等；气虚者选加人参、黄芪等；有热者选加苦参、茵陈蒿、莲子心、黄连等；有痰者选加法半夏、石菖蒲、山豆根；血瘀者选加三七、丹参、延胡索等；有风湿者加防己、羌活、独活等；脾虚气滞者加甘松、佛手等。

（2）缓慢性心律失常：可选用下面几种兴奋 β 受体的中药如麻黄、附子、细辛、吴茱萸、椒目、丁香等。

缓慢性心律失常表现为阳虚有寒者选加麻黄附子细辛汤和宁心宝，在使用麻黄附子细辛汤时，为防其温燥伤阴，可于辨证用药的同时加石斛、沙参、天花粉等养阴生津之药以和之。

（3）重症心律失常：单一治疗势必不利疗效的提高，如采用温阳益气、活血化瘀、养阴复脉等这些治法的综合应用。除此之外，给药途径和治疗手段的多样化，也有助于疗效的提高。严重病例，单纯使用中药治疗无效时，则要考虑中西医结合用药，以及电复律和心脏介入治疗（如射频消融术、安装心脏起搏器等），待病情稳定之后再用中药调理。如处理得当，多数病例随着全身症状的减轻而心律失常逐渐得到控制，服用西药抗心律失常药物者可达到逐渐减量或停服的效果。

3. 合并症的治疗　部分心律失常者可出现合并症，如长期心房颤动的患者，出现脑栓塞，则按"中风"治疗；如阵发性室性心动过速出现心源性休克，则按"心阳虚脱"进行抢救；合并心力衰竭者，则按"心力衰竭"处理。

4. 随证加减，疗效更佳

（1）心主血脉，切脉对心律失常的诊断最为重要。多数患者可出现数、沉、迟、结、代、涩、细等典型脉象。临证时要认真辨析脉象：凡脉迟兼结（代）者，方中宜加流通气血之品，如鸡血藤、丹参、地龙、当归之类；心脉痹阻者，治疗以通为先，桂枝为通脉要药；而结、代之间又有区别，结脉应重行气活血，如当归、川芎、柴胡等；代脉重在补益心气如党参、仙鹤草、淫羊藿等。

（2）由于本病在临床上以心中悸动、惊惕不安为主要特征，故心神不宁为快速性或缓慢性心律失常之共性，治疗时均酌情加入酸枣仁、柏子仁、龙齿、珍珠母等养心安神或镇心安神之品，且贯穿治疗的始终，往往能收到事半功倍的效果。

（3）心房颤动是最常见的有临床意义的心律失常之一，是致残（脑卒中、心功能障碍）和致死的重要危险因素。可在辨证的基础上加用丹参、苦参、党参、檀香、水蛭等药，使阳气旺而血行，瘀阻祛而心脉通，则心悸自止。

5. 注重安神药物的运用 急性心律失常，由于起病较急，症状较重，易使人产生恐惧、焦虑心理，加之心气已虚，心神失养而易出现失眠、心烦、神情焦虑等神志方面病变。故治疗心悸的同时，兼顾患者神志方面，即便无明显神志症状，亦用养心、镇惊、安神之品。根据这一发病特点，在治疗室性早搏同时，总是要照顾到神志方面的问题，所以善用孙思邈的小定志丸，方中用人参大补心气，石菖蒲、远志开窍安神而定志，再用茯苓益气养心安神。失眠多梦者常加用炒枣仁、夜交藤养心安神。心神安则诸症减轻。心神不宁，忿怒有余，烦躁失眠者常加用丹参、郁金、合欢皮除烦解郁安神。

6. 注重条畅肝气 急性心律失常病发或快速，或缓慢，或跳动过重，或忽跳忽止，呈阵发性或持续不接，不定期，无规律，符合中医风邪善行而数变的特点，在脏为肝。根据这一病发特点，常加僵蚕、蝉蜕祛风定惊；另外多与情绪因素有关，可由骤遇惊恐，忧思恼怒，悲伤过极或过度紧张而诱发。因此，常加入龙齿、紫贝齿、珍珠母、琥珀等镇惊安神之品，取得很好的临床疗效；本病病位虽在心，而与肝、脾、肾、肺四脏密切相关。尤其是肝脏，肝失疏泄，气滞血瘀，心气失畅；《临证指南医案·肝风》有肝"体阴而用阳"之说。故在临床中重滋养肝阴，往往加入桑寄生、炙龟板滋补肝肾，重镇安神，常获奇效。

7. 重用仙鹤草 仙鹤草为蔷薇科植物龙牙草的全草，性苦、涩、平，归心、肝经。主要功效为收敛止血，止痢，截疟，补虚。在《现代实用中药》一书中有这样的记载："仙鹤草，为强壮性收敛止血剂，兼有强心作用，适用于肺病出血，肠出血，胃溃疡出血，子宫出血，齿痕出血，痔血，肝脓疡等病。"受本文的启发，在治疗室性早搏时，尤其是气虚血瘀型每每加入此药，一般要用到40～120 g，效果更佳。仙鹤草虽为收敛止血之品，实际上亦有明显的补益作用，故江南民间称此为脱力草，常用来补益强壮，消除疲劳。而其药性敛涩，所以能达到益心气、敛心神而复脉功效。

8. 佐以调脾胃 脾胃为后天之本，气血生化之源。临证之时，注意保护脾胃，使脾气充实，运化功能健全，则正气充足，不易受到邪气的侵袭，即所谓"四季脾旺不受邪"。否则，脾气不健，气血亏虚，人体易病。正如李杲《脾胃论》所说："百病皆由脾胃衰而生也。"因此，在用药当中，要时时注重保护脾胃，常加入一些炒麦芽、鸡内金等或加入甘松，取其开郁醒脾之功。另甘松现代药理表明有抗心律失常的作用，特别是对急性心律失常有奇效。

四、病案举例

案例1：张某，男，49岁。2015年3月21日初诊。

主诉：心悸反复发作10年，加重5天，伴胸闷，心烦，善太息，乏力，眠差，二便调。舌淡红，苔薄白，脉沉弦结代。血压130/76 mmHg。心电图示：频发室性早搏。24小时动态心电图示：室性早搏总数24 520次/24小时，有5阵室性二联律和

1 755阵室性三联律。

西医诊断： 冠心病，心律失常—频发室性早搏。

中医诊断： 心悸。

治则： 益气温阳，安神止悸。

处方： 生脉养心汤（经验方）加减。党参30 g，黄芪30 g，麦冬15 g，炙甘草10 g，桂枝12 g，泽兰12 g，三七粉3 g（另冲），鹿角霜15 g，仙鹤草15 g，丹参15 g，酸枣仁15 g。水煎取汁300 mL，每日2次，早晚分服。

二诊： 2015年4月2日，服药7剂，患者心悸明显减轻，乏力明显好转，偶见善太息，心烦。舌淡暗红，苔薄白。血压130/80 mmHg。24小时动态心电图示：室性早搏总数10 057次/24小时。在3月21日方基础上加龙齿15 g，丹皮15 g。继服10剂后，患者心悸基本消失。复查心电图：未见明显异常。复查24小时动态心电图：室性早搏总数142次/24小时。患者已无自觉症状。

案例2： 王某，男，73岁。2015年9月9日初诊。

病史： 患者冠心病病史14年，心悸、心慌、胸闷反复发作，四处求医、服药甚多，但疗效欠佳，病情时轻时重。舌质淡红，边有齿痕，苔中部少苔，脉沉弦细。血压：126/80 mHg，心率：122次/分。心电图示：频发房性早搏，呈二联律。

西医诊断： 冠心病，心律失常—频发房性早搏。

中医诊断： 心悸。

中医辨证： 气阴两虚，心神失养。

治则： 益气养阴，宁心安神。

处方： 生脉养心汤（经验方）加减。党参15 g，黄芪15 g，麦冬15 g，五味子10 g，炙甘草10 g，桂枝6 g，泽兰12 g，三七粉3 g（另冲），仙鹤草15 g，丹参15 g，酸枣仁15 g。服上药7剂，心悸、胸闷等较前明显减轻，睡眠亦有改善。

此后复诊均以9月1日方为基础随症加减，又服40余剂，心悸、胸闷、气短，失眠等症状基本消失，复查心电图在正常范围。

按语： 案例1为"心律失常—频发室性早搏"，案例2为"心律失常—频发房性早搏"；中医辨证分别为心之阳气不足和气阴两虚，均选用经验方生脉养心汤加减，但案例2在益心气的同时重用麦冬、五味子、酸枣仁之属，而案例1则重用桂枝、鹿角霜等温阳之品，两个案例病机相扣，故疗效甚佳。

案例3： 郭某，女，49岁。2014年3月22日初诊。

主诉： 心悸、胸闷、疲倦、乏力3年，加重3周。3年前无明显诱因出现心悸、胸闷，曾于某院确诊为"病态窦房结综合征"，建议安起搏器，患者拒绝。3周前因劳累致心悸、胸闷加重，伴胸闷，气短乏力，怕冷，手足凉，纳呆眠可，二便调。舌淡红，苔白，脉沉迟缓。24小时动态心电图示：平均心率46次/分。最小心率33次/分。

中医诊断： 病态窦房结综合征。

中医辨证：心悸。

治则：温中散寒，活血通脉。

处方：温阳通脉汤加减。熟附子12 g（先煎），炙甘草10 g，干姜10 g，葱白9根，桂枝12 g，丹参15 g，川芎10 g，鹿角霜10 g，仙灵脾20 g。水煎服，每日1剂，分2次温服。

二诊：2014年4月2日，服3月22日方12剂。患者心悸、胸闷，气短乏力，怕冷均明显好转，心率多在55次/分。3月22日方加减治疗3月余，患者症状消失。多次复查心电图，心率均在68次/分。随访至今，未再复发。

按语：此案乃心阳不足，无力推动血行，瘀血内阻，脉络不通而心神不安，故选附子、炙甘草、干姜、葱白、桂枝等温阳之品；加用角霜、仙灵脾温肾阳以助心阳；丹参、川芎活血通脉；全方合用，使心肾阳气充，血脉通畅而诸症消失。

案例4：留某，女，71岁。2016年1月21日初诊。

病史：心悸、胸闷反复发作1年，复发且加重15天。患者于1年前无明显诱因出现心悸、心慌、胸闷、气促等症状，某三甲医院诊断为"冠心病，心律失常—快速型心房纤颤"，曾多次住院治疗，症状缓解后出院。但每因情绪波动或劳累便反复发作。半个月前因劳累后上症又发作，而且较前加重，急诊住院，该院准备予以射频消融术治疗，但患者拒绝。遂来求诊。刻诊：心悸、心慌、心惊不安、胸中憋闷、气短、气促、倦怠乏力、肢端欠温、二便自调，舌暗淡红，苔薄白，脉细结。血压：132/64 mmHg，心率112次/分，房颤心律。

西医诊断：冠心病，心律失常—快速型心房纤颤。

中医诊断：心悸。

中医辨证：心阳不足，痰瘀内阻。

治则：温通心阳，涤痰化瘀，安神止悸。

处方：党参60 g，桂枝10 g，干姜6 g，炮附子10 g（先煎），三七粉3 g，炙甘草15 g，丹参20 g，苦参30 g，远志6 g，胆南星10 g，龙齿15 g，降香6 g。取汁300 mL，每日2次，早晚分服。

二诊：2016年8月29日，服上药7剂后，患者症状明显好转，心悸、胸闷、气短、乏力均明显好转，口干消失，纳眠可，二便调。继服上方，1个月后患者心悸、胸闷消失，心率控制在60～80次/分。以1月21日方加减治疗月余，诸症消失。回访至今，未见复发。

按语：心房颤动是脑卒中和心脏病致残、致死的重要危险因素。其发生多因体质虚弱、饮食劳倦、七情所伤等原因，致气血阴阳亏虚，脏腑功能失调，久之影响致心，心阳虚衰则鼓舞无力，血行迟滞，脉道失常而致心悸。治当温心阳，益心气，通心脉。方用温阳通脉汤化裁，其中附子、干姜、桂枝补火助阳，回阳救逆，与黄芪为伍，益气温阳，和血通经，与甘草为伍，温通心阳，使心阳振奋，心悸自止；丹参行气活血。全方均为温补心阳,行气活血之药,使阳气旺而血行,瘀阻祛而心脉通,则心悸自止。

第四节 高 血 压 病

高血压病,是一种以动脉血压增高为特征的慢性疾病,多见于中老年人,又称为原发性高血压(EH),至今病因尚未清楚。该病是全球发病率最高、并发症最多、病死率较高的心血管疾病。其并发症——脑卒中、心脏病及肾脏病严重危害着人们的健康。

一、高血压病中医病理生理特点

高血压病,中医经典文献中并无论述,但根据临床症状可隶属于中医"眩晕""头痛""心悸"等病的范畴,病因多系先天禀赋失常,复因后天生活起居失宜(如饮食失节、情志失调、复感外邪等)而发病,病位主要在心、肝、肾三脏与冲任经气盛衰及脾有密切的关系。阴阳失调和脏腑精气亏虚是高血压病的主要发病机制。

1. 阴阳失调 人体的"阴"和"阳"是互相消长,《素问·阴阳应象大论》曰:"年四十,而阳气自半也,起居衰矣。年五十,体重,耳目不聪矣。年六十,阳痿,气大衰,九窍不利,下虚上实,涕泣俱出矣。"人至中年后,阴气自半,阴阳失调、精血耗损,导致阳虚不能固护于外,阴虚则不能营守于内,上盛下虚,阴虚不能制阳,如果阳亢至极,则会"化火",动摇生风,由此引起高血压病。

2. 脏腑精气亏虚 脏腑功能衰弱是高血压发病的主要原因。如《灵枢·天灵》曰:"五十岁,肝气始衰,肝叶始薄,胆汁始灭,目始不明。六十岁,心气始衰。若忧悲,血气懈惰,故好卧。七十岁,脾气虚,皮肤枯。八十岁,肺气衰,魄离,故言善误。九十岁,肾气焦,四藏经脉空虚。百岁,五藏皆虚,神气皆去,形骸独居而终点。"随着年龄的增长,精气耗损,脏腑功能衰退,肝肾阴虚,脾气不足,中运失司,气血两虚为高血压的共同病理特点。

二、高血压的主要证候特点

1. 头痛 头痛是高血压患者最常见的症状之一。疼痛的部位通常在后脑部,或两侧的太阳穴部位,为跳动性疼痛,这种头痛主要是由于高血压影响脑血管舒缩功能失常而引起。高血压引起的头痛往往在晨起时较明显,剧烈运动或精神疲乏时会加重。颅脑CT一般无阳性病灶,经颅多普勒则常提示:脑动脉供血不足,脑血管痉挛等现象。

2. 眩晕　眩晕也是高血压患者最常见的症状。一般病情轻者,休息片刻后,其眩晕可以慢慢消失;如血压没有得到控制,头晕会加剧,晕如坐舟车之中,旋转不定,头重脚轻,站立不稳,伴目眩,严重时会突然昏倒,神志不清,半身不遂,发为"中风"。此时颈部血管彩超往往显示:颈部血管斑块,血管顺应性差。

3. 心悸　心悸是指患者心中发慌,感觉心脏跳动不安的一种症状。主要见于中、晚期高血压病,伴有冠心病、急性冠脉综合征、心房纤颤、心功能不全者。胸片示:主动脉弓突出,左室增大。

4. 失眠、多梦　失眠,轻者表现为入睡困难,或睡眠不深,容易醒转,半夜醒来无法再次入眠,重者甚至彻夜不眠,多梦。失眠可见于高血压的各期,长期失眠又可导致高血压病情的加重。

5. 健忘、耳鸣　健忘是指高血压患者记忆功能减退,耳鸣是指患者自觉脑中"嗡嗡"轰鸣,或耳中有响声如蝉鸣,高血压病2级、3级患者常可出现这些症状。中医认为是肾亏肝肾阴虚的缘故,西医则认为与高血压、脑供血不足、血管硬化有关。

6. 肌肉麻木、酸痛　高血压病患者常会出现手指麻木和僵硬的感觉,手指有"虫子爬"的感觉,有的则表现腰酸背痛,颈部拘急不舒,肌肉麻木等症状。这是因为动脉血管收缩或硬化引起肢体局部供血不足所引起的。头颅CT示:腔隙性梗死较多见。血管的损害以大动脉僵硬度增加为主要表现。

三、治疗思路与方法

1. 中医证候分类及治疗　辨证论治是中医诊断、治疗疾病的经典方法,对高血压病患者同样适用。辨证论治的着眼点,在于调整脏腑功能、平秘阴阳,以冀从根本上解除高血压病发生和发展的内在原因,从而促使血压降低。这与舍弃辨证论治原则,大量堆聚降压药物,以谋求直接降低血压的治疗方法有着本质的区别。单纯强调降压治疗,有可能降压于一时,但一旦停药,血压即复回升,绝少巩固。临床资料表明,对高血压病进行辨证分型和个体施治,是中医治疗本病的主要方法。中医治疗高血压病,不只单纯重视降低血压,目的还在于通过调整机体阴阳平衡,以冀从根本上解除高血压病发生和发展的内在因素。有人统计中医辨证分型治疗高血压病,降压显效率为37%～70%,有效率在90%以上,症状改善显效率达50%。

（1）肝火亢盛型

症状:头晕头痛、痛时引及筋脉抽搐跳动,耳鸣、面赤气粗、急躁易怒、口苦口干、溲黄便秘、舌红苔黄、脉弦数。此型多见于高血压病1、2级,亦可见于高血压病危象及急进型高血压,多为形体壮实之患者。

辨证:本型多由情志忧郁恼怒,肝气不舒所致。肝气有余,转化为火,火性炎上,上扰清窍,故头晕胀痛、面红目赤;肝与胆相表里,肝热传胆,胆热循经上冲,则耳鸣；胆热液泄，故口苦；火热伤津，则口干，溲黄便秘；肝胆之火偏亢，上扰心神，则心烦易怒。舌红苔黄，脉弦数，均为肝经实火炽盛之征。

治则：清肝泻火。

处方：天麻15 g，钩藤15 g，竹茹15 g，龙胆草10 g，黄芩12 g，生白芍15 g，豨莶草12 g，草决明15 g，珍珠母30 g（先煎），大黄6 g，丹参15 g。

加减法：肢体麻木加地龙干15 g，桑枝15 g；心烦不寐加夜交藤15 g；头昏重、胸闷加瓜蒌15 g，僵蚕10 g，半夏10 g。

（2）阴虚阳亢型

症状：头晕头痛、头胀耳鸣、目涩口干、视物模糊、心烦易怒、失眠健忘、腰膝酸软或见手足心热、盗汗，舌红少苔，脉弦细或细数。本型偏于肝阳上亢者，多见于高血压病1、2级；偏于肝肾阴虚者，见于高血压病2、3级。

辨证：本型实际上包括肝肾阴虚和肝阳上亢两证，因其常常同时存在，故归为一型。本型多由肝火炽盛，日久耗伤肝阴；或房室过度，耗伤肾阴；或先天不足，而致肝肾阴虚，肝阳上亢。肝肾阴虚，肝阳亢逆，气血上冲，则头晕胀痛；阳亢于上，耳窍壅滞，或肾阴不足，耳窍失养，均可出现耳聋耳鸣；肝失濡养，其性刚烈，则急躁易怒；心失所养，神不得安，则失眠健忘；筋脉失养，故腰膝酸软；肝阴血虚，不能上荣于目，则两目干涩，视物模糊；阴液亏虚不能上润而见口干咽燥。肝阳亢于上则上盛，肝肾阴亏于下则下虚，故见头重脚轻，步履不稳。肝肾阴亏，虚热内生，则有手足心热、盗汗。舌红少苔，脉弦细数，均为阴虚阳亢之象。

治则：滋阴潜阳，镇肝息风。

处方：甘杞15 g，生白芍20 g，生地15 g，钩藤15 g，天麻15 g，生龙骨、生牡蛎各30 g（先煎），丹参15 g，天冬10 g，杜仲10 g，怀牛膝15 g，制鳖甲15 g（先煎）。

加减法：虚火旺盛加知母10 g，黄柏10 g；肢麻加豨莶草15 g，桑寄生15 g，失眠多梦加酸枣仁15 g，合欢皮30 g。

（3）阴阳两虚型

症状：头目眩晕，头顶冷痛，耳鸣健忘，精神萎靡，畏寒肢冷，腰膝酸软，阳痿遗精，大便溏泻，夜尿频数，或小便不利，舌质淡胖，苔白滑，脉沉细无力。本型多见于一些年龄较大、病程较长、缠绵难愈的2、3级高血压病患者。

辨证：素禀阳虚之体，或阴损日久，阳不得生，而致阴阳两虚。阳气虚衰，不能温煦形体，则畏寒肢冷，头顶冷痛；阳虚气血运行无力，不能上荣头面，则头目眩晕；阳气不足，心神失养，则精神萎靡，失眠健忘。肾精虚衰，则腰膝酸软，阳痿遗精；脾阳不振，运化失健，则大便溏泻；肾阳不足，气不化津，则夜尿频数；若膀胱气化功能障碍，水液内停，则小便不利。舌质淡胖，苔白滑，脉沉细无力，俱为阳气虚衰，水湿内盛之象。

治则：滋阴助阳。

处方：丹皮10 g，丹参15 g，熟地黄15 g，肉苁蓉10 g，山茱萸12 g，巴戟天15 g，桂枝10 g，附子6 g（先煎），生白芍15 g，茯苓15 g，怀牛膝10 g。

加减法：头痛加川芎15 g，柴胡12 g；肢麻加豨莶草15 g，桑枝15 g，红花6 g。

（4）痰湿瘀阻型

症状：头目眩晕，头重如裹，身重困倦，心胸痛闷，纳呆恶心，呕吐痰涎，少食多寐，肢体麻木舌质淡胖，舌底可有瘀斑、瘀点，苔厚腻，脉濡滑或弦滑。本型多见于形体肥胖的患者。

辨证：高血压病多有病程长、反复迁延的特点，而久病必瘀，如叶天士所说："久发频发之恙，必伤及络，络乃聚血之所，久病必瘀闭"。因此高血压病患者多有心前区憋闷疼痛、唇指（趾）青紫、舌质暗红或有瘀点瘀斑、脉涩或结代等瘀血表现。加之饮食不节，嗜食肥甘或心情抑郁，肝气郁结，木不疏土，导致脾虚失运，水湿内停而成。痰湿中阻，清阳不升，则头目眩晕、头重如裹，痰阻气机不畅，则胸脘痞闷；湿困脾土，脾失健运，则纳呆；胃气上逆，则恶心呕吐，痰涎随之而出；痰阻于内，清阳不展，故身重困倦，少食多寐；舌质淡胖为阳虚湿盛之象；苔厚腻，脉濡滑或弦滑皆属痰湿内盛。

治则：祛瘀化痰。

处方：水蛭4.5 g，远志6 g，决明子12 g，巴戟天15 g，葛根15 g，泽泻10 g，天麻10 g，桂枝10 g，薤白6 g，丹参15 g。

按语：上述各种证型可以单独出现，但更多的是混合出现。本病早期大多有急躁易怒、心烦不安、眩晕、头痛、面红火升等症状，证候特点每每归属于肝阳上亢证；久而久之肝肾受损，受损初期以阴虚为主，中后期则阳气受损，所谓阴损及阳，阴阳两虚；另一方面，久病多瘀，除了原有的肝肾阴虚、肾阴阳两虚证外，尚可有痰浊血瘀痹阻脉络。因此，临证之时应该综合地灵活地辨证治疗，并在基本治疗的基础上，加减用药。例如：头痛可加川芎、蔓荆子、夏枯草、白芷；眩晕明显者加天麻、葛根；烦躁失眠者加酸枣仁18 g，夜交藤20 g；心悸心慌者加龙齿、酸枣仁；心胸骤痛或肢体麻木者加丹参、豨莶草。

2. 常用的降压中成药　临床上用于防治高血压病的中成药有三种类型：一类是传统的成方，如知柏地黄丸、当归龙荟丸、首乌延寿丹，这些成方以其组方精辟，疗效独特而流传久远；二是近年来各地研制并生产的降压复方；三是从中药中提取有效成分（或单体）而制成的新药产品。常用的有以下几种。

（1）降压延寿片

组成：制首乌、三七、珍珠、绿豆、猪胆汁等。

功效：补肝肾，益精髓，清热解毒，平肝泻火。

主治：肝肾不足、肝阳上扰、肝胆火旺所致之高血压病。应用指征为头痛、眩晕、耳鸣、健忘失眠、多梦、心烦、口苦、舌红、脉弦。

用法：片剂，每片 0.25 g。每次 4～6 片，每日 2 次，白开水送服。

（2）菊明降压丸

组成：野菊花、草决明子。

功效：清泄肝火。

主治：肝经实证、热证、阳证之高血压病。应用指征为头痛、头晕、目赤、视物不清、便秘，或有皮肤疮疖，舌质红赤，苔偏干或黄或白，脉弦细数或滑而有力。

用法：制成浓缩丸，100 粒重 15 g，每日 3 次，每次 30 粒，饭后温开水送服。

（3）清脑降压丸

组成：夏枯草、黄芩、生地、决明子、磁石、钩藤、地龙、珍珠母、丹参、槐米、当归、牛膝、水蛭。

功效：清肝泄热，息风潜阳，化瘀生新。

主治：肝阴不足，肝阳偏亢，风邪内生，血压偏高所致的病证。应用指征为头痛、头晕、头胀、眼花、耳鸣、健忘、失眠、烦闷、乏力、心悸、注意力不集中等症。

用法：为胶囊剂，每粒装 0.3 g，每日 3 次，每次 4～6 粒，温开水送服。

（4）复方杜仲片

组成：杜仲、夏枯草、钩藤、益母草等。

功效：清肝降压。

主治：肝阳上亢伴有热象的高血压病，症见头晕、头痛、头胀、眼花、耳鸣、健忘、失眠、烦闷、乏力等。

用法：片剂，每片 0.3 g，每日 3 次，每次 5 片，温开水送服。血压偏低者忌用。

（5）罗布麻叶冲剂

组成：罗布麻叶浸膏、糖粉等。

功效：清肝降压，下火安神，强心利尿。

主治：肝阳上亢或肝热型高血压，头痛眩晕、耳鸣耳聋、烦躁易怒、失眠多梦等。

用法：冲剂，每袋重 12 g，每日 2 次，每次 1 袋，温开水送服。

（6）降防保心片

组成：当归、川芎、赤芍、白芍、地黄、降香、汉防己、葛根、香附等。

功效：养血活血，顺气柔肝，调畅心脉。

主治：高血压病左室肥厚患者，临床症见头痛、眩晕、心悸、胸闷胸痛、喘促、肢麻等症状者。

用法：每次 2～5 片，每日 3 次。

（7）血压健胶囊

组成：黄芪、杜仲、牛膝、法半夏、川芎等。

功效：健脾益气,化痰活血。

主治：中老年高血压病之气虚痰浊型。应用指征为眩晕、头痛、头重、胸闷、痰多、神疲乏力、腰膝酸软等。

用法：每次3粒,每日3次。

（8）还精煎口服液

组成：女贞子、菟丝子、潼蒺藜、生地黄、熟地黄、何首乌、锁阳、菊花以及钟乳石等药加工精制而成。

功效：滋养肾阴,温补肾阳,平抑肝阳。

主治：轻度高血压或可作为中重度高血压综合治疗的一部分,适用于肝肾阴虚和气阴两虚(包括肾阳虚)的高血压患者。

用法：每日2次,每次1支,连续服用8周。

（9）舒心降压片

组成：防己、女贞子、赤芍等。

功效：平肝潜阳,滋阴填精,涤痰降火。

主治：阴虚阳亢、痰瘀内阻之高血压所致头晕目眩。

用法：每次4～5片,每日3次。

（10）抗凝降压胶囊

组成：仙灵脾、杜仲、桑寄生、何首乌、茺蔚子、大黄、地龙、水蛭等。

功效：补肾固本,化瘀治标,标本兼顾。

主治：1、2期高血压病,具有肾虚血瘀见证。

用法：口服胶囊4粒,每日3次,6周为1个疗程。

四、临床心悟

（一）充分认识中医中药治疗高血压的作用和优势

（1）整体调理阴阳、气血、脏腑功能,使患者症状明显改善,生活质量提高。

（2）与西药同用,可发挥协同作用,增加抗高血压效果,减少西药不良反应,减少降压药剂量,缩短疗程。中药不良反应少,可以长期服用,改变血管顺应性。

（3）中药治疗方法很多,具有简便的特点,除内服外,中药有静脉注射、穴位敷贴、足浴、敷脐、药膳等,易于患者接受。

（二）抓住各类高血压的中医病机特点

1. 老年期高血压

（1）虚实夹杂：肝主血,肾藏精,肝肾精血同源,"女子以肝为先天,男子以肾为先天"。随着年龄的增长,肝肾之气会发生自然衰退,特别是肝肾阴血先亏,导致阴阳失调,阴虚而阳亢,易发生高血压。在60岁以上的高血压患者中,往往兼挟气滞、血瘀、痰浊等实邪,主要以血瘀、痰浊为主,所以老年期高血压的证候常为虚实夹杂型。

（2）多瘀多虚：健康老年人本身就存在着多虚多瘀的特点,合并心脏问题的老年高血压病患者,更多地出现血瘀证,目前尚不能确定两者间有何种关系。

（3）脾虚湿阻：老年高血压的发生也与脾胃功能失调有关。因脾居中州,通连上下,为阴阳气血化生之源,脏腑气机升降的枢纽,一旦脾气虚弱,升降失常,则脾的运化就会直接受到影响,从而导致气血亏虚或水液代谢失调而致浊邪停聚,清阳不升,浊阴不降,最终形成老年高血压病。

2. 中、青年高血压　在中、青年高血压患者中,多数起病伊始,病程不长,临床表现以肝郁化火,火热上冲为多见,肝阳上亢亦不少见。在治疗上多宜选用清肝泻火,平肝潜阳的复方,如龙胆泻肝汤、镇肝熄风汤、羚角钩藤汤等。

3. 妊娠期高血压　由于妊娠期需要大量的阴血来供应胚胎,因此其生理特点是阴血不足;在发生妊娠高血压时也常肝肾阴血亏虚和肝阳上亢并见。杞菊地黄丸或六味地黄丸等补肝肾滋阴血的药物,可以改善妊娠高血压的症状及预后。

4. 绝经期高血压　绝经后妇女高血压的发病率是绝经前的3倍,研究表明雌激素水平过低是绝经后妇女易患高血压的因素之一。而女性高血压患者进入绝经后,血压波动幅度加大,同样是由于雌激素水平过低导致的。此类患者多伴随有烦躁易怒、心悸怔忡、失眠,情绪起伏不定,阵发性出汗,月经失调,症状随月经周期而发生周期性变化,症状的轻重与情绪好坏有关。卵巢功能低落和性激素水平的变化与中医的肾虚有关。中医学"肾"的职能,从现代医学的观点看来,包括了神经、内分泌、肾脏、骨骼等方面的功能,其中与性腺功能关系尤为密切。肾主藏精,与生殖发育的根源和整体功能密切相关。中医学认为,妇女进入更年期前后,阴血不足,冲任两脉经气渐衰,虚火妄动,治疗上应调冲任,补肝肾,清虚火,抑亢补虚,调整脏腑功能,平秘阴阳,使"精"足、"气"充、"神"旺,增强机体抗病与抗衰老能力。这充分显示了中医学防治疾病的独特优点,是防治绝经后妇女高血压病的有效途径与方法,可以用补益肝肾的六味地黄丸、二仙汤、一贯煎治疗,疗效颇佳。

5. 高血压合并心室肥厚　高血压合并心室肥厚是心血管事件的一种独立的危险因素。临床调查研究证明高血压心室肥厚多与血瘀证及痰浊证并存,因此,推测其病理基础在于血瘀、痰浊两个方面。老年高血压合并心室肥厚还与肾气亏虚有密切的关系。高血压合并心室肥厚的防治要遵循中医传统的辨证治疗精神,谨守病机,各司其属,疏其血气,令其调达,改善与高血压有关的各种血液动力学和神经体液调节机制,达到降压,逆转左室肥厚,改善左室功能,增加冠脉血流储备能力,从而改善心肌缺血现象,减少心律失常的目的。

6. 高血压与肾脏疾病　高血压导致肾损害,早期症状不明显,或见小便清长、小便频数、夜间多尿等症状,尿液检查可以见到蛋白尿。中医认为,其主要病机是肺肾气虚和肝肾阴虚,泌别失司,同时夹有水湿、痰浊、瘀血为患。治疗以调补肾气为主,方用六味地黄汤;发展到肾功能衰竭——尿毒症期,既可以有肾阴虚,肝风内动,也可以表现为肾阳虚,水湿泛滥。以阴虚为主者可以补肝肾,平肝潜阳息风,用镇肝熄风汤;阳虚者宜温补脾肾之阳,化气利水,温脾汤比较适合于此种情况的治疗;而以水湿泛滥,浊邪上逆为主者,可以改用温胆汤治疗。

(三)掌握辨证要点

1. **辨病变部位**　高血压病是由于情志不遂、饮食失节、内伤虚损引起阴阳气血平衡失调所致,病变部位主要在肝肾,兼及心脾。病损脏器不同,其病理机制、临床表现亦有差异。病位在肝,多由于精神紧张、情绪激动或忧愁思虑,导致肝郁气滞,疏泄升发太过,肝阳偏亢或郁而化火,肝阳肝火,上扰清窍,临床表现以头脑胀痛、眩晕口苦为主,病属实证;病位在肾,多由于禀赋不足或烦劳过甚或房室过度,导致肾精亏耗,肾阴虚损,既不能上充脑髓,又不能涵养肝木。临床表现以头脑空痛、眩晕腰痛为主,病属虚证或虚实夹杂证;病位在心,多由于劳神过度或企盼太高,所愿不遂,导致心阴暗耗,心神失养,气血失调。临床表现以头昏失眠、眩晕心悸为主,病属虚证或虚实夹杂证;病位在脾,多由于饮食失节、思虑劳伤或肝气横逆,导致脾虚失运,生化失常,气血不能上荣,或痰浊内生,上蒙清窍。临床表现以眩晕健忘、乏力舌淡或头昏呕恶、肢重苔腻为主,病属虚证或以实为主。

2. **辨病变虚实**　高血压病因复杂,病机多端,临床诊治当首辨虚实,或补或泻,方不致误。一般而言,虚则肾阴虚兼及心脾,阴虚于下,水不涵木,脑髓失养使然,治以滋补肾阴,兼以养血安神为主;实则肝阳上亢,兼及痰浊瘀血,肝阳亢盛、痰浊上蒙、瘀血阻蔽所致,治以平肝潜阳,兼以化痰通络为主。治疗的目的在于调理阴阳,恢复阴阳气血之平衡。

(四)充分发挥中医药在保护靶器官方面的作用

高血压病的治疗,除了降压以外,更重要的是对心、脑、肾等靶器官的保护。中医药虽然在及时降压疗效方面不够理想,但在改善症状和对心、脑、肾等靶器官的保护作用具有一定的优势。

1. **在辨证用药的基础上配合使用经过药理研究证明对心、脑、肾等靶器官有保护作用的方剂**　如生脉散、血府逐瘀汤能够减少心肌缺氧,改善心肌缺血;地黄饮子、补阳还五汤通过改善脑组织水钠代谢而对抗脑缺血再灌注损伤;六味地黄汤具有改善肾功能,增强肾小管功能的作用;八味地黄丸、白虎加人参汤、清宫寿桃丸、清宫长寿丹、小柴胡汤等具有清除自由基的作用。

2. **在辨证用药的基础上选加已被证实具有减低高血压病靶器官损害作用的中药**

(1) 何首乌、女贞子、金樱子、泽泻、决明子、山楂等中药能降血脂和保护内皮细胞,有防止高血压患者动脉硬化的作用。

(2) 丹参、赤芍、川芎、红花、三七、蒲黄等具有活血、抗凝、改善血流变、抑制纤维组织增生、防止动脉硬化等作用。

（3）当归、砂仁、香附、人参、何首乌、黄芪、桂枝、白术、茯苓、党参、麦冬、山楂、生地黄等有抗氧化作用，从而减少自由基，起到保护内皮细胞，延缓细胞衰老，防止动脉硬化的作用。

（4）黄芪、何首乌、白芍、牛膝、山楂、泽泻、海金沙、法半夏、降香等中药具有ACEI样作用。ACEI不但有很好的降压作用，而且能够逆转左心室肥厚，清除自由基，预防缺血性心律紊乱，改善冠脉血流和防治充血性心力衰竭，还可以舒张出球小动脉，降低肾小球内压，减少蛋白尿，保护肾功能。

（5）防己、川芎、当归、赤芍、红花、丹参、牡丹皮、前胡、肉桂、五味子、藁本、白芷、桑白皮、海金沙、薏苡仁等中药具有钙离子拮抗作用。钙离子拮抗剂可以降压，还有利于防止血管硬化。

3. **在辨证治疗的基础上选加具有降压作用的中药以进一步提高中医药降压疗效**　目前中医药在即时降压疗效方面还不够理想，但如在传统的中医辨证治疗的基础上选加具有降压作用的中药，可以提高降压效果。经药理证明具有降压作用的中药中，具有血管扩张作用的如防己、黄芩、钩藤、益母草、赤芍、罗布麻叶等；具有β受体阻滞作用的如葛根、佛手、淫羊藿等；具有利尿作用的如防己、杜仲、桑寄生、泽泻、茯苓、萹蓄、茵陈蒿、龙胆草、罗布麻等；具有中枢性降压作用的如远志、酸枣仁；具有钙离子阻滞作用的如防己、川芎、当归、赤芍、红花、三棱、丹参、前胡、肉桂、五味子、藁本、白芷、羌活、独活、葶苈子、桑白皮、茵陈蒿、海金沙、龙眼肉等；具有中枢神经节阻断作用的如全蝎、地龙、钩藤、桑寄生等；具有影响血管紧张素Ⅱ形成的如山楂、何首乌、白芍、木贼、红花、板蓝根、海风藤、牛膝、泽泻、海金沙、胆南星、法半夏、瓜蒌、青木香、降香、细辛等。

（五）重视高血压的血压波动因素

部分高血压患者由于血管、心脏、血黏度、神经递质及脏腑功能衰退，接受降压治疗后，仍不能有效地控制血压。表现为血压持续升高，或突然下降，或忽高忽低，要考虑以下原因。

（1）气候变化：气候寒冷变化导致血管收缩，体内一些缩血管物质分泌增多，血小板聚集，血黏度增高。应及时对降压治疗措施进行调整，以稳定患者24小时血压和昼夜节律。

（2）食盐过量：食盐过多可因钠水潴留导致血容量增加加重心脏负担，盐摄入过多还可增强能使血管收缩的交感神经活性，使血压节律发生变化，血压不稳定。

（3）进餐影响：饱餐快餐1小时左右可出现收缩压下降，产生餐后低血压，这与血管内压力感受器的调节功能下降有关。

（4）七情失调：情绪改变可引起脑内自主神经中枢调节功能减弱，引起反射性血压升高或血压波动，由于老年人大动脉粥样硬化后血管扩张性下降，交感神经过度兴奋使收缩血管的反应强烈，出现脉压差增大，极易引起心脑血管事件的发生。

（5）不合理用药：不能长期坚持用药，血压正常就自动停药，服药时间选择不合理，不是在血压升高和高峰期前如早晨起床时、午后黄昏时这两个血压升高的时段前服药，而是在晚上睡觉前或进餐后服药，或随意用药，想起来就吃药等，使血压节律被人为打乱，引起心脑肾等脏器受到损害。有的患者服用短效药物，药物半衰期短，代谢快，形成降压药在血液中的浓度不稳定，影响降压效果，就会血压波动，不能持续的控制血压。

（6）药物因素：服用某些药物可使血压发生波动，如激素、抗肿瘤药、抗抑郁药、避孕药，中药中的麻黄、附子、人参等均能升高血压。

（六）高血压病治疗中应注意的几个问题

降压目标平稳降至130/85 mmHg以下，至少应在140/90 mmHg以下。用药的注意事项是：

（1）降压的过程不宜过快，尤其是血压水平较高的重度患者，降压过猛可能出现心、脑、肾供血不足的表现，甚至出现心肌梗死、脑梗死、肾功能不全。

（2）取得满意的降压疗效后可逐渐减少药量使治疗用量维持在一个较低而又能控制血压的水平。这个过程宜缓慢地进行。

（3）所有降压疗效好的患者都应考虑长期用药问题。一般在血压控制以后6～12个月开始逐渐减量。在此过程中应较密切地观察血压，以服用较少的药量而又维持较正常稳定的血压水平为原则。

（4）不轻易变更治疗方案，如需要换某种药物时，最好不要突然停药，尤其是突然停用β受体阻滞剂，可能产生血压的反跳现象。

（七）特殊情况的用药

1. 收缩压增高型（高血管阻力型）　此型老年患者除有血管老化或硬化外，大多数患者伴有不同程度的小血管痉挛。多在失眠、精神情绪激动、气候突然转冷时，收缩压明显增高，舒张压一般不高。治疗以血管扩张剂为主，如消心痛、心痛定、络活喜及具有血管扩张作用的中药如防己、黄芩、钩藤、益母草、赤芍、罗布麻叶等，并酌情加β受体阻滞剂，如心得安、氨酰心安及具有β受体阻滞作用的中药如葛根、佛手、仙灵脾等。

2. 舒张压增高型（高血容量型）　患者一般多体胖，此型因血容量多，可诱发高血压心脏病、高血压脑病、脑出血等。治疗以利尿药为主，减少血容量，减轻心脏容量负荷，如速尿、钠催离及具有利尿作用的降压中药如防己、杜仲、桑寄生、泽泻、茯苓、萹蓄、茵陈蒿、龙胆草、罗布麻等；此型一般禁用β受体阻滞剂。

3. 并发肾功能不良　降压治疗初期常伴有血肌酐升高，这并不意味着肾的结构进一步受损，在血压被控制后肾功能可能会逐渐恢复正常。应用ACEI治疗后血肌酐升高应想到双侧肾动脉狭窄，尤其在肾功能不全患者在应用ACEI最初2～3周应该勤查血肌酐浓度。严重肾功能损害者，不适宜选用ACEI，可选用钙拮抗剂或β受体阻滞剂。肾功能衰竭合并顽固性高血压应作血透析治疗。

4. **并发心脏病** 高血压常常并发左心室肥厚、冠心病、心肌梗死、心力衰竭，其处理办法如下：左心室肥厚可能与血压水平、心脏作功增加、RAS作用有关。左心室复原与血压关系不大，如血管扩张剂虽能降低血压但不能使肥厚心肌复原。高血压合并左心室肥厚患者可选用具有β受体阻滞作用的中药、钙拮抗中药以及ACEI样作用的中药，其目的一是降压，二是使正在肥厚的心肌逐渐得以逆转。

对急性心肌梗死，ACEI治疗能缩小梗死面积和提高存活率。急性心肌梗死合并严重高血压时应积极控制高血压，紧急降压可以用硝普钠，根据需要随时调整剂量，也可用硝酸甘油静脉滴注，情况不十分紧急时还可选用具有β受体阻滞剂、钙拮抗剂和ACEI样作用的中药进行治疗。

5. **对高血压合并急性左心力衰竭** 可选用硝普钠，一般情况下可选用具有ACEI作用的中药以及具有利尿作用的中药；在应用洋地黄以及具有洋地黄样作用的中药时尤其要注意防止和纠正低钾、低镁血症。

6. **合并糖尿病** 高血压病伴发糖尿病时，在使用药物降压之时，必须注意到有些降压药会影响血糖、血脂代谢，例如噻嗪类利尿药、β受体阻滞剂长期应用均会引起血脂升高、血糖升高、血尿酸升高。因此患有糖尿病的高血压患者，应避免选用这些降压药，此时适宜选用ACEI以及具有ACEI样作用的中药，因为ACEI不影响代谢同时还能降低肾小球内压力，可以防止和延缓糖尿病肾病的产生。

7. **合并脑血管动脉粥样硬化** 高血压病同时患有脑动脉狭窄者，宜选用具有钙拮抗作用的中药和ACEI样作用的中药，这样既可降低血压又能增加脑血流量。

8. **无症状性高血压** 如何辨证论治高血压尤其是高血压前期或1、2级高血压，往往症状不典型，多数表现为无症状性高血压，使中医的辨证论治信息量少，辨证难度增加。针对无症状性高血压，中医辨证思路应以"治未病"理论和"中医体质分类"学说为基础。"治未病"理论，肇源于《金匮要略》云："见肝之病，知肝传脾"，患者已有血压增高，但症状不明显，这种状况中医称为"欲病"。《备急千金要方》云："上医医未病之病，中医医欲病之病。""欲病"状态的高血压患者，需根据体质偏颇、高血压疾病特点进行辨证分析。高血压"已病"多见眩晕、头痛，1997年国家技术监督局制定《中医临床诊疗术语》将高血压的中医病名对应为"风眩"。"诸风掉眩，皆属于肝"，故高血压"已病"状态为"肝病"，治其"欲病"当先"实脾"。但实脾为治疗原则，非单纯健脾补气，而应结合中医体质学说，痰湿质则健脾渗湿，阴虚质则滋补肝肾，阳亢质则平肝潜阳，瘀血质则活血化瘀。

《灵枢·通天》指出："盖有太阴之人，少阴之人，太阳之人，少阳之人，阴阳和平之人。凡五人者，其态不同，其筋骨气血各不等。"其中，太阳之人，多阳而少阴，必谨调之，无脱其阴，而泻其阳，有研究表明，肝阳上亢证、肝火亢盛证、阴虚阳亢证或痰湿壅盛证与太阳之人密切相关。许多学者对371例原发性高血压患者的中医体质辨证研究,通过体质研究发现,高血压的中医体质主要是由痰湿质、湿热质、阴虚质构成,包含部分的瘀血质。宋红普等学者对476例原发性高血压临床体质调查发现高血压体质主要表现为肾虚、郁滞、阴虚内热和虚寒等特点。这种中医体质分类方法为无症状性高血压的辨证论治提供了一定的依据。依据体质辨证,使高血压可依证选方,用药遵循中医理论,从而提高临床疗效。

五、中医药治疗高血压病的问题与展望

高血压是当今世界上流行最广泛的疾病,同时又是引起脑卒中、冠心病和肾功能衰竭的重要危险因素。人们称之为"无形杀手"。据调查,我国目前高血压患者多达1亿多,并有继续增加的趋势;我国每年由高血压导致的脑卒中患者将近150万。给社会、家庭和个人带来了沉重负担。特别值得注意的是,我国人民对高血压的知识了解较少,对该病的危害认识严重不足,积极采取行动的人更少。我国目前高血压的流行存在"三高三低"的现象,即患病率高、致残率高、死亡率高。知晓率低、服药率低、控制率低。如何有效地预防及早治疗并有效地控制血压、减少靶器官的损害,是医务工作者的重要任务。

由于不良反应少,适合于长期服用,且药源丰富,因此中药治疗高血压具有广阔的发展前景。近二十年来,应用现代研究方法,证实了中草药的降压作用和改善症状的疗效。中医药治疗高血压主要是遵循中医传统的辨证治疗精神,谨守病机,各司其属,疏其血气,令其调达,而致和平,以实现机体阴阳平衡。从而改善与高血压有关的各种血液动力学和神经体液调节机制,达到降压、逆转左室肥厚、改善左室功能、增加冠脉血流储备能力,从而改善心肌缺血现象,减少心律失常的目的。所以说,这正是中医辨证疗法多环节、多层次、多途径整体调节作用的结果。

1. 在高血压病的研究中仍存在以下一些问题。

(1)中医药降压疗效的总体趋势难以估计。缺乏大规模、多中心、随机对照及前瞻性的研究,多数报道属于个案报道及个人经验总结,仍停留在对降压疗效的简单观察。其观察指标、实验方法明显滞后。

(2)辨证分型标准尚未统一规范。

(3)中医基础理论尚未有突破。

(4)缺少规范化的临床药理工作,临床药理研究中配合变化、量效关系等因成分不清而未知数甚多。

(5)中药剂型与西药比较仍有一定差距。如文献报道疗效普遍较好,可重复性较差;临床辨证治疗缺乏规范化,辨证分型混乱,治法上诸法并立、诸方并提,疗效判定标准不统一;科研设计欠严密,多数没有随机对照,很难选出一个比较公认的重复性较好的治疗方案。因此应强调科学、准确、客观地评价中医临床资料,建立统一的辨证分型和疗效评定标准。

2. 今后,中医药研究高血压病应着重加强以下方面。

(1)加强中医药的降压疗效研究。结合临床开展方剂、药物的实验研究,对有效方药进行药物化学、药理作用等方面的研究、筛选,发掘有效药物,如对具有较强而可靠降压作用的单味、单体药的进一步筛选及充实于复方中的研究。

(2)中医的临床研究应像西医一样开展横向联合,将一些已有一定基础和发展前景的验方进行大样本、多中心、随机对照及前瞻性的临床研究,设置合理的对照组,并尽可能地利用现代科研手段,减少同一水平重复研究所造成的资源浪费,以期阐明中医药治疗本病的机制,研制出疗效确切、使用方便、毒副反应小的中药。其次,临床研究中,还需注意剂型的选择,使之高效、价廉、服用方便、不良反应小,从而提高患者治疗的依从性。现阶段对中、重度高血压病的治疗,应配合西药降压药物为宜。

(3)应加强实验室方面的研究。中医对高血压的机制尚需做大量的研究工作,除了临床研究外,还应加强实验室方面的研究,探讨中医药的降压疗效机制。可以从改善血液流变性、调整血脂和氧自由基水平、抗动脉硬化、心肌细胞内钙离子超负荷状态、心肌间质网络的重塑、血管紧张素Ⅱ的受体表达、心肌原癌基因的表达以及神经、体液、内分泌等对高血压的调控等方面入手。

六、病案举例

案例1:年某,男性,48岁。2005年3月5日初诊。

病史:患者1个月来自觉头晕,头胀,头痛,胸闷心烦,口苦口干,夜寐欠佳。就诊于某医院,测血压178/102 mmHg,给予"氨氯地平片""美托洛尔"等药。服药后,血压仍波动在160/100 mmHg,临床症状改善也不明显。求治于中医。就诊时,舌质暗淡红,苔黄微腻,脉沉弦。

西医诊断:高血压病2级(很高危)。

中医诊断:眩晕。

中医辨证:肝肾阴虚,风痰内扰。

处方:温胆汤合半夏白术天麻汤加减。竹茹15 g,枳实10 g,半夏10 g,天麻15 g,茯苓15 g,葛根20 g,生地15 g,白芍10 g,黄芩10 g,枸杞子15 g,白术10 g,石决明30 g(先煎)。7剂,水500 mL煎至300 mL,每日2次,早晚分服。

二诊:2005年3月13日,血压150/92 mmHg,头晕,头胀,头痛,胸闷,心烦等症明显改善,仍感口干伴有便秘,3月5日方去石决明,加酒大黄4.5 g。

三诊:2005年3月28日,3月13日方加减连服15剂,临床症状消失,血压多次检查保持正常。

案例2:凌某,男,65岁。2012年1月14日初诊。

病史:患者自诉3年来,反复出现头痛、头重、眩晕伴胸闷、心悸、食欲差,加重

1周。就诊时血压208/122 mmHg,予络活喜5 mg,每日1次;美托洛尔47.5 mg,口服,每日1次;吲达帕胺1.5 mg,每日1次。1周后,患者症状稍有改善,但血压仍波动在170～180/90～100 mmHg之间,要求配合中药治疗。就诊时患者舌质淡白,舌体胖大、边有齿印,苔白,脉弦滑。

西医诊断:高血压病2级(很高危)。

中医诊断:眩晕。

中医辨证:脾虚失运,痰湿壅盛。

治则:健脾益气,化痰祛湿。

处方:半夏白术天麻汤加减。半夏12 g,白术12 g,天麻15 g,黄芪30 g,党参15 g,茯苓20 g,陈皮10 g,桂枝10 g,葛根15 g,薏苡仁30 g,远志6 g,浙贝母12 g。7剂,水煎服,500 mL煎至300 mL,每日1剂,早晚分服。

二诊:2012年1月21日,服药后,头痛消失,头晕减轻,舌质淡,苔薄白,脉弦,测血压164/94 mmHg,1月14日方去薏苡仁,加淮牛膝10 g,继服14剂。停用西药吲达帕胺。

三诊:2012年2月5日,药后患者头晕消失,1月21日方加减再服20剂,血压控制在140/90 mmHg以下。

案例3:周某,女,67岁。2012年11月4日初诊。

病史:患者出现间断性头晕8年余,确诊为高血压病,长期服用络活喜、洛丁新、拜阿司匹林等药。近1周来上症加重而就诊。刻诊:头晕,头重伴有脸红目赤,胸闷,心悸,心烦易怒,腰膝酸软,夜寐欠佳,舌质红,苔薄黄,脉弦。血压180/72 mmHg。

西医诊断:高血压2级(很高危)。

中医诊断:眩晕。

中医辨证:肝肾阴虚,风火上扰。

治则:滋补肝肾,息风潜阳。

处方:镇肝熄风汤加减。柴胡10 g,生白芍15 g,生地15 g,怀牛膝15 g,天冬12 g,天麻15 g,生龙骨30 g(先煎),生牡蛎30 g(先煎),龟板15 g(先煎),葛根15 g,当归12 g,山栀10 g。每日1剂,水煎服。

二诊:2012年11月10日,服10剂后,脸红目赤已退,头晕、胸闷、心悸、心烦易怒等症状明显减轻,血压150/68 mmHg。11月4日方去生龙骨、生牡蛎,加枸杞子15 g,菊花10 g。14剂,每日1剂,水煎服。

三诊:2012年11月25日,症状消失,血压136/68 mmHg,11月10日方改为颗粒剂,再服30剂,血压稳定在140/70 mmHg以下。

案例4:邱某,女,57岁。2016年7月23日初诊。

病史:2年来患者头晕、头部隐痛经常发作,于某医院确诊为高血压,长期服用左旋氨氯地平2.5 mg，替咪沙坦80 mg等药，但血压也波动在160～175/95～100 mmHg。1周来头晕加剧，伴神疲乏力，面色不华，心悸心慌，夜寐欠佳，舌质淡红，苔薄白，脉沉细。心电图示：心肌缺血。血压156/95 mmHg。

西医诊断：高血压病2级（很高危）。

中医诊断：眩晕。

中医辨证：气血两虚。

治则：补益气血。

处方：八珍汤加减。党参15 g，黄芪15 g，白术12 g，茯苓30 g，川芎10 g，当归10 g，炒白芍15 g，熟地黄12 g，山茱萸12 g，炙甘草6 g，大枣5枚，珍珠母30 g。颗粒剂，早晚各1包，开水冲服，7剂。续用左旋氨氯地平2.5 mg，替咪沙坦80 mg，每日1次。

二诊：2016年7月30日，患者自诉头晕、倦怠乏力症状有所改善，血压138/84 mmHg，效不更方，7月23日方继服10剂。

三诊：2016年8月9日，患者症状明显减轻外，血压130/80 mmHg，嘱患者停用替咪沙坦，7月30日方去珍珠母，加天麻15 g。颗粒剂，早晚各1包，开水冲服，15剂。

四诊：半个月后，血压稳定，无头晕、头痛，精神状态好，面色正常，劳累后伴见心悸、乏力；舌质淡，舌边有齿痕，苔白，脉沉细。

处方：党参30 g，黄芪30 g，白术12 g，茯苓30 g，川芎10 g，当归10 g，炒白芍15 g，熟地黄12 g，山茱萸12 g，仙鹤草15 g，巴戟天15 g，炙甘草6 g，大枣5枚。颗粒剂，早晚各1包，开水冲服，30剂。随访至今，血压一直稳定在125～135/75～80 mmHg。

案例5：杨某，男，75岁。2016年11月21日初诊。

病史：反复发作头晕近7年，伴有心悸气短，乏力、腰酸、畏寒肢寒，夜眠欠佳，食欲不振，大便稀溏。确诊为高血压病已6年，长期服用络活喜、美托洛尔、钠催离（吲达帕胺片）等药，血压波动在160～200/60～70 mmHg之间。近日劳累太甚而致头晕加重，故求诊。查体：心率89次/分，血压186/65 mmHg，舌质暗淡红，舌苔白腻，脉沉细带滑。

西医诊断：高血压病3级（很高危）。

中医诊断：眩晕。

中医辨证：脾肾两虚，痰湿内阻。

治则：健脾补肾，温阳化痰。

处方：党参15 g，炒白术15 g，茯苓20 g，山药15 g，牛膝15 g，枸杞子15 g，巴戟天15 g，桂枝10 g，泽泻15 g，砂仁6 g，木香5 g，丹参15 g。水500 mL煎至300 mL，每日2次，7剂。西药仍继续使用。

二诊：2016年11月28日，服药后患者头晕明显改善，余症依然，血压下降158/65 mmHg。效不更方，11月21日方续服15剂；同时停用钠催离。

三诊：2015年12月12日，所有临床症状均明显改善，血压为148/62 mmHg，11月28日方去泽泻、砂仁、木香，加鹿角霜15 g，黄芪15 g。颗粒剂，每日2次，每次1包，开水冲服。30天后改为2天1剂。随访至今，头晕未再发作，血压可控制在140～150/60～70 mmHg。

按语：西药的降压作用较快，但干咳、水肿、性功能减退等不良反应也较大，所以患者的依从性受到很大的影响。近几十年来，应用现代研究方法，证实了中医中药的有很好的降压作用和改善症状的疗效，而且由于中药不良反应少，适合于长期服用，且药源丰富，中药治疗高血压具有广阔的发展前景。中药复方虽然没有西药降压速度快，但其临床疗效确切，降压较为平稳，疗效持续时间长，能明显改善患者临床症状及生活质量，不良作用小，体现中医药特色，从而增加患者的依从性，对高血压的控制达标非常有利。

第五节　慢性心力衰竭

心力衰竭是由于心脏结构和功能性疾病导致心室充盈和射血能力受损而引起的一组临床综合征，是各种心血管疾病的终末表现。目前全球心力衰竭患者数已高达2 250万，并以每年200万例的速度递增，常因症状恶化而频繁和反复住院。尽管按照指南的规范治疗，但是心力衰竭患者的死亡率仍然很高，3年内病死率约30%，5年病死率约60.70%，对于病情严重者（纽约心脏协会分级Ⅳ级者）1年内病死率可高达50%～70%。研究慢性心力衰竭的中医病机和辨证治疗，提高患者生活质量，降低再住院率和心血管事件发生率有着广阔的前景。

一、中医对慢性心力衰竭的认识

据现代医学对于心力衰竭概念的定义，可将其归属于中医的"心悸""喘证""水肿"等范畴。心力衰竭相关的病名最早见于《内经》。《灵枢·胀论》曰："心胀者，烦心短气，卧不安。"《灵枢·天年》曰："心气始衰，苦忧悲，血气懈惰，故好卧。"《素问·水热穴论》曰："水病下为跗肿大腹，上为喘呼，不得卧者，标本俱病。"《素问·痹论》："脉痹不已，复感于邪，内舍于心。"又云："心痹者，脉不通，烦则心下鼓，暴上气而喘。"虽然《内经》没有提及心力衰竭病名，但就其表现来看，与现在临床所见的慢性心力衰竭表现相似。唐代孙思邈在《备急千金要方·心脏门》中首次直接提出"心力衰竭"这一病名。宋代《圣济总录·心脏门》有云："心力衰竭则健忘，不足则胸腹胁下与腰背引痛，惊悸，恍惚，少颜色，舌本强。"《医方辨难大成》曰："人身主宰者心……心之气尤贵充足……人身运用者心,心之血固贵滋荣……否则,心先受病……即如怔忡之证……而心系悬悬者,即心脏之衰败也。"可见诸医家所提及的心力衰竭于今天之心力衰竭本质是一样的。

二、慢性心力衰竭的易患因素与病因病机

(一)易患因素

1. 先天禀赋不足　先天发育不全,精气亏虚,心失濡养,心气虚损,久则发为本病。

2. 外邪入侵　外邪侵袭,内舍于心,使心之气血阴阳功能失调而发本病。

3. 久痹入心　风寒湿邪反复侵袭肌肤、关节、脉络发而为痹,久痹入心,心阳受累,可影响心脏功能而发本病。

4. 情志失调　肝失疏泄,肝气郁结,横逆乘脾;或思虑过度,损伤脾气,脾虚失运,痰浊内生,蕴久化热,痰火内盛,灼烁心阴;心阴亏损,心火亢盛,亦可损及心之阴阳气血而发为本病。

5. 久咳伤肺损心　肺主气,心主血;肺朝百脉,心主血脉。久咳损伤肺气,气虚无力行血,则肺之血脉瘀阻,影响及心,发为本病。

6. 老年体衰,心脾肾亏虚　心气虚则血行无力,瘀血阻滞;脾气虚则运化失健,痰湿内生;肾阴虚不能上交于心则心火亢盛,肾阳虚无以温助脾阳则痰湿内生,痰停于肺,肺失宣肃,肺气上逆为咳,久则伤肺损心而发本病。

以上各种病因均可引发为慢性心力衰竭。

(二)病因病机

1. 心肺气虚　心主血,肺主气,两者相辅相成,互相影响。如咳嗽日久,肺气受损,以致心气不足,血脉不畅,可出现心悸、气短、唇紫等;若心气虚衰,血脉不畅,则肺失肃降,津液不布,聚而为痰,痰湿阻肺,则呼吸喘促、憋闷气短、咳吐泡沫痰或咯血。肺气不宣则水道不通,津液蓄积而为水饮,外溢肌肤,发为浮肿,甚者可出现阳气虚脱、冷汗淋漓、面色灰白、口唇紫暗、神昏脉微等危重证候。

2. 心脾肾虚　心气虚日久及肾,后天脾胃受损无力充养先天,均可使肾阳不足;久病肾虚,肾阳虚难以资助心阳、脾阳,终可致心脾肾阳虚弱,阴寒内生之证。临床上可见到气短乏力、畏寒肢冷、心悸怔忡,则呼多吸少、气短难续、小便频数,夜尿增多或尿少水肿等症状。病情严重者可因水气上逆、凌心射肺而见心悸、咳喘倚息不能卧、咯吐泡沫样痰。

3. 气阴两虚　气虚日久,阴津生成减少;或长期治疗过程中过用温燥、渗利之品损及阴津,形成气阴两虚或阴阳并损的证候,可见心悸,气短乏力,倦怠懒言,口干舌燥,五心烦热。

4. 血阻水停　心主血脉,心气虚,血行不畅则瘀血内生;疾病后期,肺、脾、肾

均伤,肺为水之上源,虚则水气通调不利,脾主运化水谷,肾主水液,司二便,三脏功能失常,则水液代谢紊乱,停积于内,泛溢于外而成水肿。另外,血瘀则水停,水停则血阻,两者可并存而为病。

三、慢性心力衰竭的主要病机特点

心肺气虚,心血瘀阻,水饮内停是慢性心力衰竭的主要病理机制;其病位在心,涉及肺、肝、脾、肾。

四、慢性心力衰竭的主要证候特点

本病的证候特点以正虚为本,有阳虚、阴虚、气虚、血虚之别;以邪实为标,有血瘀、水饮、痰湿之异,大多为虚实夹杂证。初起病在心肺,症见心悸、咳嗽;久病累及脾肾,可有水肿、动者喘促等;心阳虚脱之心力衰竭危重证,可见汗出肢冷、咳喘倚息不能卧、咯吐泡沫样痰或痰中带血、面色晦暗、口唇青紫。舌质淡红或舌质青紫有瘀斑,瘀点,脉沉细或沉涩等。

五、慢性心力衰竭的治疗思路与方法
(一) 辨证思路

1. 辨病位,以心为本,关联五脏　心主血脉,气血流通有赖于心气之推动,心阳之温煦,心阴之滋润,然而心气为其根本。心力衰竭出现的主要症状为乏力、短气、气促,水肿等,基本病机是心气虚,而且心气虚贯穿于本病全过程。临床上亦多从补益心气之法治疗取效,常选用人参、黄芪、炙甘草等补益心气的中药。如心力衰竭严重,见喘促、肢冷、汗出等心阳欲脱之象,常选用肉桂、熟附子、龙骨、牡蛎等温通心阳中药。现代对心气虚证的客观化研究也证实了心功能不全与心气虚证、心阳虚证有相关性。人参、黄芪、肉桂、附子的现代药理研究也证实了其强心、提高EF值和对心功能的改善作用。心系阳脏,水邪犯心,心阳虚损,失于温化,心气虚弱,鼓动无力;水降于肺,制于脾,统于肾,故肺虚不能通调水道,脾虚不能运化水湿,肾虚气化失司,则水湿停留,凌心射肺,又加重了心力衰竭的症状;心气鼓动无力,血液运行滞缓,则血瘀不畅,又影响肝气疏畅,加重血瘀,血瘀内阻则又加重了本病。故心力衰竭病位在心,关联五脏,辨证要以心为本,系统地分析心与五脏间生克制化的关系,重视证候出现的规律,调理相关各脏的功能。

2. 辨标本,分虚实,权衡缓急　慢性心力衰竭患者,由于长年疾病致使其体质多以气虚为基础,兼有瘀血、痰浊、水停等病机。心主血脉,血脉运行全赖心中阳气的推动,心之阳气亏虚,鼓动无力,血行滞缓,则血瘀脉阻。心气亏虚,火不生土,脾气亏虚,致运化失职,土不制水,水湿浸渍,外溢肌肤则为肿,内聚停滞则为饮;脾气亏虚,土不生金,肺气虚弱而失于肃降,不能通调水道下输膀胱,停聚为饮;心

阳亏虚不能下温于肾,肾阳虚损,气化无权,关门不利,水湿不能宣泄,泛溢肌肤则为肿。可见心气虚、心血瘀阻、水饮内停是慢性心力衰竭的主要病机,心气虚衰,瘀血阻脉贯穿着慢性心力衰竭的全过程,也就是说,心力衰竭为本虚标实之证,本虚是心气(阳)亏损,标实是由于心气虚而致的肺脾肾功能失调所出现的水、饮、瘀留聚。本虚标实,以本虚为急,应治本为先。

3. 辨阴阳,分主次,别轻重 《景岳全书》指出:"凡诊病施治,必须先审阴阳,乃为医道之纲领,阴阳无谬治焉有差,医道虽繁,而可以一言蔽之者,曰阴阳而已。"心力衰竭是一个复杂的临床综合征,病位在心而关联五脏六腑、气血、阴阳,辨证应以阴阳为纲,分清主次。心气虚是心力衰竭最基本的病机,辨证时必须分清是心气虚,还是心阳虚;抑或心气阴两虚。要分清主次、轻重程度,才能提出针对性的治疗方法。譬如,心力衰竭初始,心气虚弱,仅感乏力、气短、平卧则胸闷憋气;病情加重,气阴两虚,心悸,气短,胸闷,喘咳咯白黏痰,不能平卧;心气亏损,损及心阳,心悸,气短,胸闷,足踝肿胀,颈静脉怒张。这三个证候,代表着心力衰竭病势由轻向重进展的三个不同程度的证候类型,阴阳迥别,轻重不同。

4. 病相结合,灵活施治,勿囿于一法 慢性心力衰竭患者病情常易于变化,反复发作。在发病初期,气虚血瘀是心力衰竭的基本证候。心阳虚是疾病发展的标志,多见于心力衰竭中后期;阴虚证可见于心力衰竭各期,是心力衰竭常见的兼证。早期阴虚多与原发疾病有关,中后期阴虚则是病情发展的结果,亦可因过用利尿剂所致。在心力衰竭的中后期,心阳亏虚累及肾阳,致命门火衰。肾阳虚亏,气不化津,津失敷布,则停而为水,病情直转急下,病势凶猛难挡,变化莫测,极易内攻脏腑,危及生命。

总之,慢性心力衰竭为本虚标实之证,其基本病机是心气亏虚,瘀血阻滞,水液潴留,临床一般以温阳益气,活血利水为基本治法。然病有新久,邪分寒热,正邪虚实之间,又当权衡标本缓急,故临证时要把握基本病机,详审证情,辨病与辨证相结合,在结合西医诊断辨病治疗的同时,灵活的辨证施治,审度处方用药,不可囿于一法。

(二)基本治则

1. 以心为本,兼顾他脏 心力衰竭的治疗应以心为本,重点调理心脏的气血阴阳。然而,心病不是孤立的,常与其他脏腑功能失调相关联,所以治疗心力衰竭应以心为本,兼顾他脏。应分析心力衰竭临床证候的特点及规律,从心与各脏的生克制化关系,找出病机的症结而后调理。心力衰竭的病机主要为心气(阳)虚损,饮、水、瘀聚留。治疗以益心气,温心阳为主以治其本;化饮、利水、祛瘀以治其标;因水降于肺、制于脾、统于肾;故治疗心力衰竭又常常肃降肺气以通调水道,温阳健脾以运化水湿,化饮祛痰;温肾以化气利水;疏肝行气以活血化瘀。

2. 本虚标实,重在补虚,勿忘泻实 心力衰竭的病机为本虚标实,以本虚为急,其治应重在补虚,以补益心气,温补心阳为主;然而,水饮瘀血等实邪不祛,影响心气(阳)的复振,故补心扶正,勿忘泻实,泻实以逐饮利水,活血化瘀祛其邪。所以无论是初期、中期、还是晚期的治疗,均应将益气放在首位,在益气的基础上加以活血利水法。

3. 调补阴阳,温补为上,勿过伤阴　心力衰竭的治疗以心为本,调理心之气血阴阳。《素问·生气通天论》说:"阳气者,若天与日,夫其所则折寿而不彰,故天运当以日光明。"心属火,为阳中之阳,人体生命活动有赖于心阳的温煦。心力衰竭就是因为心阳气虚衰,功能不全,血脉运行不畅,以致脏腑经脉失养,功能失调。调理心之气血阳阳中,应当阴阳分治,温补为上。临床表现为阳虚阴盛,形寒肢冷,面白肢肿者当用附片、肉桂温补心阳;心气虚而寒象不明显者又当用甘温之法,首选人参、黄芪、白术、甘草、半夏,甘温补益心气,祛痰以通心阳;心气阴虚者,多在甘温补益心气的基础上加用滋阴养心之品,以达益心气、养心阴、通心脉之效。临证治疗心力衰竭用药中虽以温补为上,且勿过温伤阴,调补阴阳以平为期。

4. 水饮瘀邪,祛邪从速,以顾护阳气　水、饮、瘀是心力衰竭的病理产物,是由心气心阳亏虚而致,瘀从气虚来,水饮由阳虚生。治宜温益心气,化瘀通脉;温补肾阳,化气利水;温脾健运,蠲饮除湿。水、饮、瘀乃阴邪,留久必伤阳气,故祛邪从速以顾护阳气。

(三)中医证候分类及治疗

在临床中慢性心力衰竭一般分为:心血瘀阻、痰浊壅塞、阴寒凝滞、心肾阴虚、气阴两虚、阳气虚衰六个证型。临证中往往多个证型同时出现,很少单一出现,而且表现复杂,但气虚血瘀水停是其主要病机。根据多年的临床实践,认为应分早、中、晚三期,结合证候分类加以治疗。

1. 早期——气虚血瘀证

症见:心悸、气短,活动劳累后加重、疲乏无力、面色淡白或自汗、胸闷痛、阵发性刺痛、固定、拒按,唇甲青紫、舌质暗淡或有瘀斑、脉沉涩或无力。

治疗法则:益气活血,强心通脉。

方药:生脉养心汤合活血通脉汤(经验方)加减。

组成:党参30 g,黄芪30 g,麦冬10 g,五味子10 g,炙甘草10 g,桂枝10 g,三七粉3 g(另冲),仙鹤草30 g,当归10 g,红花6 g,泽兰10 g,丹参15 g,酸枣仁15 g,生白芍15 g。

方解:方中以黄芪、党参益气为主,二药同用有较强的补中益气作用。黄芪味甘,微温,有健脾补中,益卫固表之功,对于治疗心病中主要病机为心阳心气不足,及由其不足导致的血瘀、水肿有显著作用。党参为补气健脾之要药,能补气健脾,养血生津,且功效迅速;现代医学研究,其所含皂苷、菊糖、微量生物碱、淀粉等对人体多脏器有不同程度的强壮作用，能提高人体的适应性。再者，麦冬、五味子与党参为生脉饮组方，合酸枣仁养心、安神、敛汗，补心气而养阴；桂枝、炙甘草助心阳，温经脉，使阴阳相济。当归、红花、泽兰、丹参均可行气化瘀，且泽兰能活血行水消肿，善于利血中之水；丹参合三七粉还有补血之功，可养血化瘀。仙鹤草有补虚、强壮的作用，配合党参补气养血；生白芍养血而柔肝，缓急而止痛，防瘀化而正伤。诸药合用，共奏益气生脉，活血化瘀利水之功。

2. 中期——气阴两虚兼血瘀证

症见：心悸、气短、倦怠懒言、口渴，面色少华、五心烦热、头晕目眩、胸闷隐痛、遇劳则甚、腰膝酸软、舌偏红而干或有齿印，脉细弱无力或结代。

治法：益气养阴，活血通络。

方药：生脉养心汤加减（经验方）。

组成：党参30 g，黄芪30 g，麦冬15 g，五味子10 g，炙甘草10 g，桂枝6 g，三七粉3 g（另冲），仙鹤草30 g，红花6 g，泽兰10 g，丹参15 g，茯苓30 g。

方解：党参、麦冬补气养阴，救脱生津，互补为用，党参益气，可助麦冬养阴，麦冬清热，可制党参温燥，共奏益气养阴，补气救脱，清热安神之功。黄芪味甘，微温，有健脾补中，益卫固表之功；茯苓健脾强心，和党参、黄芪配伍益气养阴；佐丹参、三七粉、红花、当归养血活血，改善心肌微循环，保护心脏；桂枝温通心阳。诸药合用，共奏益气养阴，活血利水之功。

3. 晚期——阳虚水泛证

症见：心悸、眩晕、胸闷气短、胸脘痞满、腹胀，稍活动即明显症状加重，畏寒肢冷，小便短少或下肢浮肿，严重者可出现胸水、腹水、全身浮肿、水饮凌心射肺则心慌不能平卧、咳白痰或泡沫样痰、舌淡白或紫暗、脉沉细或沉微欲绝。

治法：温阳利水，强心通脉。

方药：温阳通脉汤加减（经验方）。

组成：熟附子12 g（先煎），炙甘草10 g，干姜10 g，茯苓30 g，白术12 g，葶苈子30 g，桂枝12 g，丹参15 g，川芎10 g，鹿角霜10 g。水煎服，每日1剂，分2次温服。

方解：方中附子味辛甘而性热，温振元阳，含有强心成分。干姜为温暖脾胃之主药，温中散寒，温心通脉；茯苓健脾渗湿，白术健脾燥湿；桂枝温经通脉，助阳利水，平降逆气；炙甘草补中益气；加用鹿角霜以温肾助阳；丹参、川芎以行气活血。全方在温补心阳的同时，兼以温补肾阳、脾阳之品，助心阳以治本，配以行气活血之药，诸药合用，具有振奋心阳、温通经脉、活血利水之功。

4. 中成药

（1）生脉饮：每次服2支，每日3次。适用于本病气阴两虚者。

（2）参麦注射液：40 mL加入5%葡萄糖氯化钠注射液250 mL中静脉滴注，每日1～2次。适用于本病气阴两虚者。

（3）北芪注射液：20～40 mL加入5%葡萄糖氯化钠注射液250 mL中静脉滴注,每日1～2次。适用于本病心气虚者。

（4）参附注射液：20～40 mL加入5%葡萄糖氯化钠注射液250 mL中静脉滴注,每日1～2次。适用于本病阳气虚者。

六、临床心悟

（一）慢性心力衰竭主要症状的处理

1. 喘促的处理　心力衰竭的喘促可分为实喘和虚喘。

（1）实喘：常表现为外邪壅实,如肺源性心脏病(肺心病)合并肺部感染,长期肺瘀血的患者在合并感染等治疗上可按前文的痰热壅肺证处理。

（2）虚喘：肺主呼气,肾主纳气,虚喘之由,主要为肺气虚喘及肾气虚喘两种。两者之共同点为喘促日久,动则喘息更甚;两者的区别:肺气虚喘多为气阴两伤所致,常伴语声低微,自汗恶风,易感冒,或口干面红,治以益肺定喘,代表方为生脉散合参蛤散。治疗过程中出现气阴两虚者,治疗以生脉散为主。肾虚气喘为肾阳不足,气不归元,肾不纳气而喘,以呼多吸少为特点,伴腰膝酸软,面青肢冷等肾阳不足证,治宜补肾纳气。代表方为人参胡桃汤。如水不化气凌心射肺,则气喘兼心悸,尿少浮肿,腰酸肢冷畏寒,舌淡胖,苔白腻,治宜温阳化水,方用真武汤。

2. 水肿的处理　心脏病的水肿可包括风寒袭肺水肿、风热犯肺水肿、脾虚湿困水肿及肾阳虚水肿等。

（1）风寒袭肺水肿与风热犯肺水肿：两者皆为外邪犯肺,肺失宣肃,不能通调水道,下输膀胱,致水液输布和排泄障碍,故小便不利、水肿。风寒者宜用麻黄汤,风热者则用麻黄连翘赤小豆汤。

（2）脾虚湿困水肿：脾虚运化失司,水湿为患而发为水肿,治宜温化水湿,通阳利水,用实脾饮。

（3）肾阳虚水肿：肾虚不化、小便不利水肿常伴有腰膝酸软沉重,阴囊湿冷等症,治宜温阳利水,方用济生肾气丸。心力衰竭后期水肿,由于正气虚衰,脾胃虚弱,不能化生水谷精微,致精血生化乏源。张介宾在注《素问·阴阳应象大论》"精化为气"时说:"精化为气,谓之气由精而化也。"夫气赖精化,精盈则气盛,精少则气衰,精亏血耗,阳气化源欲竭,则水肿加重,表现全身重度浮肿及腹水难消,小溲量少。西医学认为心力衰竭后期胃肠黏膜瘀血、缺氧、水肿,营养吸收障碍;肝瘀血,肝功能不良,合成蛋白能力下降,可出现低蛋白血症而加重水肿。此时宜适当使用健脾和胃,补血填精之品,如香砂六君汤、当归补血汤等。

（二）控制感染,预防发作

慢性心力衰竭患者病情的加重76%是由于感染所致,故防治感染是预防心力衰竭发作的最为重要的一环。在感染之中以肺部感染最为常见。一般感冒初起多为病毒感染,病毒感染表现为风寒者,治以辛温解表,方用荆防败毒散;表现为风热者,治以辛凉解表,方选银翘散加板蓝根、大青叶等。如病毒感染未能及时控制,接踵而来的是细菌感染,致病菌可能为革兰阳性菌、革兰阴性菌、支原体、真菌等。常用中药如蒲公英、紫花地丁、连翘、金银花、黄芩、鱼腥草等具有抗革兰阳性菌作用;白头翁、秦皮、槐花、射干、大黄、川朴、丁香、木香等具有抗革兰阴性菌作用。对于难治性的肺感染,参照仙方活命饮的处方办法处理,除清热宣肺之外,尚须加活血除痰药如桃仁、丹参、皂刺、桔梗、白芷等,有利于痰热的消除。用于肺部痰热壅盛、久治不愈之证常取得良好效果。而对于反复出现感染的心功能不全患者,由于久病耗气,正气亏虚,治宜扶正祛邪,仿外科托里透脓之法,以人参、黄芪、当归等补益气血,酌加少量清热除痰之品以祛邪。感染控制后可服用玉屏风散以益气固表,防治感冒,同时可配合饮食疗法以补气御邪。

(三)控制心率,增加心室充盈时间

将心率控制在60～90次/分,是心力衰竭治疗的一个重要环节。中药防己、川芎、藁本、海金沙、葶苈子、丹参、赤芍、桃仁、红花、牡丹皮、桑白皮、柴胡、茵陈蒿、薏苡仁等亦有钙离子拮抗作用,可减少钙离子进入细胞内,具有负性肌力作用,并能扩张冠状动脉,增加等容舒张期时间及等容舒张期时的冠脉充盈量。故可在辨证用药的基础上选加以上中药以提高疗效。

(四)针对心力衰竭发病的基础病的治疗

应针对心力衰竭发病的基础病如高血压病、冠心病、肥厚型心肌病、肺源性心脏病、心肌炎等病的积极治疗,以及心力衰竭纠正后的基础病的管理,对心力衰竭患者的预后至关重要。现代药理研究显示,中药黄芪、何首乌、白芍、泽泻、海金沙、胆南星、法半夏等具有抑制血管紧张素作用,防己、川芎、藁本、海金沙等有钙离子拮抗剂样作用,中药淫羊藿、佛手、葛根等有阻滞β肾上腺素能受体的作用,肉桂(水提物及挥发油)、丹参、当归、党参、黄芪、川芎、丹参等可改善心脏舒张功能,改善左室舒张功能。因此,我们如在辨证的基础上根据以上原则适当选用上药,则既体现了中医辨证施治的原则,又能发挥西医学的特长,攻克难点。

(五)对症用药,减毒增效

1. 人参　人参对心脏功能的影响主要是增加心肌收缩力,减慢心率,增加心输出量和冠脉血流量。对人参强心作用原理的研究,初步认为可能与抑制Na^+-K^+-ATP酶活性,促进儿茶酚胺释放或提高心肌cAMP等有关。能降低心肌耗氧量或增加冠脉血流量,提高耐缺氧能力,对心肌有保护作用,具有保护心肌毛细血管内皮细胞及减轻线粒体损伤的作用。

2. 黄芪　有加强心肌收缩作用,对衰竭心脏的强心作用更为显著,并有利尿、扩张血管的作用。临床常用人参15 g(炖服)配黄芪60 g(浓煎),分次饮服。

3. 附子　含有消旋去甲乌药碱,为强心有效成分,具有较强的正性肌力作用,能增加心输出量,扩张外周血管,促进循环。可选用制附子30~40 g(先煎30 min减毒),肉桂6 g(或桂枝15 g),分次饮服。

4. 葶苈子　含有强心苷,能增强心肌收缩力,减慢心率,对衰弱心脏能增加输出量,降低静脉压,其强心作用与毒毛旋花子素K相似,且作用时间快。

5. 麦冬　能显著提高心肌收缩力和心脏泵功能;对心肌有明显保护作用,使显著受损的心肌细胞能获得较快的修复;能提高耐缺氧能力。

6. 川芎　能扩张冠状动脉,增加冠脉血流量,改善心肌缺氧状况。降低血小板表面活性,抑制血小板聚集。

7. 丹参　能扩张冠状动脉,增加冠脉血流量,改善心肌收缩力;改善微循环,有抗凝、促进纤维蛋白溶解、抑制血小板聚集之功能。

8. 桃仁　有抗凝作用;对血流阻滞,血行障碍有改善作用。

9. 川芎、丹参,赤芍　三药合用能扩张冠脉及外周血管,解除血小板聚集,改善心肌供血及缺氧:药用增加全身血流量,促进全身循环。

10. 桃仁、红花、蒲黄、益母草、茯苓皮、猪苓、泽泻、车前草、人参、天麻、白术、川芎、肉桂、益母草、桑白皮、葶苈子、鹿衔草、商陆(先煎减毒)、黄芪　能补气利尿,增强免疫,祛痰平喘;增加利尿之力。

11. 香附、枳实、陈皮、柴胡、降香、佛手、青皮　诸药合用或选择运用有疏肝行气化瘀,增强心肌收缩,强心,减慢心率、扩张冠状动脉的作用。

12. 麻黄、葶苈子　两药组合可宣肺化痰,利水平喘,兴奋心脏,强心利尿,通肺道改善呼吸。

13. 鱼腥草、瓜蒌、前胡　三药组合可以清肺、抗感染,降低心肌耗氧。

14. 黄连、知母、万年青、五味子　可以安神降心火治心力衰竭虚烦不寐。

15. 黄花夹竹桃、万年青、羊角拗、杠柳、福寿草、铃蓝、北五加皮、鹿衔草、葶苈子　具有强心作用:如皆含有强心苷,有类洋地黄样作用。

16. 泽泻、猪苓、茯苓、川芎、丹参、桃仁　能减轻前负荷,减少回心血量,缓解肺瘀血的症状,适量地应用氢氯噻嗪、速尿、硝酸甘油等效果更佳。

七、病案举例

案例1:骆某,女,56岁。2015年11月7日初诊。

病史:患有冠心病7年,心绞痛频繁发作,4年前于上海某医院植入支架两枚后,症状改善。但近1年半来出现阵发性心悸、胸闷,渐见下肢浮肿,多次住院治疗,诊断为冠心病合并慢性心力衰竭。1周前,上述症状再次复发且加剧,求治于中医。刻诊:口唇发绀,心悸气促,活动劳累后加重、疲乏无力、腹部胀满,小便短少,下肢高度浮肿。舌暗淡红,苔白滑腻,脉沉细数。

西医诊断：慢性心力衰竭。

中医诊断：心悸，心痛。

中医辨证：气虚水泛，气血瘀阻。

治则：益气活血，强心通脉。

处方：生脉养心汤合活血通脉汤（经验方）加减。党参30 g，黄芪30 g，麦冬10 g，五味子10 g，炙甘草10 g，桂枝10 g，三七粉3 g（另冲），仙鹤草30 g，当归10 g，红花6 g，泽兰10 g，丹参15 g，茯苓30 g，五加皮15 g。4剂，水煎服，每日1剂。

二诊：2015年11月11日，服药后心悸气促改善、尿量增多，下肢浮肿消失大半。11月7日方去五味子，加车前子15 g。

三诊：2015年11月21日。10剂后水肿消退，腹部胀满也基本改善，但活动后仍有气促。11月11日方加减，前后又服15剂，病症基本稳定。

按语：本案例从发病经过来考虑，其根源为心气衰弱，不能温运中焦水湿，水湿旁走腹部、下肢，气血瘀阻、脉络不通所致。故治疗上采用益气强心，活血利水之法，用生脉养心汤合活血通脉汤加减以治之，全方具有益气生脉，活血化瘀利水之功。

案例2：王某，女，56岁。2014年4月12日初诊。

病史：患者自幼患有风湿性联合瓣膜病变先天性心脏病，因家庭经济困难而未接受换瓣手术方案，年积月累而出现心力衰竭症状，多次住院治疗。近2周来再次出现心悸、气喘，咳嗽咯痰，口唇微绀、畏寒肢冷、小便短少、下肢浮肿等症状。因不愿住院治疗而前来求诊。刻诊：舌质暗淡红，边有齿印，苔薄白，脉沉细数无力。查体：心率128次/分，律齐，两肺底闻及少许湿性啰音，血压98/60 mmHg，两足背轻度水肿压迹。

西医诊断：心力衰竭。

中医诊断：心悸，水肿。

中医辨证：心阳不足，水气内停，痰瘀互结，心脉痹阻。

治则：益气温阳，活血化瘀，泻肺利水。

处方：温阳通脉汤加减（经验方）。熟附子12 g（先煎），炙甘草10 g，黄芪30 g，干姜10 g，茯苓30 g，白术12 g，葶苈子30 g，桂枝12 g，丹参15 g，川芎10 g，鹿角霜10 g。5剂，每日1剂，水煎服，分2次温服。

二诊：药后心悸气喘急减轻，尿量增加、下肢水肿较前消退。前法既已见效，原方加减，再服15剂后，心悸、咳嗽渐平，足背浮肿已退，畏寒减轻，口唇微绀。4月12日方去干姜，加仙鹤草30 g，水煎服，每日1剂。再服12剂后，水肿消退，肢体转温，心悸已罢，唯活动后尚有轻度气急。原方进退，2日服1剂。病情一直稳定。

按语：本案患者本虚标实，阳气虚衰为本，湿瘀互阻为标，病位在心，涉及于肺。治予标本兼顾，补泻并施。黄芪、桂枝、附子、干姜、炙甘草益气温阳复脉；葶苈子、茯苓泻肺逐饮；川芎、丹参行气活血；鹿角霜温肾助阳。诸药合用，具有振奋心阳、温通经脉、活血利水之功。阳气复，血脉通，水湿去，则病逐渐康复。

第六节　中 风 病

中风，又称脑卒中或脑血管意外，是一组突然起病，以局灶性神经功能缺失为共同特征的急性脑血管病。目前心血管疾病、脑卒中、恶性肿瘤已成为人类死亡的三大主要原因。由于脑卒中更是老年人重要的死亡或致残原因，在我国与世界人口老龄化趋势日益加速的情况下，脑卒中的危害性亦日益突出。脑卒中包括缺血性脑卒中与出血性脑卒中两大类，其中缺血性脑卒中约占脑卒中患者总数的75%～85%。脑卒中属祖国医学的"中风""偏枯"范畴。

一、中医对中风病病因病机的认识

有关"中风"的记载，始见于《内经》，如《素问·生气通天论》篇云："阳气者，大怒则形气绝，而血菀于上，使人薄厥。"《素问·调经论》篇云："血之与气，并走于上，则为大厥，厥则暴死，气复返则生，不反则死。"将中风病的病机概括为气血上逆。这些描述与缺血性脑卒中与出血性脑卒中的症状极为相似。至于中风的病因，历代医家对于中风的认识和见解争论颇多，唐宋以前，多以内虚邪中立论；而唐宋以后，着重以内风立论。到了唐宋以后，特别是金元时代，才突出以"内风"立论，此可谓中医病因学说上的一大转折。其中刘河间力主"心火暴甚"，李东垣认为"正气自虚"，朱丹溪主张"湿痰生热"所致，三家各有所发挥，但都偏重于内在的因素。明代张景岳也强调"中风非风"的论点，李中梓又将中风明确分为闭、脱二证，后人多据此遣方用药，闭证开窍以至宝，脱证回阳以参附。到了清代，中风的理论已经渐成熟，清代医家王清任提出气虚血瘀理论，并创补阳还五汤治疗中风偏瘫。而叶天士首创"肝阳化风"之说，其后张山雷、张锡纯等各位医家进一步的发挥，认为中风病的发生乃为肝阳化风，气血并逆，直冲犯脑，从而使中风的认识更加完备。内风或逆乱的气血上冲脑部并溢于脉外，脑髓受损，而出现舌强语謇、肢体偏瘫或神志昏蒙等，即如上述之"薄厥""大厥"类。近代医家张锡纯指出："盖血不自升，必随气而升，上升之极必至脑中充血，至所谓气返则生，气不返则死者，盖气返而下行，血亦随之下行，故其人可生，若其气上行而不返，血必随之充而益充，及至血管破裂不止。"说明气血升降逆乱是出血性中风的主要发病机制。

近现代医家在古代医家对于中风病比较成熟的认识基础上，大多医家临床中常将本病分为中经络和中脏腑两类，认为大多数缺血性脑卒中可归于中经络，出血性脑卒中可归于中脏腑；中经络者一般无神志改变而病轻，中脏腑者则常有神志不清而病重,其中中脏腑者根据正邪情况又有闭证、脱证的区别,此提法使中风分型日臻完善。对于中风急性期发生、发展过程中出现的各种病理环节又有新的认识。例如:腑实证变;内生邪毒,毒损脑络;颅脑水瘀等新的病理机转。然而这些新的理论的提出还需要进一步深化,界定临床的概念,从而更好地指导临床治疗。

总之,中风的病机归纳起来不外虚(阴虚、气虚)、火(肝火、心火)、风(肝风、外风)、痰(风痰、湿痰)、气(气逆)、血(血瘀)六端。此六端常相互影响,相互作用,合而为病。其病性为本虚标实,上盛下虚,在本为肝肾阴虚,气血虚弱;在标为风火相煽,痰湿壅盛,气逆血瘀。而阴阳失调,气血逆乱,上犯于脑为其基本病机。

二、中风病的危险因素

中风病的危险因素是与中风病发生、发展有直接关联的,分为可以控制的和不可控制的两大类。

(一)不可控因素

包括:年龄、性别、种族和遗传。

(二)可控因素

(1)吸烟、过度饮酒、膳食不合理、运动少、肥胖、生活不规律以及和情志、暴怒、过度疲劳、用力过猛、精神紧张、用力排便、悲伤、惊吓、思虑等有密切关系。

(2)环境污染、食品添加剂等环境因素。

(3)高血压是脑卒中最重要的危险因素,它与脑卒中的发生呈正相关。当收缩压＞160 mmHg和(或)舒张压＞90 mmHg,卒中风险约为血压正常者的4倍;控制了其他因素后,收缩压每升高10 mmHg或舒张压每升高5 mmHg,卒中发生的相对危险增长49%。高血压治疗的目的是将血压控制在正常范围,减少并发症的发生。

(4)糖尿病:糖尿病患者群体中大小血管弥漫性动脉硬化严重,发病年龄较轻,病情进展较快,是缺血性脑卒中的独立危险因素。

(5)血脂异常:依据危险分层决定血脂的目标值,主要以低密度脂蛋白为准,将其降到2.5 mmol/L以下或使其水平比基线下降30%～40%较为理想。

(6)心房颤动:慢性房颤患者有较高的栓塞发生率,单独心房纤颤可以使卒中风险增长3倍。

(7)高同型半胱氨酸血症:大量研究发现高同型半胱氨酸血症在动脉粥样硬化和血栓栓塞性疾病的发病机制中起重要作用,认为是独立的危险因素。

(8)绝经后激素疗法:绝经后雌激素替代疗法,缺血性血管事件发生率升高。从脑血管防治的角度不推荐使用绝经后激素疗法或选择性雌激素受体调节剂治疗。

（9）睡眠呼吸紊乱：习惯性打鼾由于阻塞性睡眠呼吸暂停导致的白天睡眠增多与卒中之间存在相关性，是缺血性卒中的独立危险因素（高血压发病率高，且降压效果不佳），故对腹型肥胖、心脏病、高血压人群的成年人有症状时，必要时接受治疗。

针对上述病因，预防分为一、二级预防，前者是对无脑卒中的群体，通过控制可控的危险因素，使脑卒中不出现或延缓发生；后者是针对再次发生脑卒中的，早期干预可有效降低其发病率。

三、中风病起病形式及病情发展过程

中风病发病状态大多数在睡眠状态时发病，部分于静息状态或活动状态发病。中风病的起病有多种形式，急性起病、24小时达到高峰、发病即达高峰和病情逐渐加重为中风病发病形式及病情发展过程的特点。

缺血性中风以风痰瘀阻证起病占绝对多数，出血性中风以痰热内闭证、痰湿蒙神证起病的发生率明显高于缺血性中风，符合出血性中风较缺血性中风病情凶险的特点。

四、缺血性脑卒中的临床特征与治疗思路

（一）缺血性脑卒中的临床特征

缺血性脑卒中包括脑血栓形成、脑栓塞和腔隙梗死。高血压可导致脑部小动脉痉挛，长期反复的痉挛使小动脉内膜因压力负荷增加、缺血缺氧出现动脉粥样化脂肪玻璃样变和纤维素样坏死，使管腔狭窄，促使缺血性脑卒中的发生。

1. 脑血栓形成　多有高血压、动脉硬化、糖尿病等病史。常在安静状态下发病，意识多清醒，可伴头昏、头晕，血压一般不高，头痛、呕吐等颅内压增高症状不明显。局灶性脑损害的症状变异较大，主要与血栓形成的部位、血管梗死程度、侧支循环的好坏有关。高血压可导致动脉粥样硬化，在此基础上发生血流缓慢，血液成分改变，或血液黏滞度增高而形成血栓，加重了管腔狭窄或引起阻塞，出现相应部位的脑梗死。在血栓逐渐形成过程中，如果侧支循环供血充分，可不出现症状或只出现短暂性脑缺血症状。血栓形成后可顺向性或逆向性发展，从而使更多的分支闭塞。但血栓又可在几天之内经纤维蛋白溶解酶的作用而自行溶解；栓子也可碎裂流入远端血管或阻塞其分支，故临床上出现不同的症状。

2. 腔隙性梗死　持续性高血压，微动脉粥样硬化，可引起微小动脉闭塞或动脉血栓。血管病变以节段性结构破坏最多，主要是脂肪透明变性，血管性坏死，伴微动脉瘤形成。陈旧性小梗死常与微动脉瘤共存，是由于长时间动脉硬化所致。本病与大动脉粥样硬化或栓子引起的脑梗死不同，发展相对缓慢，梗死体积小，发生在特定部位，症状呈高度局限性。

（1）单纯运动性中风：最常见，对侧面、肩、腿呈不同程度瘫痪。可有感觉症状，但通常不伴感觉、视觉、语言或认知功能损害的表现。见于内囊或中、桥脑腹侧的腔隙性梗死。

（2）单纯感觉性中风：见于丘脑腔隙性梗死。表现为身体中线对侧一半的感觉障碍，对冷、热、麻刺或大小、形状改变的错觉，触摸该侧身体可能引起不适或感觉过度。

（3）共济失调性偏侧轻瘫：表现为病变对侧的小脑性共济失调和运动障碍。可有以下两类：对侧腿的轻瘫加上臂、手的共济障碍；构音障碍—笨拙手综合征，表现出动作的轻瘫以及对侧手的共济失调。

（4）假性球麻痹综合征：表现构音障碍，吞咽困难，呕吐反射亢进，强哭，强笑等。

（5）腔隙状态：除假性球麻痹外，有面部表情固定，运动不能，短促步态等。可伴尿失禁和或智能衰退。

3. 脑栓塞　颅内外粥样硬化动脉内壁的粥样斑块或高血压性心脏病附壁血栓脱落，经血循环进入颅内，栓子堵塞血管引起急性缺血，堵塞小血管仅引起局部脑症状，大血管栓塞或多发栓塞，或脑深部组织动脉栓塞则可引起全脑症状。栓子堵塞血管时常因刺激作用而发生脑动脉痉挛，使症状加重。起病急骤，常无任何前驱症状，多数症状迅速达高峰。主要表现为颈内动脉系统，特别是大脑中动脉闭塞症状，突起偏瘫、失语、偏盲、局限性癫痫发作或偏身感觉障碍等局部脑症状。多无意识障碍和颅内压增高等症状。严重者因大动脉栓塞、多发性脑梗死、出血性梗死或颅内压增高甚至脑疝形成，并发昏迷、抽搐、高热或原发病病情恶化而死亡。多数患者可以在发病时查出原发病病史、症状和体征。原发病以心脏病和动脉粥样硬化多见。多留有不同程度后遗症。约有20%脑栓塞者可能复发。

（二）缺血性脑卒中中医证候分类及治疗

1. 血虚风乘

症状：手足麻木，肌肤不仁，突然口角㖞斜，语言不利，口角流涎，半身不遂；或兼见恶寒，发热，肢体拘急，关节酸痛，舌质淡红，苔薄白，脉浮数。

治法：祛风，养血，通络。

方药：大秦艽汤加减。

组成：秦艽12 g，防风10 g，羌活10 g，白芷12 g，细辛3 g，当归10 g，川芎10 g，赤芍15 g，白术12 g，全蝎3 g，白附子12 g。

加减：颈项拘急者，加葛根、桂枝；有风热表证者去羌活、防风、当归，加桑叶、菊花、薄荷；烦渴苔黄者加黄芩、石膏；呕逆苔腻者，加半夏、胆南星、陈皮、茯苓；手足拘急者加僵蚕、蜈蚣；言语謇涩者加石菖蒲、郁金。

2. 风阳阻络

症状：平素头痛眩晕，耳鸣腰酸，突然发生半身不遂，患侧僵硬拘挛，口角㖞斜，舌强言謇，面红口苦，舌质红，苔黄，脉弦滑。

治法：平肝潜阳，息风通络。

方药：天麻钩藤饮加减。

组成：天麻12 g，钩藤15 g，生石决明30 g（先煎），珍珠母30 g（先煎），杜仲10 g，川牛膝12 g，益母草15 g，地龙干15 g，全蝎3 g。

加减：心中烦热者，加栀子、黄芩；大便秘结加大黄、草决明；昏睡加安宫牛黄丸；口角流涎，喉中痰鸣者加竹沥、僵蚕。

3. 痰热腑实

症状：半身不遂，口角歪斜，舌强言謇，口角流涎，喉间痰鸣，大便干结，甚则昏睡、昏迷，舌质红，苔黄厚而燥，脉弦滑有力。

治法：通腑泄热，化痰通络。

方药：小承气汤合涤痰汤加减。

组成：大黄12 g（后入），枳实10 g，厚朴10 g，茯苓15 g，瓜蒌12 g，胆南星10 g，炙远志6 g，竹茹15 g，半夏10 g，石菖蒲12 g，地龙干15 g。

加减：痰甚者加贝母、竹沥；昏迷不醒者加苏合香丸；抽搐者加全蝎、蜈蚣、僵蚕。

4. 风痰阻络

症状：口角㖞斜，或舌强语謇，神志清楚，肢体麻木，苔腻，脉弦滑。

治法：祛风，化痰，通络。

方药：牵正散合解语丹加减。

组成：全蝎3 g，僵蚕10 g，白附子15 g，胆南星10 g，远志6 g，石菖蒲12 g，郁金15 g，赤芍15 g，桑枝15 g。

加减：伴半身不遂者加丝瓜络、鸡血藤、地龙；眩晕头痛，加天麻、钩藤、石决明等。

5. 气虚血瘀

症状：半身瘫软无力，面色萎黄，舌淡，苔薄，脉沉细。

治法：益气活血通络。

方药：补阳还五汤加减。

组成：生黄芪45～120 g，赤芍12 g，川芎10 g，当归10 g，地龙干10 g，红花10 g，鸡血藤15 g，地鳖虫10 g。

加减：肢体抽搐疼痛者加天麻、全蝎、僵蚕；兼口眼歪斜者合牵正散；兼言语不利者加石菖蒲、远志；大便秘结者加火麻仁、大黄；上肢偏重者，加姜黄、桑枝、桂枝；下肢瘫软重者，加牛膝、桑寄生。

6. 肾虚精亏

症状：言喑失语，腰膝酸软无力，心悸气少，耳鸣健忘，舌红苔少，脉沉细。

治法：滋阴补肾。

方药：地黄饮子加减。

组成：熟地黄 15 g，山茱萸 12 g，石斛 15 g，麦冬 12 g，五味子 15 g，石菖蒲 12 g，远志 6 g，肉苁蓉 15 g，巴戟天 15 g。

加减：食少便溏加黄芪、白术；失眠多梦者加酸枣仁、夜交藤；舌质淡暗，加丹参、蒲黄；形寒肢冷，加肉桂、附子。

五、脑出血的临床特征与辨证治疗思路

（一）脑出血的临床特征

原发性脑出血最常见的原因是高血压病。高血压可使脑内穿通动脉形成许多微动脉瘤；高血压也可使微动脉管壁发生玻璃样变或纤维样坏死。在高血压和脑血管病变的基础上，突然精神激动或体力活动增强，可使血压进一步增高，当增高的血压超过血管承受能力，即可引起血管破裂发生脑出血。另一个方面，高血压患者大都伴有较重的动脉粥样硬化症，在此病理基础上可以发生广泛的出血性梗死，也是脑内出血的形式之一。高血压动脉硬化性脑出血约占原发性脑出血的90%左右。

本病属中医出血性中风、中脏腑范畴。本病发生多由于忧思恼怒，或恣嗜肥美之食，或房劳所伤、劳累过度，以致阴亏于下，肝阳暴张，内风旋动，气血逆乱，夹痰夹火，横窜经脉，蒙蔽心窍而发生猝然昏仆，半身不遂诸症。本病急性期多由风、火、痰浊阻闭脑窍或元气败脱所致，恢复期则以风、瘀、虚为主。其病位在脑窍与肝、心、脾、肾，其病性为本虚标实。

临床上脑出血多发生在50～60岁的中老年人，多数有高血压史。大多数患者起病急骤，常在数分钟或数小时内病情可发展到高峰。其特点为伴有高血压的患者在寒冷、情绪激动、疲劳和用力过强以及脑力活动紧张等诱因作用下突然感到头昏、头痛、呕吐，随即昏迷，可见面色潮红、呼吸深大、鼾声、唾液外流、脉搏洪大、血压升高、瞳孔缩小、对光反应迟钝或消失、四肢肌力迟缓。少数患者可出现惊厥，多为全身性发作。脑出血的临床症状与出血部位及范围、出血量及全身情况有关。而病灶性神经系统的体征，主要依据出血的部位及程度而定。临床上脑出血的常见类型有以下几种。

1. **壳核—内囊出血**　大脑基底节的壳核是最常见的出血都位，由于壳核出血常损害到内囊，临床上称为内囊出血，该部位的出血除脑出血所具有的一般症状外，常呈凝视病灶现象。同时还可出现偏瘫、偏身感觉障碍以及偏盲的"三偏"症状。出血急性期内偏瘫呈弛缓性，反射引不出，甚至病理反射也引不出来。经过数

天或数周后,瘫痪肢体肌张力逐渐增高,肢体瘫痪由弛缓性渐转为痉挛性,腱反射亢进,出现踝阵挛,病理反射阳性,是典型的中枢性偏瘫。同时,可出现出血灶对侧偏身的感觉障碍、以疼痛刺激面部和肢体时无任何反应或反应较健侧迟钝。若患者意识状态良好时,还可发现病灶对侧的偏盲,是由于经内囊的视放射受损引起。出血如果在主侧大脑半球可伴有失语症,在非主侧半球常可出现顶叶症状群,如体象障碍(自体肢体认识不能、病觉缺失、错觉性肢体移位、幻多肢等)、失结构症和地理定向障碍。脑出血如局限在壳核而未损及内囊及其后肢时,症状较轻,偏瘫亦轻,脑脊液多正常,临床上与脑梗死相似,预后较好。

2. 丘脑出血 丘脑出血量少且只局限在丘脑时,临床可表现为病灶对侧半身的深浅感觉缺失,自发性偏侧疼痛或感觉过度。若出血波及或压迫内囊可出现偏瘫,丘脑出血严重时很少出现典型的丘脑症状,绝大多数患者以意识障碍和偏瘫为起病时的主要表现,此时与壳核—内囊出血很难鉴别。丘脑出血可出现丘脑性失语,主要表现为言语缓慢、重复言语、含糊不清、发音困难、复述较差,但朗读、认读可正常,无命名性失语。可为左侧丘脑或双侧丘脑出血所致。右侧丘脑出血常引起体象障碍,临床表现为对侧躯体的形状、体积、长度、重量等改变的错觉,如偏瘫无知症和偏身失认症等。同时可出现偏侧忽视症,包括对运动的忽视,一侧视觉、听觉及皮肤觉(多为左侧)的消退现象以及左侧空间忽视等。双侧丘脑出血可出现痴呆。丘脑出血损及丘脑内侧脚、后连合和丘脑下部时,临床上可出现两眼垂直方向活动不能,两眼同时向下或内下方凝视。倘丘脑出血破入第三脑室,两眼可向瘫痪侧凝视,瞳孔缩小,光反应消失,两侧瞳孔可不等大,脑脊液呈血性,可引起继发性脑室出血。

3. 桥脑出血 常突然起病,剧烈头痛,头晕,坠地,呕吐,复视,构音不清,病侧面部发麻,瘫痪和对侧肢体瘫痪(交叉性瘫痪),两眼向出血灶对侧同向凝视长期持续不消失。可迅速波及两侧,神志在数分钟内陷于深度昏迷,两侧面部和四肢均瘫痪,两眼位置回到正中,反射性眼球运动均消失,约1/3患者两侧瞳孔呈针尖样极度缩小,但瞳孔对光反应存在。体温可由于中枢调节障碍而迅速上升并持续高热,伴去脑强直和严重不规则呼吸,短期内死亡。CT问世后发现有一部分脑干出血表现并不如此严重,患者有眼肌麻痹,构音障碍,共济失调和肢体肌力减退等症状,但意识不受影响,预后相对较好。

4. 小脑出血 急性起病后枕痛,头晕,反复呕吐,站立不能,步态不稳。检查可发现构音障碍,辨距不良和两眼同向偏斜等。发展不如桥脑出血迅速。很少在早期出现意识障碍和明显的肢体肌力减退。病程中可由于压迫脑干或出现枕骨大孔处扁桃体疝或出现向上的天幕裂孔疝,可致脑干功能衰竭,呼吸心跳突然停止。有的影响第四脑室和大脑导水管,脑脊液循环障碍而造成阻塞性脑积水。

5. **脑室出血** 多数由壳核出血破入到侧脑室,流到蛛网膜下腔。小脑和桥脑出血常破入到第四脑室。本病一般较严重,病情突然恶化,往往在1~2小时内陷入深度昏迷,四肢弛缓瘫痪,腱反射不能引出。当出现四肢阵发强直性痉挛、去脑强直、体温升高,呼吸不规则,脉搏血压不稳定等时,病情凶险。脑室少量出血的症状并不如此严重,甚至意识可完全清醒。

6. **脑叶出血** 有高血压病史者,脑深部出血少见。几乎都有头痛,但意识障碍却极少见。偏瘫较基底节出血少见而且较轻。额叶出血表现额部头痛,对侧单肢或偏身轻瘫。额叶出血开始可有同侧耳痛,检查可发现对侧同向象限盲或偏盲,同侧额叶出血可有言语障碍。顶叶出血可有同侧额顶部痛,对侧单肢或偏身的感觉障碍或手的运动障碍。枕叶出血的头痛可位于同侧眼区,可有不同程度的对侧同向偏盲。部分患者缺乏神经系统定位体征,应与脑梗死及蛛网膜下腔出血相鉴别,通过CT扫描可以确诊。

(二)脑出血中医证候分类及治疗

1. **肝阳暴张**

症状:突然头部剧痛,呕吐频频,随即昏迷,不省人事,口噤不开,两手握拳,半身不遂,面赤身热,气粗口臭,躁扰不宁,舌质红绛,苔黄厚而腻,脉弦滑而数。

治法:辛凉开窍,清肝息风。

方药:羚角钩藤汤加减。

组成:羚羊角4.5 g(先煎),钩藤15 g,菊花10 g,生地黄15 g,白芍15 g,丹皮10 g,夏枯草15 g,石决明30 g(先煎),牛膝10 g,石菖蒲10 g,郁金12 g。并用至宝丹或安宫牛黄丸1粒灌服。

加减:痰盛加竹沥、胆南星;呕血加犀角、丹皮、竹茹、鲜生地、白茅根;便秘加大黄、玄明粉;抽搐加全蝎、僵蚕。

2. **痰浊蒙蔽**

症状:突然剧烈头痛,呕吐,昏仆,牙关紧闭,两手握拳,半身不遂,面白唇紫,静卧不烦,四肢不温,痰涎壅盛,舌暗淡,苔白腻,脉沉滑而缓。

治法:辛温开窍,豁痰息风。

方药:涤痰汤加减。

组成:半夏10 g,胆南星10 g,竹茹15 g,石菖蒲10 g,枳实10 g,茯苓15 g,陈皮10 g,郁金10 g,钩藤10 g,天麻15 g。并用苏合香丸1粒灌服。

加减:若见戴阳证,属病情恶化,宜急进参附汤以扶元气,敛浮阳。

3. **元气欲脱**

症状:突然昏仆,不省人事,目合口张,鼻鼾息微,冷汗淋漓,手撒肢冷,二便自遗,舌紫暗,苔白滑,脉微欲绝。

治法:回阳固脱。

方药：参附汤加味。

组成：高丽参30 g（另炖），炮附子15 g（先煎），炙甘草、干姜各10 g，生白芍15 g，山茱萸15 g，五味子10 g。每日1～2剂，水煎服。

加减：汗多不止加生黄芪、龙骨、牡蛎。

4. 风阳阻络

症状：中风神清后，半身不遂，患侧僵硬拘挛，口角歪邪，头痛头晕，面色潮红，舌红苔黄，脉弦滑。

治法：平肝潜阳，息风通络。

方药：天麻钩藤饮加减。

组成：天麻15 g，钩藤15 g，石决明15 g（先煎），桑寄生15 g，川牛膝10 g，赤芍15 g，桑枝15 g，地龙15 g，僵蚕10 g。

加减：语言不利加胆南星、石菖蒲、远志。

5. 风痰阻络

症状：中风神清后、舌强言謇、口眼歪斜、半身不遂、肢体麻木，形盛纳呆，苔白腻，脉弦滑。

治法：祛风化痰通络。

方药：牵正散合解语丹加减。

组成：全蝎3 g，僵蚕10 g，白附子15 g，胆南星10 g，远志6 g，石菖蒲12 g，郁金15 g，赤芍15 g，桑枝15 g。

加减：眩晕头痛，加天麻、钩藤、石决明。

6. 气虚血瘀

症状：中风神清后，半身瘫软无力，面色㿠白，神疲、舌淡、苔薄、脉沉细。

治法：益气活血通络。

方药：补阳还五汤加减。

组成：生黄芪45～120 g，赤芍12 g，川芎10 g，当归10 g，地龙干10 g，红花10 g，鸡血藤15 g，水蛭3 g。

加减：语言不利，加郁金、石菖蒲、远志；便秘加火麻仁、郁李仁；肢冷加桂枝。

7. 肾虚精亏

症状：中风神清后，语声不出，并半身不遂，腰膝酸软无力，舌红苔少，脉沉细。

治法：滋阴补肾开窍。

方药：地黄饮子加减。

组成：熟地黄15 g，山茱萸12 g，麦冬10 g，五味子10 g，石菖蒲12 g，远志6 g，巴戟天15 g，桔梗6 g。

加减：面赤肢冷，脉微无根者，加制附子、肉桂。

六、临床心悟

（一）中西医结合抢救危重患者

脑卒中是急症，发病急骤、致死率高、致残率高，尤其是脑出血，为了抢救危重患者，应争分夺秒进行救治。要及时应用现代检测手段，如颅脑CT、颅脑MR及血常规、血气分析、电解质、肝肾功能等检查，尽快做出明确诊断，制定最有效的治疗方案。对危急重症患者的治疗方法不要拘泥于中医或西医治疗，应采取中西医两法，以挽救患者的生命。

（二）脑卒中急性期中医药早期干预的问题

1. "黄金时段"的把握　　时间就是大脑，把握从发病至就诊的3～6小时这一"黄金时段"并实施针对性治疗是影响脑卒中患者病情进展及预后的决定性因素。脑卒中是急症，其发病后的3～6小时是影响患者预后的决定性时间段，如能保证在这一时间窗内进行早期溶栓，就可以及时恢复血流和改善组织代谢，就能抢救梗死周围仅有功能改变的半暗带组织，避免形成坏死。大多数脑梗死是血栓栓塞引起颅脑内动脉闭塞，因此溶栓复流是最合理、最有效的治疗，从而在超早期采取积极、规范的溶栓治疗尤为重要。但由于院前、院内治疗时间的延误，导致具有A类循证医学证据却受严格时间窗限制和影像学依赖的早期干预手段溶栓治疗难以实施。这需要加强社区脑梗死知识的宣教和普及；完善和统筹社会急救系统以及医院内部科室的协调等措施。

2. 中医药早期干预的优势　　在西医超早期溶栓复流的同时或已错过溶栓的时间窗时，中医药早期干预极具明显优势。中医药防治脑卒中是卓有成效的，尤其是在疾病进入稳定期和后遗症期的疗效更为突出。中药制剂特别是中药注射液已被包括西医综合医院在内的我国各级医疗机构列为治疗脑卒中的常规用药，其中缺血性脑卒中患者的使用率高达83.1%；药理学研究结果亦表明中药复方能够通过多途径、多环节、多靶点发挥神经保护与再生作用，较之目前靶点单一、价格昂贵的神经保护剂有着更为广泛的前景和重大的意义。而且，缺血性脑卒中和出血性脑卒中均属中医中风病范畴，治疗上不受影像学限制，极具早期干预优势；也是充分显示中医药不但在疾病稳定期和后遗症期有效，在超早期也是有效的关键切入点。

3. 明确始发态证候特征　　明确始发态证候为中医药早期辨证论治提供可靠的理论依据是早期干预亟待解决的首要问题。辨证论治是中医的精髓，证候是辨证论治的核心。虽然中医对脑卒中发病的不同表现和阶段经历代医家的不断补充和完善，中医对脑卒中的病因、发病和证候演变已日臻全面，但因缺乏发病早期的患者，脑卒中始发态证候研究仍属空白，应着重加以探索和研究并力求使证候量化，形成便于理解和掌握的脑卒中早期证候辨识工具，以提高证候辨识的准确性、一致性以及方法的可操作性，保证干预方案的顺利实旋。

4. 强调病证结合与分阶段评价才能充分显示中医药早期干预的临床疗效 临床疗效是中医学的生命力所在,如何对中医药的临床疗效进行客观准确地评价,是充分显示出中医药疗效优势的关键问题。由于辨证论治个体化治疗是中医药干预的特点,应将证候评价与疾病结局性评价相结合,同时进行证候与疾病的分阶段评价,以揭示早期证候变化与不同时期证候特征、不同阶段病理改变之间的内在关系,尤其是早期证候特征与缺血瀑布级联效应、缺血半暗带等早期阶段病理特点之间的关联,方能充分显示出中医药早期干预的临床疗效。不能准确而全面地评价脑卒中早期中医药干预的临床疗效。当然,临床疗效也应结合西医残损、残疾、残障3个层次评定量表和生活质量量表以及病死率、复发率等终点指标综合评定。

(三)涤痰化瘀法应始终贯穿于中风各阶段

中风病的病性为本虚标实,上盛下虚,在本为肝肾阴虚,气血虚弱;在标为风火相煽,痰湿壅盛,气逆血瘀。而阴阳失调,气血逆乱,上犯于脑为其基本病机。临床实践中发现,不管中风在病程演变过程中处于本虚或标实阶段,痰瘀始终存在。而且痰瘀互结,气血逆乱,气不顺达津液施布不畅,聚而成痰,日久化热,灼血致瘀,进而导致疾病转归不利,病由实转虚,而痰不化瘀不消,更生痰生瘀,痰瘀阻络而发病。《医学问对》云:"中风者,风火由下直上,胃中之物顷刻化痰成浊,致上焦壅堵,气不顺痹不除,血痹不流也。"痰不化瘀不消,更生痰生瘀,更增经络阻滞之势。所以治疗中风病,应在辨证治疗的基础上,同时运用涤痰化瘀之法。《医宗必读》中描述中风治疗方法时写道:"治风先治血,血行风自灭",涤痰化瘀是治疗脑卒中的先行环节。常用药物有丹参、桃仁、当归、红花、地龙干、水蛭、姜半夏、胆南星、远志、天竺黄、鸡血藤等。缺血性卒中用之,疗效显著。王清任曾言,"离经止血便是瘀血",所以出血性卒中,运用涤痰化瘀法可视病情而定,如生命征已稳定,可适当选用。

(四)通腑祛瘀法的运用

中风病在发病急性期因气血运行失畅,而致胃肠气机不顺,导致糟粕积聚于胃肠,日久化热,热毒蕴结而成胃肠实热,故急性期患者常合并便秘、腹胀、腹痛等症状,舌脉常以苔黄燥,脉弦滑等里热表现,胃肠里热加剧脏腑功能受损之势。此外,腑气不通,邪阻中焦,胃肠浊热无以外泄,更助痰火上炎之局面,机体中腑阻滞,腑气不通而瘀毒堆积,痰热熏蒸,瘀毒上蒙清窍。因此中风患者常伴有头晕、头痛甚或昏不知人、意识朦胧等神志异常之症。此时治疗应以通腑泄瘀为主,常用大、小承气汤,药如大黄、芒硝、番泻叶等,腑气通畅,上壅之邪可随之而化,随火而降,降火可解上部之邪气而使瘀得消,气血得顺,清窍神明得养,而使病症缓解。通腑泄瘀治疗脑卒中的作用还有如下几点。

(1)首先通腑药物有泄阳明腑实之功效,泄腑之时可引气下行,抑制上行之肝阳,让原阳下潜而"气复返",可明显改善患者的临床症状。

（2）另通腑药物性均偏凉,可共奏通腑泄火泻热之目的,以"釜底抽薪"之势使痰火得以下行而出,使痰火上延致神明上扰得解。

（3）通腑药物多数可祛瘀通络,气血得以转顺敷布,使瘀热之邪从下而除。

（4）通腑泄瘀治疗后,可明显改善患者的神经功能,提高日常生活能力。急性期昏迷的患者,可明显缩短清醒时间。

（五）辨证与辨病相结合合理使用中成药

中成药治疗中风病的历史悠久且疗效肯定,中成药以其使用方便、安全、价廉等优势,在临床应用中尤其受到重视。中医治病主要是辨证论治,中成药也需要在辨证的基础上应用,才能发挥最佳疗效。

1. 醒神开窍作用　安宫牛黄丸、苏合香丸、紫雪散、至宝丹、安脑丸、牛黄醒脑丸等药。如不能口服,可以鼻饲或灌肠。

2. 清热解毒作用　清开灵口服液(或冲剂、胶囊)、双黄连口服液。

3. 行气活血化瘀通络作用　血府逐瘀胶囊(口服液)、三七通舒胶囊、血塞通片、血塞通软胶囊、脑得生片、松血脉康、脉血康胶囊、脑血康胶囊(口服液)、通心络胶囊、逐瘀通脉胶囊、中风回春丸(片)、银丹心脑通软胶囊等。

4. 益气活血作用　消栓口服液、消栓通络片、灯盏生脉胶囊、步长脑心通、抗脑衰胶囊、脑安胶囊、血栓心脉宁、复方地龙胶囊、芪龙胶囊、脉血康胶囊、天丹通络胶囊、消栓再造丸以及华佗再造丸等。

七、病案举例

案例1：庄某,男,56岁,农民。1980年3月2日初诊。

病史：素有头晕头痛史。发病前一天,觉头晕加剧。于夜半起床小便时,突感左侧肢体乏力而瘫倒在地。家人扶起时,见其口眼㖞斜、口角流涎。就诊时,语言謇涩,左侧肢体瘫痪,舌红、苔黄腻,脉弦滑数。血压168/100 mmHg,左上肢肌力Ⅰ级,左下肢肌力Ⅰ级。

西医诊断：脑血栓形成。

中医诊断：中风(中经络)。

中医辨证：审其病因病机乃肝肾阴亏,水不涵木为本,风阳挟痰内扰,流窜经络为标。

治则：平肝息风,豁痰通络为先,再缓图其本。

处方：石决明30 g(先煎),钩藤30 g(后下),竹茹、地龙干各15 g,茯苓、黄芩各12 g,枳实、胆南星、石菖蒲、僵蚕各10 g,制半夏9 g。

二诊：服3月2日方6剂后,眩晕已定,口角流涎止。血压160/96 mmHg。原方再进6剂。

三诊：口眼已正,语言渐利,左下肢肌力Ⅰ级,左上肢肌力Ⅰ～Ⅱ级。舌淡红、苔腻。3月2日方去石决明、黄芩,加郁金10 g,鸡血藤18 g。另口服复方丹参片,每次4片,每日3次。

四诊:三诊方再进6剂后,语言已利,左上肢已能屈伸,由家属搀扶已能行走。原方续服半个月后,左侧肢体已基本恢复功能,唯感乏力,且时有麻木而已。左上、下肢肌力均为Ⅳ级。续用益气活血,补益肝肾法调理月余后,诸症皆愈,已能参加轻微的体力劳动。

案例2:林某,男,66岁,工人。住院号:3716。

病史:患者平素嗜酒,性情暴躁,时感眩晕,高血压史已4年余。入院前六天,突感眩晕剧烈,伴有头痛,右侧肢体麻木。两天后,因右侧肢体乏力而跌仆,当时神志清楚,无二便失禁及口眼㖞斜。于1984年12月7日收住本院针灸科病房。一天后,因出现神志朦胧、小便失禁等症状,故转入内科治疗。

刻诊:患者神志不清,躁动不安,右侧肢体瘫痪,大便三日未解,小便失禁,舌红、苔黄,脉弦滑。血压178/90 mmHg,颈部抵抗,口开不合,右侧鼻唇沟变浅,心率68次/分,心音低钝,双肺闻及干性啰音,右侧肢体瘫痪。巴宾斯基征(巴氏征)、凯尔尼格征(克氏征)、布鲁津斯基征(布氏征)均阳性。

西医诊断:脑出血。

中医诊断:中风(中脏腑)。

中医辨证:痰湿素盛,复因肝肾内虚,水不涵木,肝风暴亢,风阳挟痰上蒙清窍,扰乱心神,流窜经络。

治则:平肝息风,豁痰开窍。

处方:石决明30 g(先煎),钩藤15 g(后下),茯苓、竹茹、枳实、干地龙各15 g,大黄15 g(后下),制半夏、胆南星、石菖蒲、陈皮各10 g,黄芩12 g,芒硝8 g(冲)。一剂。同时灌服安宫牛黄丸,每日2次,每次1丸。另外,配合应用西药抗生素,脱水剂及能量合剂。

二诊:经上法处理后,解下秽臭大便一次,神志转清,右上肢肌力0～Ⅰ级,右下肢肌力Ⅰ级。去硝黄加天麻、橘络。

三诊:二诊方服18剂后,语言流利,由家人搀扶已能行走散步,但行走时乏力,伴眩晕,舌质淡,中根部苔腻。右上肢肌力Ⅲ级,右下肢肌力Ⅳ级。二诊方去石决明、钩藤、橘络而酌选加怀牛膝、续断、甘枸杞、首乌、党参、黄芪、当归、丹参等药,标本兼治,调治36天后基本痊愈出院。

按语:现代医学所称的"脑出血""脑血栓形成",隶属于中医的"中风"范畴。根据笔者的临证体验,不论是出血性中风,或缺血性中风,初发之时,多为肝风挟痰所致,其或上蒙清窍,扰乱神明之府而致神识昏昧;或流窜经络而致肢体瘫痪。故治疗大法,宜平肝息风,豁痰开窍为要,切忌过早滋腻进补否则必致痰火湿浊,菀陈败血胶固不化而变证蜂起。临床常用钩藤、石决明、天麻诸药镇肝息风;以温胆汤清化痰热，再配以胆南星、石菖蒲以息风宣窍，豁痰化浊；大黄、芒硝通腑下火，引血下行。俟标证缓解后，再用益气活血，补益肝肾等法治其本。

第七节　痴呆病

痴呆是一种全面性认知减退的综合征，痴呆有很多类型，病因不只70种，如早老性痴呆、传染性海绵样脑病、亨廷顿病、头部损伤，是人类在衰老过程中的常见病、多发病，其中老年性痴呆和血管性痴呆是主要的两大类型，随着世界人口老龄化的发展，其患病率显著提高。根据流行病学研究，在欧美国家，60岁以上人群，痴呆患病率高达16%，其中血管性痴呆占全部痴呆的12%～37%。在我国，60岁以上老年人中痴呆患病率为3.9%，其中血管性痴呆发病率占68.57%。老年性痴呆（阿尔茨海默病，AD）和血管性痴呆可隶属于中医的"呆病""痴呆""健忘"等范畴。下面主要探讨老年性痴呆和血管性痴呆的中医辨证与治疗。

一、痴呆的诊断标准

（一）血管性痴呆

（1）血管性痴呆是由脑动脉硬化引起脑血管病变所致的中枢神经系统高级功能衰退的临床综合征，多数发生于脑卒中之后，约30%的患者伴有不同程度的智力及认知功能障碍。血管性痴呆在我国的发病率呈上升趋势，并以老年人居多，流行病学调查结果显示65岁以上人群的发病率为4%～6%，80岁以上人群为15%～20%。

（2）发病前有中风病史或一过性眩晕、黑蒙、肢体麻木等中风先兆病史，或本次发病呈卒中样发病，病情逐渐加重或呈阶梯样加重，可伴有半身不遂、偏身麻木、口舌歪斜等中风病状。

（3）以神思迟钝，自知力差，理解多误，定向不能，计算力差，遇事善忘为主症，兼有行动迟缓、兴趣减退、抑郁寡语或烦乱多语、强哭强笑、二便失禁等。

（4）头颅CT或MRI检查发现脑实质有多发梗死灶或血肿。

（5）Hachinski缺血性量表的评定值总分7分或以上。

（二）老年性痴呆（阿尔茨海默病）

（1）老年痴呆症指患者在老年时期由于大脑的一种持续性高级神经功能活动障碍，从而导致在没有意识障碍的状态下，记忆、思维、分析等方面障碍的系列综合征。

（2）老年性痴呆是一种起病较为隐匿且呈缓慢进行性发展的神经退行性疾病，临床上以记忆障碍为首发症状，伴随病情发展可出现失语症、失用症、失认症等社会功能性丧失，后可出现视空间技能的损害、执行能力障碍甚至出现人格或行为改变等痴呆表现为特征。

（3）有些临床特点不能构成有力证据来肯定诊断，则可参考Hachinski缺血性量表的评定值来加以诊断。Hachinski缺血性量表的特点，总分7分或以上说明属多发性梗死性导致的血管性痴呆，4分以下则为老年性（Aisheimcr）痴呆，有较高实用价值。

（4）中国中医药学会老年医学会与内科学会发布的老年期痴呆的诊断标准，主要包括八项心理指标：① 记忆力减退；② 判断能力减退；③ 计算能力减退；④ 识别能力减退；⑤ 语言能力减退；⑥ 思维能力减退；⑦ 性格改变；⑧ 人格改变；此外，年龄一般在60岁以上（或50～59岁之间），起病缓慢，病程长。上述八项心理指标中，如出现1～3项和另5项中的一项，在6个月内有明显减退或明显缺损者，参考年龄、病程即可诊断为老年期痴呆。该标准主要适应于老年性痴呆和血管性痴呆，具有较科学、客观的实用价值。

二、中医对痴呆的认识

关于痴呆，早在先秦时期即有类似记载，如《左传》中曰："不慧，盖世所谓白痴"。并描述其症状为"不能辨菽麦，不知分家犬"。《内经》中虽无痴呆病名，但深刻论述了心及其他脏腑功能与神明意志（精神智能）的关系。如《素问·六节脏象论》说："心者，生之本，神之变也。"《灵枢·本神》谓："所谓任物者谓之心，心有所忆谓之意，意之所存谓之志，因志而存变谓之思，因思而远慕谓之虑，因虑而处物谓之智。""肝藏血，血舍魂""脾藏营，营舍意""心藏脉，脉舍神""肺藏气，气舍魄""肾藏精，精舍志"。《内经》中还记载了有关本病的部分症状及病机。如《灵枢·天年》曰："六十岁，心气始衰，苦忧悲，血气懈惰，故好卧……八十岁，肺气衰，魄离，故言善误。"《灵枢·海论》曰："髓海不足，则脑转耳鸣，胫酸眩冒，目无所见，懈怠安卧。"所载苦忧悲、言善误、目无所见、懈怠安卧等症状，即为某些精神、行为方面异常的改变。《内经》的阐述为后世认识和治疗痴呆奠定了理论基础。

在明代以前对痴呆病一直缺乏充分的认识，医家论著中多将其精神、意识、行为、情感等方面的临床症状及证治，归于癫、狂、郁等病范畴，未明确该病的特征性，亦未有痴呆病门专论。明代张景岳首次在《景岳全书·杂证谟》中立"癫狂痴呆"篇，论述了痴呆病的病因病机、症状、治疗及预后，其曰："痴呆证，凡平素无痰，而或以郁结，或以不遂，或以思虑，或以疑惑，或以惊恐，而渐致痴呆，言辞颠倒，举动不经，或多汗或善愁，其证则千奇万怪，无所不至，脉必或弦数或大或小，变易不常，此其逆气在心，或肝胆二经，气有不清而然。但察其形体强壮，饮食不减，别无虚脱等证，则悉宜服蛮煎治之，最稳最妙。然此证有可愈者，有不可愈者，亦在乎胃气元气之强弱,待时而复,非可急也。凡此诸证,若以大惊猝恐,一时偶伤心胆,而致失神昏乱者,此当以速扶正气为主,宜七福饮或大补元煎主之。"将痴呆病与癫、狂等病症明确地区别开来。

清代陈士铎称痴呆为呆病,其在《石室秘录》《辨证录》中对该病论述甚详。关于症状,《石室秘录·卷六》载:"呆病如痴而默默不言,如饥而悠悠如失也。意欲癫而不能,心欲狂而不敢。有时睡数日不醒,有时坐数日不眠。有时将己身衣服密密缝完,有时将他人物件深深藏掩。与人言则无语而神游,背人言则低声而泣诉。与之食则厌薄而不吞,不与食则吞炭而若快。"关于治疗,陈氏在《辨证录·呆病门》中提出:"开郁逐痰,健胃通气,则心地光明,呆景尽散也。"其为之创立的洗心汤、转呆丹、还神至圣汤等,临床颇具应用价值。

痴呆属神志病变,中医基础理论认为心主神明,故传统中医文献中对本病大都从"心"辨证论治。然又有明代李时珍提出了"脑为元神之府";清代王清任在《医林改错》中指出:"小儿无记性者,脑髓未满;高年无记性者,脑髓渐空"的见解。这些是对脏腑学说理论的深化,对指导认识本病有重要意义。近年来随着本病在老年人群中发病率的逐渐升高,其防治工作和研究亦不断进展,总结了丰富的诊治经验。多数医家都认为其病位在脑,病机责之心、肾、肝、脾等脏气虚衰,功能失调,以致脑髓失养,痰瘀阻滞。这些新鲜理论和经验,加深了中医学对痴呆的认识,提高了临床疗效,显示了中医药对本病防治的明显优势和发展前景。

三、痴呆的病因病机

痴呆是一种全身性疾病,病位在心、脑,与肾、肝、脾功能失调密切相关。病因以内因为主,可由先天禀赋不足、年老久病体虚、饮食不节、七情内伤等导致发病。病机可概为虚实两端。虚者多为肾精不足、心脾两虚而致心脑神窍失养;实者常见痰浊内阻、瘀阻脉络所致清窍蒙蔽、血脉不畅,使神机失灵。虚为本,实为标。虚、实病机可互为因果,相互转化,相互夹杂,对此临证必须详察。兹将主要病因病机分述如下。

（一）主要病因

1. 禀赋不足　自幼痴呆者多由于先天不足或禀父母遗传。如胎中失养、父母近亲婚配、某些家族遗传性疾病等,导致脑髓不充,智力发育不全,影响精神和思维活动而致此病。亦有临产时产伤,伤及脑髓而致病者。

2. 肾精亏损　肾主骨生髓,脑为髓之海。中老年人脏腑功能减退,肾中精气衰少。肾精不足,脑髓不充,神明失主,则灵机记忆衰退,不慧失聪而成愚呆之症。如《医林改错·脑髓说》所谓:"年高无记性者,脑髓渐空。"

3. 饮食失节　恣食肥甘厚味,或嗜酒成癖,脾胃受损,运化失司,酿生痰浊。痰浊积于胸中,蒙蔽清窍,使神明失主而成痴呆。如《石室秘录·卷六》所云:"痰气最盛,呆气最深。"

4. 七情内伤　情志不遂,肝郁气滞,血涩不行,痰湿内停,瘀痰阻蔽清窍而发病。如《辨证录·呆病门》曰:"大约其始也,起于肝气之郁。"或因忧虑过度,耗伤心脾,心脾两虚,心虚心血暗耗,脾虚运化失司,使神明失养,导致神情涣散,呆滞善忘。

5. 因病致损　因患中风、癫痫等疾,脑髓受损,痰瘀阻滞脑络,神明失用而发本病。

6. 外伤或中毒　骤遇强力所伤,瘀血阻滞脑络,或中毒致清窍受损,导致神明失聪、思维迟滞、性情异常、记性减退。

(二)主要病因病机

1. 痴呆病的病位在脑,与五脏功能失调密切相关　中医早已认识到脑具有记忆、思维、感知之功能,人脑居颅内清灵之境,聚精会神,有"元神之府"之称。《本草备要》曰:"人之记性,皆在脑中……凡人外见一物,必有一形影留于脑中……今人每记忆往事,必闭目上瞪而思索之,此即凝神于脑之意也。"《内经》认为:"脑为髓之海""髓者,以脑为宝""诸髓者皆属于脑"。脑髓形成的原始物质秉承于父母的先天精气,正如《灵枢·经脉》所云:"人始生,先成精,精成而脑髓生",《灵枢·本神》曰:"生之来谓之精,两精相搏谓之神。"此处所谓"神",即指人的精神情志、思维意识、感觉运动等生命活动的总称。可见《内经》认为"精生髓,髓聚而为脑,元神蕴藏于脑髓之中"。"神"的活动萌始于父母精血相合、脑髓形成的胚胎期,且贯穿于生命活动的始终;脑为髓海,髓由精生,精从神气而化,精、脑髓与神是物质、器质与功能的关系。《类证治裁》曰:"脑为元神之府,精髓之海,实记性所凭也。"

痴呆病的发生是由于脑萎缩,大脑功能退化所致。正如《素问·脉要精微论》曰:"头者,精明之府,头倾视深,精神将夺矣。"《本草备要》更是确切指出"老人健忘者,脑渐空也"。痴呆患者的记忆障碍、理解力下降、失算、失认等呆、傻、愚、笨的症状正是中医所谓神气不足、神机失运的表现。所以可以明确地说,痴呆病的病位在脑。然而,精、气、神的产生却来源于心、肾、脾、肝。

(1)心在精神意识思维活动中起主导作用:《灵枢·邪客》谓:"心者,五脏六腑之大主,精神之所舍也";《圣济总录》指出:"健忘之病本于心虚。"心主血,血者,神气也,心血不足,神失所养;心气不足,推血无力,血瘀脑络;心神不安,精神不宁,意智之根失去支撑,从而出现健忘。心主神志是五脏整体协调配合下完成对人的认识过程的主宰。因此补心益智,安神强记是治疗痴呆病的主要原则。

(2)肾精亏虚,脑失所养是发病的基础:《类证治裁》指出:"人之神宅于心,心之精依于肾,而脑为元神之府,精髓之海,实记性所凭也。"《医学心悟》也云:"肾主智,肾虚则智不足。"脑髓的充养,依靠肾的藏精。肾精不足,则髓海得不到充养,势必会出现灵机记性的下降，从而出现迷惑善忘、脑转耳鸣、智慧失聪等症状。先天不足或后天失养，均可导致肾精亏虚，脑失所养，久之髓减脑消，发为痴呆。

（3）气血旺盛是神志活动的基础：脾为后天之本，气血生化之源，肾精有赖于后天脾胃运化的精微来充养，人的正常神志活动的保持是以脾化生的气血为基础的。《三因极一病证方论·健忘证治》曰："脾主意与思意者记所往事，思则兼心之所为也……脾受病，则意舍不清，心神不宁，使人健忘，尽心力思量不来着是也。"

（4）肝与神志活动密切相关：肝藏血，主疏泄，调畅气机。肾藏精，肝肾同源，若肝肾不足，则肝阳无以涵养，从而出现肝阳逆于上。肝气太过或肝阳上亢，则气血上逆，扰乱神明而出现健忘、眩晕等证，正如《素问·时刺逆从论》所云："血气上逆，令人善忘。"

总之，痴呆病的病位在脑，与五脏功能失调密切相关。治疗上无论从哪个脏腑论治，最终都是通过调节气血阴阳、消除各种致病因素，实现脏腑和调，气血、肾精充足，脑髓得养，"五脏安定，血脉和利，精神乃居"（《灵枢·平人绝谷》）。

2. 瘀血、痰浊是主要病理产物并贯穿于痴呆病的整个病程 "血者，神气也"，血与神志有着密切的关系，瘀血可以导致"健忘"，陈修园"心主血，瘀血久停于下而不得上，则心气虚，故令善忘"。《景岳全书》云："心有瘀血，则令人善忘。"《证治准绳》亦有"瘀血在上，人健忘"的论述。体内瘀血使得血不能上荣于心，打破灵机记性依赖的心神宁静，就会导致心神失养。"血脉和利，精神乃居"。无论血蓄何处，均会影响血脉的正常运行，导致血脉凝涩而为瘀，瘀阻脑络，脑脉失养，神明失用，从而出现健忘。

痰浊壅盛，上扰蒙窍亦是痴呆病发病、发展的一个重要病理因素。陈士铎在《石室秘录》云："痰气最盛，呆气最深。"《丹溪心法》曰："健忘精神短少者多，亦有痰者。"《辨证录》指出："其终也，由于胃气之衰。肝郁则木克土，而痰不能化；胃衰则土不能制水，而痰不能消，于是痰积于胸中，盘踞于心外，使神明不清，而成呆病。"究其病理，多为思虑劳倦太过损伤脾胃；或饮食不节，恣食肥甘，致脾失健运，痰湿内郁，痰浊上扰，清阳不升，蒙闭心窍则心神昏昧，上犯于脑则元神不明，清窍不利，灵机不敏而遇事善忘；或痰湿壅阻中焦，清阳之气不升，心脑失养则致健忘。

四、痴呆的中医证候学特征

本病的证候特点主要表现为渐进加重的善忘前事、呆傻愚笨、性情改变三个方面。

1. 善忘前事 常为最早期症状，呈渐进性加重。初期对近事记忆不清，似是而非，回忆时常无意识地加入虚构成分。进而发展为近事及远事记忆能力均减退，思维迟钝，或注意力集中困难。并逐渐出现人格改变，如变得不爱清洁，不修边幅，暴躁易怒，自私多疑等。

2. 呆傻愚笨　表现为神情呆滞,寡言少语,反应迟钝,智力明显减退,不能进行简单的数字计算,言词颠倒,语无伦次,甚者不能自理日常生活,不识亲友,举动失常。随着病情进展,逻辑思维及概括综合分析能力进一步减退,思维内容贫乏,联想减少,言语单调,语词贫乏,计算能力亦明显下降。可出现暂时、多变、片断的妄想观念,如被盗窃、嫉妒和被迫害妄想等。

3. 性情改变　情绪变化无常,不能自控,或亢奋,笑哭无常,重者甚至有攻击行为;或呈现情感淡漠、幼稚、抑郁,闭门独处,妄想、幻听幻视等。由于记忆力和判断力的受损可导致定向障碍,患者常昼夜不分,外出不知归途。

五、治疗思路与方法

(一)中医证候分类及治疗

痴呆病性本虚标实,临床以虚实夹杂症多见,治疗大法应以补虚泻实为主。但因该病病机存在着因虚致实,由实更虚,虚实错杂等变化,因此临症之时宜辨明标本主次轻重缓急,用药上灵活施治,可获佳效。

1. 肝肾精亏,髓海空虚

症状:表情呆滞、双目少神、沉默少语、记忆力减退、头晕耳鸣、懒怠思卧、齿枯发焦、腰酸腿软、步履维艰、少便频数或失禁,舌体瘦小,质淡或淡红,苔薄白或少苔,脉沉细弱或沉细弦。

治法:补益肝肾,填髓益智。

方药:益智左归饮(经验方)加减。

组成:熟地黄15 g,山茱萸15 g,何首乌15 g,枸杞子10 g,巴戟天10 g,益智仁10 g,鹿角胶15 g,龟甲胶15 g(烊化),生晒参10 g,水蛭3 g,石菖蒲10 g,丹参15 g,远志6 g。

方解:方中用熟地黄、山茱萸、枸杞子、何首乌补益肝肾以填髓充脑;巴戟天补阳益阴,益智仁暖肾固精,益脑增智;龟鹿二胶为血肉有情之品,龟胶偏于滋阴,鹿胶偏于补阳,两胶合力,沟通任督二脉,益精填髓;生晒参补气安神益智;水蛭、丹参活血祛瘀通络;石菖蒲化痰开窍,醒神益智;远志宁心安神,祛痰开窍。诸药合用,补益肝肾,填髓充脑,活血祛瘀。通络安神,使精足髓充,脑神得养,神明恢复。

2. 脾肾两虚,充养无权

症状:表情呆滞、神思恍惚、智能减低、喃喃独语、言不达意,记忆力减退、计算无能、气怯声低、心悸怔忡、口角流涎、尿失禁、大便稀溏、纳食呆滞,舌胖大、质淡白、苔白,脉沉细弱。

治法:补益脾肾,健脑益智。

方药:(1)归脾汤加减。党参30 g,黄芪30 g,白术10 g,当归10 g,茯苓15 g,枸杞子15 g,益智仁15 g,巴戟天15 g,远志6 g,酸枣仁15 g,石菖蒲10 g,水蛭3 g。

水煎服,每日1剂。

（2）健脑合剂（经验方）。由水蛭、地鳖虫、地龙干、丹参、石菖蒲、远志、半夏、益智仁、生晒参、枸杞子等按比例配制成口服液（本院制剂）每次15 mL,每日3次。

方解：归脾汤加减。方中党参、黄芪、白术、茯苓、淮山药益气补脾；茯苓、酸枣仁养心安神；枸杞子、益智仁、巴戟天补肾生精；当归补血养血；远志交通心肾而定志宁心；石菖蒲、远志化痰安神；水蛭活血祛瘀。全方具有补益脾肾,健脑益智之功。

健脑合剂：方中的水蛭、丹参、地龙干、地鳖虫活血化瘀,通利血脉；石菖蒲、远志、半夏息风化痰,醒脑开窍；益智仁、枸杞子补益肝肾,填精补髓；生晒参大补元气,宁神益智。根据现代药理研究,水蛭、丹参、益智仁、生晒参有化瘀浊,益肝肾的作用,能增加动脉血氧分压,带给脑组织更多的氧,改善脑循环流速,促进脑内DNA、RNA和蛋白质的生物合成,明显提高神经元的存活率,维持神经元的完整性,挽救半暗带细胞,加快神经功能的恢复,从而增进学习和记忆能力。

3. 气滞血瘀,神明失养

症状：表情迟钝、语言不利、善忘、易惊恐、思维异常、行为古怪、双目晦暗,舌暗或有瘀斑,苔薄白,脉细沉。

治法：活血行气,宣窍健脑。

方药：通窍活血汤加减。

组成：丹参15 g,赤芍15 g,石菖蒲10 g,川芎15 g,远志6 g,水蛭1.5 g,茯苓15 g,党参15 g,郁金12 g,柴胡12 g,枳壳10 g,香附10 g。

方解：方中丹参、赤芍、川芎活血化瘀；水蛭攻坚破积,搜剔积瘀；石菖蒲、郁金、远志化痰行气通阳宣窍；党参、茯苓益气健脾；柴胡、枳壳、香附疏肝行气。诸药相合,共奏活血化瘀,畅通脑络,开窍醒脑之效。

4. 痰浊壅阻,清窍受蒙

症状：表情呆钝、智力减退、时有哭笑无常,或喃喃自语,不思饮食,口多涎沫,舌质红,苔白腻,脉滑。

治法：健运脾胃,豁痰开窍。

方药：方可选用涤痰汤加减。

组成：竹茹15 g,半夏10 g,远志6 g,陈皮10 g,茯苓15 g,党参15 g,白术10 g,水蛭3 g,石菖蒲10 g,胆南星10 g,浙贝母12 g,莲子心6 g,水煎,每日1剂。

若见烦乱多言、失眠、口臭、尿黄、便干、舌红、苔黄腻,则为痰火扰心证,可用清热化痰,降浊开窍法,方选黄连温胆汤、星蒌承气汤加减。

方解：方中茯苓、白术、党参、竹茹、半夏、浙贝母、陈皮健脾化痰；远志、石菖蒲、胆南星化痰醒神开窍；莲子心清热安神；水蛭祛瘀通络。诸药合用,具有健脾化痰,宁心安神,通宣神窍,恢复神机之功。

（二）心理疗法

痴呆症早期,很多患者人格相对保持完整,且具有一定的思维能力,因此除部分智能减退,躯体不适外,患者多因工作、生活、交往能力下降,而伴有精神抑郁,或焦虑,甚至存在悲观、恐惧、担心被遗弃、被嘲笑或担心成为他人负担的心理,中晚期可出现多疑、狭隘甚至人格行为的改变,这些精神因素对患者的疾病发展和治疗预后产生不良效果。因此,对血管性痴呆患者的治疗,除了药物外,精神心理治疗应是智能障碍康复中不可忽视的重要部分。

临床上,应对症疏导、有的放矢。根据患者性格特点,心理精神障碍的不同,分别予以解释、开导、劝慰,消除患者抑郁紧张、恐惧心理,解除患者的心理压力,对患者给予预后方面的适当的保证,这样可鼓励患者积极配合治疗,以调动其积极因素,有利于帮助患者平衡精神和心理状态,使其脏腑气机畅达,荣卫通利,有助于疾病的治疗和康复。

在实施心理疗法的同时,对患者进行适当的智力活动锻炼及日常生活能力训练,对患者的康复也有很大的帮助。当然实施心理疗法和社会功能训练,应建立在良好的医患关系和家属积极配合的基础上,效果才能显著。

（三）合理使用中成药

在辨证施治的基础上选用合适的中成药,可提高临床疗效。

1. 参茸地黄丸　每次1丸,每日2次,温开水送服。
2. 滋肾宁神丸　每次10 g,每日2次,温开水送服。
3. 人参归脾丸　每次1丸,每日2次,温开水送服。
4. 抗脑衰胶囊　每次5粒,每日3次,温开水送服。
5. 半夏天麻丸　每次服6 g,每日2次,温开水送服。
6. 白金丸　每次服6 g,每日2次,温开水送服。
7. 脑血康口服液　每次10～20 mL,每日2次,口服。
8. 普恩复胶囊　每次250 mg,每日3次,温开水送服。
9. 复方丹参片　每次3片,每日3次,温开水送服。
10. 安脑丸　每次1丸,每日2次,温开水送服。
11. 养血清脑颗粒　每次1包,每日3次,温开水送服。
12. 益脑胶囊　每次3粒,每日3次,温开水送服。
13. 银杏叶片　每次2片,每日3次,温开水送服。

六、临床心悟

（一）抓住痴呆病的证候特点

1. 复杂性　痴呆的病因不只70多种,老年性痴呆的发病机制至今尚未搞清,病程约6～12年,呈进行性发展,患者预后不佳。临床上常见混合型病征,即血管性痴呆合并有其老年性痴呆等,所以其病症往往交织、复杂。临证时应认真细致,运用中西医两种诊断方法,并结合现代的检测仪器慎重及时给予明确诊断。

2. 隐蔽性　痴呆起病较为隐匿且呈缓慢进行性发展,常被家属或医生所忽视。对患者在日常生活中出现的一些渐进加重的善忘、思维能力或部分智能减退的现象,应加以重视,及时就医。

3. 危险性　痴呆病虽无即时的生命危险,但其病态和行为却对家庭、社会产生沉重的精神负担和医疗负担。

4. 病性虚实夹杂　痴呆病病性为本虚标实,本虚为五脏亏损、气虚血亏、精髓不足、脑窍失养;标实为痰浊、瘀血内阻;早期实证多居多、中晚期虚实夹杂为主。

(二) 注重病程与病机的演变规律

痴呆病病程漫长,其阴阳气血虚损逐渐加重,病情日深,所以其证候不可能一成不变,因此临证时要把握证候演变的规律,及时调整治疗方案。

1. 肾阴亏虚证日久可发展为肾阴阳两虚证　肾虚髓亏证病久失治,阴精亏损加重,阳气无以生化,可发展为肾阴阳两虚证,除原呆傻症状加重外,还兼见畏寒肢冷、口干咽燥、但喜热饮、小便不爽、下肢浮肿等。

2. 肾虚日久可导致心脾两虚证　肾阴肾阳是五脏阴阳的根本,肾虚日久可导致心脾两虚,气血亏乏,导致气虚无力推动血行,瘀血内停,阻滞脉络,神窍失养,可加重病情。

3. 痰瘀内阻缠绵日久,均可耗伤正气　本病以邪实为主的痰蒙清窍证、瘀血内阻证,缠绵日久,均可耗伤正气,使痰瘀互结更甚,正气更虚,病情更深,诊治更难。

(三) 涤痰祛瘀应贯穿于治疗的整个过程

痴呆病的基本病机是肾虚精亏、五脏失调、正气不足、痰瘀内阻,本是肾虚精亏、五脏失调、正气不足,而标证是痰瘀内阻。痰和瘀既是病理产物,又是痴呆病发病、发展的一个重要病理因素。因此,无论痴呆病治疗的哪一个阶段,均应加用活血化瘀,化湿涤痰的药物。常用祛瘀的药物有:丹参、水蛭、地鳖虫、川芎、当归、赤芍、桃仁、红花等;常用的涤痰药物有:半夏、远志、浙贝母、南星、陈皮、天竺黄、竹茹、茯苓等。

(四) 早期干预,延迟痴呆的发生,延缓疾病的进程

痴呆,尤其是老年性痴呆形成后,无论是西药或中药的疗效均收效甚微。客观讲,痴呆病一旦发生,就已处在难以逆转的状态。

2014年8月22~23日由中科院院士同济大学校长裴钢、中科院院士浙江大学医学部主任段树民等担任领衔科学家在上海举行研讨并达成了"阿尔茨海默病上海共识",提出了"全社会要高度重视阿尔茨海默病的防治及其研究",其核心就是早期预警和早期诊治。

早期预警和早期诊治是延迟痴呆的发生、延缓疾病的进程必要、可能和理性的选择；和中医"治未病"思想是相一致的。朱海珍在"中药及中医相关活动对阿尔茨海默病的早期干预"一文中提出"食疗常选补肾，清热解毒泡茶，理疗焦虑抑郁，头脑专一去杂，和谐家庭环境，运动天天不落"。这一方式方法对痴呆病的早期干预很有意义。

七、病案举例

案例1：陈某，男，64岁。2013年9月初诊。

病史：3年前因"脑梗死"而住院治疗月余症状基本改善而出院，1年后再次中风，经颅脑CT、颅脑MR检查为"多发性脑梗死"，经治疗后临床症状改善，但遗留左侧肢体乏力而出院续治。10个月前出现认知功能减退，表情呆钝，沉默少语，记忆力减退，头晕腰酸，小便时失禁，舌淡红苔薄黄、脉沉红。

西医诊断：（1）血管性痴呆症；

（2）脑梗死后遗症。

中医诊断：痴呆。

中医辨证：肝肾精亏，髓海不足。

处方：投以益智左归饮。1个月后症状改善。原方加减，连续服用6个月（后2个月2天服1剂），除左侧肢体仍乏力外，其他症状明显缓解。后续用银杏叶片和脑心通胶囊善后，随访至今，症状已基本控制。

案例2：辛某，女，74岁。1997年1月3日初诊。

病史：家属代诉：近4个月来出现情感淡漠、神思恍惚、智能减低、喃喃独语、言不达意，是出现妄想、幻听、幻视等症状。半个月来症状加剧，并出现定向障碍，患者常昼夜不分，外出不知归途。就诊时脸色苍白、四肢不温、声音不清、肠鸣腹泻，舌质苔白、脉沉细无力。颅脑CT示：脑萎缩。

西医诊断：海尔茨海默症。

中医诊断：痴呆。

中医辨证：脾肾两虚，充养无权、神明失养。

处方：归脾汤加减。党参30 g，黄芪30 g，龙齿20 g，郁金10 g，茯苓15 g，枸杞子15 g，益智仁15 g，巴戟天15 g，远志6 g，酸枣仁15 g，石菖蒲10 g，水蛭3 g，桃仁10 g。服药15天，神志渐清，妄想、幻听、幻视等症状消失。连续治疗2个月，患者神志基本恢复，记忆力有所改善，其他症状均减，生活亦能自理。后改用健脑合剂和中风康复丸（本院制剂）交替使用，随访1年，病未复发。

案例3：曾某，男，74岁。2014年7月12日初诊。

病史：近1年来，家属发现其神情淡漠，反应迟钝，记忆力严重下降，而且逐步加重。就诊时见表情淡漠，反应迟钝，行为古怪，口角流涎，语言不利，善忘善恐，舌暗红、边有瘀点、苔白、脉弦沉细。

西医诊断：海尔茨海默症。

中医诊断：痴呆。

中医辨证：气滞血瘀型。

处方：活血通窍汤加减。丹参15 g，赤芍10 g，石菖蒲10 g，桃仁10 g，远志6 g，水蛭3 g，茯苓15 g，黄芪20 g，郁金15 g，柴胡12 g，枳壳10 g，香附10 g。水600 mL煎至200 mL，每日1剂，2次分服。同时加用中风康复丸，每日2次，每次10 g，连用6周后，诸症明显改善。原方水蛭量改为1.5 g，加黄芪30 g，2天服1剂，再服30剂。症状基本消失。继用健脑合剂，每次15 mL，每日3次善后。服药8个月，随访至今诸症平稳。

案例4：林某，男，34岁。2012年7月3日初诊。

病史：诊时表情呆滞，喜怒无常，不思饮食，幻听幻视、口角流涎、舌质、苔白腻，脉弦滑。脑部CT提示：脑萎缩。

西医诊断：血管性痴呆。

中医诊断：痴呆。

中医辨证：痰浊壅盛型，脑窍闭塞型。

处方：涤痰汤加减，水煎服，每日1剂，同时加用珍珠粉，每日6 g，两次分服，连用14天，诸症减轻。继用健脑合剂，每次15 mL，每日3次善后。服药6个月，至今诸症平稳。

按语：痴呆病病程漫长，其阴阳气血虚损逐渐加重，病情日深，所以其证候不可能一成不变，因此临证时要把握证候演变的规律，及时调整治疗方案。同时要坚持服药，疗程至少3个月以上。

第八节　高脂血症

高脂血症是人体血浆一种或数种脂质成分的含量超过正常最高值，本病在营养代谢性疾患中占有重要地位，是导致动脉粥样硬化的主要因素之一。高血脂最重要的是胆固醇高，尤其是低密度脂蛋白高，冠心病危险因素众多，但高胆固醇是与冠心病发生、死亡呈现因果性联系的因素。研究表明，当人群的胆固醇水平下降1%，其冠心病的发病率就下降2%。本病原发性病因未明，多有家族史及遗传史。他汀类药物治疗血脂异常的历程显示了疗效的肯定，但仍然存在一些不足之处，如肝功能异常，激酶升高，胃肠道反应等不良反应，且调脂需长期服用，药物价格昂贵，给国家和个人造成一定的经济负担。因此，中医药调节血脂成为国内外研究关注的方向。

一、中医对高脂血症的认识

中医文献中无"高脂血症"之名称,但在《黄帝内经》中已有"脂者""油脂""脂膜"等记载。如《灵枢·卫气失常》篇说:"脂者,其血清,气滑少。"这是最早论及脂者的记载。《说文解字注》云:"膏,肥也。"《礼记·内则》曰:"脂也,凝者为脂,释者为膏。"在历代医籍中,对类似高脂血症及引起的动脉粥样硬化等并发症的临床表现和治法,都有较详细的论述,分别见于痰饮、心悸、眩晕、胸痹、卒中、真心痛等病症中。

古人很早就已经注意到过食肥甘引起高脂血症的危害性,如《素问·生气通天论》篇曰:"膏粱厚味,足生大丁。"《医学心悟》指出:"凡人嗜食肥甘,或醇酒乳酪,内湿从内受……毒生热,热生风,故卒然昏倒无知也。"张景岳说:"津液和合为膏者。"可见脂膏的化生、转输、排泄等发生异常,而致津血稠厚,聚成痰浊,产生塞滞之患。

二、高脂血症的主要病因病机

中医学认为,高脂血症多属于痰浊瘀血的范畴。嗜食肥甘厚味是促成高脂血症的外因,而肝、脾、肾三脏虚弱,功能失调是内因。

1. 禀赋不足,好逸恶劳　脾为生化之源,主运化,既运化水谷精微,化生气血,又可运化水湿之气,调节人体的津液代谢。因先天禀赋不足,肾虚不能温煦脾胃,以致脾虚不运,聚湿生痰;或者生性好逸恶劳、贪睡恣食,或终日伏案、多坐少动,致使膏脂来源增多、利用减少,积于体内,而变生本病。

2. 饮食不节,脾胃损伤　因饮食不节或长期嗜酒、嗜食肥甘厚味,贪凉饮冷,就会损伤脾胃,尤其是损伤人体阳气,阳气不化,体内水湿不能转化为津液,停于体内停聚而为痰浊,痰浊凝聚注入血脉为关键病机。

3. 情致内伤,肝胆失利　"肝主筋脉,其华在爪,主藏血,主疏泄,喜条达,恶抑郁""肝者,罢极之本"。如郁怒伤肝,而致肝胆失利,或肝郁脾虚,或肝郁脾困,最终亦导致膏脂聚集,变生痰湿,还可因肝郁化火,灼津为痰,阻滞脉道,亦可变生此病。

4. 年老体衰,肾气不足　因年老体虚,肾气不足,不能温煦脾胃,脂质运化失常,滞留血中;肾阴不足则水不涵木,则疏泄失职,气滞痰凝,而成本病。近年来开展了大量的实验研究工作,实验初步表明,肾气盛衰与血清高、低密度脂蛋白胆固醇的含量有关。肾气盛则高密度脂蛋白胆固醇升高。反之,肾气衰则低密度脂蛋白胆固醇升高。

总之,上述各种原因,导致血中脂膏过多,过多的脂膏无法利用,滞留血中,浊变而成痰湿,痰湿浸淫脉道,影响气血运行,引起脏腑功能失调,而成痰湿、血瘀、脉痹等证,发为本病。因此,高脂血症的基本病机是正气亏虚,痰瘀阻脉,脉道不通。

三、高脂血症的治疗思路与方法

（一）辨证思路

（1）高脂血症是由于饮食不当，嗜食膏粱厚味，加上脾胃运化失司，津液输布失调积湿，日久成痰，痰湿浸淫脉道，影响气血运行，痰瘀阻脉，脉道不通。日久必耗气伤肾，虚实夹杂，属于本虚标实证。临证之时只要抓住"湿""痰""瘀""虚"这四个关键因素及其相互转化关系，治疗时灵活化裁，就能达到预期的治疗效果。

（2）从中医证候角度看，属本虚标实的病证。本为脾、胃、心、肝之虚损，标为痰浊、瘀血。治疗本证，应根据具体患者的不同证候特点，加以分型治疗。

（二）中医证候分类及治疗

1. 痰湿壅盛

主症：头晕头痛，头重如裹，心胸憋闷，恶心欲呕，腹胀纳呆，口淡痰多，形体肥胖，肢体沉重，或有胁下痞块，舌苔浊腻厚，脉象弦滑。

治则：燥湿化痰，健脾和胃。

方药：涤痰汤加减。

组成：白术 12 g，苍术 12 g，茯苓 15 g，陈皮 10 g，法半夏 12 g，白豆蔻 10 g（后下），枳壳 15 g，党参 15 g，炙甘草 6 g，浙贝母 12 g，远志 6 g。每日 1 剂，水煎服。

方解：方中陈皮、法半夏、苍术、远志、浙贝母燥湿除痰；枳壳行气宽胸消痞；党参、白术、茯苓、炙甘草健脾益气，和胃祛痰。

2. 脾虚湿盛

主症：面色欠华，头重体倦，乏力懒言，腹胀纳呆，大便溏薄，小便清长，或有下肢肿，眼睑虚浮，舌体胖大，边有齿痕，舌质淡，舌苔白浊，脉缓无力。

治法：益气健脾，和胃渗湿。

方药：血脂清（经验方）加减。

组成：山楂 12 g，莱菔子 15 g，决明子 15 g，丹参 15 g，葛根 15 g，鸡内金 20 g，天竺黄 12 g，黄芪 30 g，茯苓 15 g，白术 12 g，木香 10 g，砂仁 15 g（后下），薏苡仁 30 g。每日 1 剂，水煎服。

方解：方中山楂、莱菔子、鸡内金消食化积，可有效调脂；决明子、丹参活血化瘀，天竺黄清化痰浊，两者祛痰瘀，通血脉；葛根升阳解痉，现代研究还有抗血小板聚集、扩张外周血管、降低血压的作用；黄芪、茯苓、白术益气健脾；木香、砂仁行气和胃；茯苓、薏苡仁健脾渗湿。诸药合用，有健脾和胃，祛瘀化痰，益气通脉之效。

3. 气滞血瘀

主症：头晕头痛，或项强肢麻，胸闷心痛，痛处或走串或固定，入夜为甚，舌质暗红，或瘀斑瘀点，舌下络脉迂曲，脉弦或涩。

治法：疏肝理气，活血通脉。

方药：桃红四物汤加减。

组成：桃仁10 g，红花10 g，当归10 g，生地黄15 g，赤芍12 g，川芎12 g，牛膝10 g，柴胡12 g，佛手10 g，枳壳10 g。每日1剂，水煎服。

方解：方中桃仁、红花、赤芍、当归、生地黄、川芎活血化瘀，其中当归、川芎、生地黄、赤芍尚兼有养血之功，柴胡、枳壳、佛手、赤芍疏肝理气，行气开胸；牛膝引药下行，疏通血脉。

4. 肾虚血瘀

主症：头晕头痛，失眠健忘，胸闷心痛，痛处固定，入夜为甚，耳鸣耳聋，精神呆钝，行动迟缓，舌质淡暗，或瘀斑瘀点，舌苔薄白，脉象沉弱。

治法：补肾固本，活血化瘀。

方药：补肾活血调脂汤（经验方）。

组成：巴戟天15 g，枸杞子30 g，菟丝子30 g，黄芪30 g，丹参15 g，当归6 g，桃仁10 g，川芎10 g，山楂30 g，水蛭3 g，泽兰12 g。

方解：方中巴戟天、枸杞子、菟丝子补肾固本；黄芪大补元气，以助气血运行；水蛭破血消癥，行血中之滞，以促进脂质吸收利用，当归、川芎、桃仁、泽兰活血化瘀。山楂消食化积，可有效调脂。诸药合用，标本兼顾，具有补肾固本、活血化瘀之功。

（三）中成药

1. 血脂康　每次2～4片，每日3次。适用于高脂血症痰瘀内阻者。

2. 益肾降脂片　每日3次，每次6～8片，疗程3个月。适用于高脂血症肝肾亏虚，痰瘀交阻者。

3. 绞股蓝冲剂　每日2次，每次10 g，于餐前2小时开水冲服，疗程30天。适用于中老年高脂血症患者。

4. 绞股蓝总甙片　每日3次，每次2片。2个月1个疗程。用于高脂血症、动脉硬化肝肾两虚者。

5. 脂必妥片　每日3次，每次3片。适用于高脂血症痰瘀内阻者。

6. 月见草油丸　每次1.5～2.0 g，每日2次。适用于高脂血症肾虚者。

7. 六味地黄丸　每次4～6 g，每日2次。适用于高脂血症、动脉粥样硬化肾阴不足者。

8. 复方丹参滴丸　每次10粒，每日3次。适用于高脂血症瘀血阻络者。

9. 诺迪康　每日3次，每次2片。适用于高脂血症肾虚瘀血阻络者。

10. 银杏叶片　每次2片，每日3次。用于高脂血症、动脉硬化痰浊阻滞者。

四、临床心悟

（一）临证时应分清标本缓急、虚实轻重

高脂血症的治疗以标本兼顾，补虚泻实为原则。临床辨治，应当分清标本缓

急、虚实轻重,或益肾健脾为主,或化痰祛瘀为主,或消补兼施。根据本虚标实施治的同时,还需要结合患者体质、病情而有所侧重,既不能克伐过度更伤脾胃,亦不宜纯用补法,壅滞痰湿而滋生膏脂。在治疗过程中更需要积极配合控制饮食,增加相应的体育锻炼,防治其原发病如肥胖症、冠心病、高血压等,都是治疗高脂血症不可忽视的另一重要方面。

(二)抓住"湿""痰""瘀""虚"这四个关键因素

高脂血症的发病虽然错综复杂,但其基本病理变化为本虚标实。所谓本虚,主要为脾肾两虚;至于标实,是指湿浊、痰浊、气滞、血瘀。脂质代谢紊乱状态,可视为痰浊、血瘀。痰浊、血瘀为脏腑虚损所产生的病理产物。脾主运化,为生痰之源。脾虚失运,水谷肥甘之物无以化生气血精微,则痰浊内生。脾之健运根于肾之温养,肾虚及脾,或脾脏本虚,均可使健运失司,痰浊内生。在肾虚为主的多脏器虚损的衰老过程中,气化功能减退,气血失调,故血行不畅,易致血瘀,在血液流变学方面的改变是血液呈浓、黏、凝、聚状态。肝肾同源,肾阴不足,肝失涵养,故常肝肾俱虚。肝气郁滞可使疏泄功能随之减退。肝失疏泄,气机不畅,则直接影响脾之运化,亦与肝功能失调有关。肾、脾、肝诸脏亏虚,湿浊、痰浊、血瘀乃生,痰、湿、瘀三者共同作用于机体,浸淫脉道,构成了心脑血管疾病的危险因素。因此,治疗高脂血症要紧紧抓住"湿""痰""瘀""虚"这四个病机要素。

(三)随症加减用药

(1)饮食不节、过食膏粱厚味是引起外源性高脂血症的原因。因此,对于这一类病者,除了指导其节制饮食之外,还可以使用一些消食积、降血脂的中药如茵陈蒿、山楂、荷叶、布渣叶,具有轻泻作用的中药以减少脂质在肠道的吸收,如大黄、虎杖、草决明、番泻叶等通腑泻浊的药物,以及何首乌、女贞子、火麻仁、黑芝麻等润肠通便的药物,实验证明这些中药均有降脂作用。

(2)对于因先天禀赋不足、脾胃虚弱,或者因后天饮食不节,损伤脾胃,以致脾运失常,脂膏堆积而发病者。最适合选用益气健脾降脂中药如人参等;一些无损于脾胃的降脂中药如灵芝、淫羊藿、金樱子、冬虫夏草、玉竹、银杏、山楂等亦可选用;一些有补益作用但有碍于脾胃功能的中药如何首乌、黄精、女贞子等也可选用,但应适当配伍一些芳香健脾的中药如木香、砂仁之类,以防这类滋补中药的滋腻碍脾作用。

(3)对于因先天禀赋不足或者年老体衰或肾虚所致的高脂血症、动脉粥样硬化者,应选用何首乌、女贞子、黄精、杜仲、黑芝麻、灵芝、枸杞子、沙苑子、冬虫夏草等具有补肾降脂,抗衰老作用的中药。这类中药可以长期服用,既能治病又能强健身体,可谓理想之药。

(4)对于因肝胆失利引起的高脂血症,应选用柴胡、郁金、姜黄、茵陈蒿等具有疏肝利胆的降脂中药。这类中药可促进胆汁的排泄,如再结合上述所说的通腑泻浊的降脂中药如大黄、虎杖、决明子之类,可以减少脂质在肠道的吸收,打断脂质代谢中的肝肠循环,其效果更好。

(5)血中脂膏过多超过脏腑运化转输排泄能力,导致脂膏浊化,变成痰湿,痰湿浸淫脉道,阻碍气血运行,以致血瘀脉痹,因此在综合用药原则指导下,可以选用茵陈蒿、泽泻、猪苓、槐花等祛湿浊降脂药和瓜蒌、桔梗、白果、海带、海藻等祛痰降脂药以及丹参、三七、延胡索、蒲黄、当归、川芎、牛膝、毛冬青、降香、没药等活血通脉降脂药。活血通脉降脂药,一方面有利于降脂,另一方面有利于防治动脉硬化以及消除动脉硬化带来的症状,用之得当有一举多得的作用。

(四)辨病用药与辨证用药相结合以提高疗效

在治疗高脂血症的临床实践中,我们发现单纯的辨证用药的方法可以消除症状,但未必能够有效调脂,而单纯的辨病用药方法可以使血脂达标,但未必能够改善患者的临床症状。因此,在辨证用药的基础上,结合使用具有降脂、治疗动脉粥样硬化作用的方药可以明显提高临床疗效。

(1)降低血胆固醇含量的中药:红花油、蚕蛹油、豆油、橡胶种子油等均含有不饱和脂肪酸,如花生四烯酸、亚油酸、亚麻油酸等。能与胆固醇结合成酯,使之比较容易转运、代谢和排泄,因而减少血浆中胆固醇含量,同时又可改变胆固醇在人体内的分布,减少在血管壁中胆固醇含量,使其较多地沉积于血管壁以外的组织中。

(2)抑制胆固醇、三酰甘油合成的中药:如泽泻能影响脂肪分解及胆固醇合成,姜黄可抑制脂肪酸合成,香菇抑制体内胆固醇合成。

(3)促进肠道胆固醇排泄,抑制外源性胆固醇吸收的中药:如大黄、生首乌、生决明子、虎杖、番泻叶等。这类药物许多含有如黄酮类及其衍生物等致泻剂,能促进肠道蠕动,增加排便次数,以加快脂类的排出。

(4)竞争性地抑制肠道胆固醇吸收的中药:如蒲黄、绿豆、蚕豆、褐藻等。这类中药多含有植物固醇,可抑制肠内胆固醇吸收。另外尚含蜂胶、维生素、果胶、琼脂等不能利用的多糖和胆盐结合形成的复合物,能阻碍胆固醇的吸收。

(5)影响血脂分布、运转与清除的中药:丹参有促进脂肪在肝内氧化加强作用。水飞蓟素有清除肝肾组织脂质沉淀作用。女贞子对主动脉脂质斑块有消退作用。海南狗牙花生物碱能减少脂质在肝脏中沉积。

(6)阻止肠管对蔗糖和脂肪的吸收,防止肝细胞的过氧化作用而具有降脂减肥作用的中药:如绞股蓝总甙片、何首乌、山楂、决明子、五灵脂、大黄、泽泻、山楂、麦芽、柴胡、荷叶、生蒲黄、全瓜蒌可降低TC、TG,并提升HDL-C水平及提高apoA/apoB的比值。

(7)改善脂质代谢的中药:高脂血症的一个显著特点就是脂质的浸润和沉积,故调节血清脂质代谢紊乱,可延迟动脉粥样硬化的进展或促其消退。如复方中药血府逐瘀汤、大黄䗪虫丸以及单味中药何首乌、女贞子、泽泻、大黄、虎杖、丹参、川芎、山楂、鸡血藤、蒲黄、姜黄、桃仁、红花、三七、郁金、䗪虫、没药、地龙、水蛭等,可降低总胆固醇、三酰甘油、低密度脂蛋白,或纠正脂蛋白或载脂蛋白代谢的紊乱,不同程度地改善脂质代谢,对动脉粥样硬化有防治作用。

(8)具有降脂防止动脉粥样硬化又可作食疗的中药:如人参、当归、何首乌、灵芝、枸杞子、芝麻、玉竹、杜仲、冬虫夏草、桑寄生、丹参、三七、山楂、海带、海藻、茵陈蒿、金银花、银杏、槐花、葛根、绞股蓝等中药,以及香菇、向日葵子、大蒜、绿豆、生菜等食物。

(五)强化非药物性生活方式调节措施

1. 生活调理

(1)居处环境应安静、空气新鲜,避免喧哗吵闹。

(2)积极参加力所能及的各种体育活动、体力劳动或文娱活动,注意劳逸结合,合理安排工作。

(3)预防高脂血症应从幼年开始。对高脂血症和高脂血症引起的动脉粥样硬化的预防应在儿童时期即注意膳食平衡。婴儿期应尽量采用母乳喂养。发现儿童时期有异常表现或有遗传倾向者,应及早调整控制膳食,控制血脂升高,防止动脉粥样硬化形成。

2. 饮食调理

(1)限制热量,控制体重,超重者应减少膳食。每日膳食中,总热量要比正常需要量降低 2 512～3 349 kJ(600～800千卡),蛋白质热比14%,脂肪热比≤20%,碳水化合物热比=66%,饱和脂肪酸热比<5%,P/S:1.9,胆固醇<150 mg。

(2)允许的食物有谷类、豆类、蔬菜、水果、鸡蛋清、鱼肉、鸡肉、兔肉、小牛肉、野禽肉等。

(3)应限制的食物有动物脂肪、动物内脏、贝类、蛋黄、鱼卵、虾、蟹、巧克力、奶油以及甜点心、糖果、蜜饯等甜品。

五、病案举例

病例1:王某,男,46岁。2013年3月2日初诊。

病史:自诉神疲乏力,胸闷,头晕,气短,手脂麻木已年余。检查空腹血清,总胆固醇(TC)7.49 mmol/L,三酰甘油(TG)4.37 mmol/L,高密度脂蛋白(HDL-C)1.54 mmol/L,低密度脂蛋白(LDL-C)3.76 mmol/L,载脂蛋白B(apoB)1.18 g/L。

诊断:高脂血症Ⅳ型。

处方:投以贝母参七粉(西洋参、三七、川贝按2:1:0.5研末调匀),每天早晚各空服1次,每次3 g。连服6周后,临床症状消失。复查血清,TC 4.58 mmol/L,TG 1.36 mmol/L,HDL-C 1.67 mmol/L,LDL-C 3.42 mmol/L,apoB 0.93 g/L。再服8周,复查血脂正常,临床治愈。

病例2：庄某，男，45岁。2015年2月初诊。

病史：近年来自觉头身困重，易疲劳，头晕，口中黏腻发甘，食欲欠佳而体重日增，大便黏滞不爽，多次查血脂高于正常，舌质暗淡苔白腻，脉弦滑。查体：血压146/90 mmHg，体重110 kg，总胆固醇7.9 mmol/L，低密度脂蛋白5.5 mmol/L。

诊断：高脂血症，高血压、肥胖症。

中医辨证：脾虚湿盛，痰瘀内阻。

处方：用血脂清颗粒（经验方）以健脾化湿，祛痰化瘀。山楂12 g，莱菔子15 g，决明子15 g，丹参15 g，葛根15 g，鸡内金20 g，天竺黄12 g，黄芪30 g。每日1剂，水1 000 mL煎至250 mL，3次分服。

二诊：连服30剂，感周身舒适，头身困重及中黏腻感消失，大便畅行，苔稍腻。复查血脂：总胆固醇6.5 mmol/L，低密度脂蛋白3.2 mmol/L；血压138/860 mmHg，体重108 kg。上方加砂仁6 g，再服30剂，自觉症状消失，纳食增加，体重105 kg。嘱其加强运动，上方隔天服一剂。3个月后复查血脂：总胆固醇5.9 mmol/L，低密度脂蛋白2.98 mmol/L；血压134/84 mmHg，体重98 kg。

按语：血脂异常是冠心病发病的危险因素之一，调脂治疗在冠心病一级与二级防治中的重要作用被越来越重视，中医中药在调脂方面有一定的特色和优势。案例1用贝母参七粉（经验方）取效。方中西洋参大补元气，补益脾肺；三七活血化瘀；川贝母祛痰润肺。三者合用起到补气活血，祛痰化瘀之功。案例2则选用经验方血脂清颗粒，健脾化湿，祛痰化瘀而获效。取效之道全在于治疗高脂血症过程中，紧紧围绕"湿""痰""瘀""虚"这四个病机要素而选方用药。

第九节　病毒性心肌炎

病毒性心肌炎系指病毒感染过程中引起的心肌炎症，常常为各种病毒全身性感染的一部分表现，是常见的心肌炎之一。病毒性心肌炎可流行或散在性发病，潜伏期约1～4周，可见于各年龄组，小儿尤易罹患，成人病毒性心肌炎的发病年龄以20～30岁居多，男性较女性多见，其比例为1.30～1.62∶1；发病季节以夏秋两季多见。根据病毒性心肌炎的临床不同表现，可归属于中医学的"温病"以及由"温病"引起的"心悸""怔忡""胸痹"等病症的范畴。

一、病毒性心肌炎主要病因病机

中医认为病毒性心肌炎的发生由于素体正气不足，复外感温热病邪，或因手术等创伤，温热毒邪袭肺侵心，舍于心，损伤心之肌肉、内膜，导致心之气血阴阳逆乱失调，兼见痰浊、瘀血、湿阻等多种病理产物停积而发为本病。叶天士云：

"温邪上受，首先犯肺，逆传心包。"温热毒邪由鼻咽或卫表而入，肺卫不宣而见恶寒发热、头痛身疼、咽痛咳嗽等症；热毒不解逆传心包而见胸闷、心痛；热毒犯心，损伤心气，烧灼心阴而致心气虚弱，心阴不足，心悸气短，头晕乏力，脉律不整；若病久不愈，阴损及阳，而见阴阳两虚之尿少水肿、心悸喘促等症。饮食不洁，湿毒之邪由口而入，蕴结肠胃，表现为发热、腹痛、泄泻、恶心呕吐、疲倦乏力等症；湿毒之邪上犯于心，表现为心悸气短，胸闷心痛，脉律不整。热毒损气伤阴，而见气阴两虚之证；病久不愈亦可有阴阳两虚的见证，极少数还可引起心阳暴脱而死亡。

总之，本病病位在心，与肺、脾、肾有关，正气不足，邪毒侵心是发病的关键，正虚为本，热毒、湿毒、痰浊、瘀血为标，为本虚标实、虚实夹杂之病患。

二、病毒性心肌炎的临床特征

（一）急性期

主要是人体受病毒感染，诸外邪从鼻咽入侵于肺卫或由表卫侵及胃肠，湿热蕴郁犯心，或邪毒直侵心脉。病程通常在半年左右。

1. 外感风热犯肺侵心　发热、咽痛、咳嗽、胸痛、心悸、肌肉酸楚、脉数或促或结。

2. 湿邪内侵损及胃肠　发热、畏寒、腹痛便泄或口干口苦、苔黄腻或白腻、脉滑数或促。

3. 邪毒舍心伤阴耗气　咽痛、口干、心烦、心悸、胸痛、乏力、舌淡红、脉结代或数。

（二）恢复期

在急性期后病邪逐退，临床症状和异常心电图在逐渐好转中，但脏腑功能受损。

1. 病邪虽撤而正气受损，阴津耗伤　症见心悸、心烦、头晕、胸闷、肢软、精神疲惫、失眠、汗出、气短、口干等。

2. 营卫乏气不足　心悸、疲乏、头晕、胸闷、气短、汗出、舌淡红肿、脉细或失匀。

3. 气阴两虚　心悸、心烦、失眠、神疲乏力、舌偏红、脉细促。

（三）慢性期

病程在1年以上，心肌受病毒损害未能恢复，又有重复病毒感染，细胞免疫失控，心肌进一步受损，病情趋重，部分患者发展为扩张型心肌病，最终成为难治性心力衰竭。慢性期主要表现为病势缠绵，邪气留滞，正邪相争而耗损正气，正邪相持，虚实相兼，证型错杂。

1. 气阳不足　心悸、面浮、肢肿、胸闷、短气、动则气喘、卧则咳嗽、四肢欠温、形寒、脉细弱或促结、舌淡红。

2. 痰浊内阻　胸闷、心悸、腹胀、纳差、口干、无力、苔腻、脉滑。

3. 气滞血瘀　胸部刺痛、胸闷、心悸、舌暗红、脉结代。

（四）后遗症期

患心肌炎日久，或检查发现有较稳定的心电图异常，除偶有心悸外，其他症状不明显。这类患者在辨证论治上难度较大。

三、治疗思路与方法

（一）辨证要点

在上呼吸道感染、腹泻等病毒感染后1～3周内或急性期中出现与发病同时新出现的各种心脏表现，如严重乏力、胸闷、胸痛、各种心律失常和（或）心电图异常、第一心音明显减弱、舒张期奔马律、心包摩擦音、心脏扩大、充血性心力衰竭或阿-斯综合征等。临证需对以下病情进行辨证以明确其病理属性。

1. 辨胸痛性质　胸闷、胸痛是本病的常见症状，性质有闷痛、刺痛、隐痛之不同，部位有固定不移，游走不定之区别，结合其他伴随症状，可辨明胸痛的病理属性。

（1）闷痛：可表现为胸闷憋气、拘紧不适，时时深吸气或长叹息稍感舒畅。一般而言，胸闷隐痛，连及两胁，游走不定者则为肝郁气滞；而胸闷憋气，兼有呕恶纳差，头昏头沉，脘腹胀满，苔厚腻者则是痰浊为患。

（2）刺痛：胸痛如刺如针，甚则痛不可忍，部位固定不移，连及后背或左肩臂，舌质紫暗者，为血脉瘀涩所致。

（3）隐痛：胸痛隐隐，丝丝拉拉，时轻时重，伴气短乏力，遇劳加重者为心气不足；伴胁肋胀满，心烦易怒者为肝郁气滞；伴部位固定，舌质紫暗者为瘀血阻络。

2. 辨心悸之虚实　心悸乃是病毒性心肌炎的最常见症状之一，不论急性期还是慢性期或后遗症期皆可出现。因病变程度不同，心悸亦有轻重之分。一般而言，轻者为惊悸，重者为怔忡。惊悸常因外界刺激而发，心悸阵阵，跳动不安。而怔忡则无惊而悸，时觉心中怵惕，稍劳尤甚。而心悸之成因又有虚实之别，因于实者，诸如肝郁气滞，痰浊中阻，血脉瘀涩之属，痹阻心脉使然，因于虚者，诸如心气虚损，心血不足，阴虚内热，阳虚水泛之类，心神失养所致。

3. 辨病变之轻重顺逆　因素体之不同，感邪之深浅，临床病证有轻重之分，轻者素体较强，受邪尚浅，正气能御邪于外，仅表现心悸、胸闷、乏力、头晕等症，适当治疗即可向愈，病势为顺。而重症患者，素体虚弱，受邪较深，正气不支，无力抗邪，心之气阴两伤或阴阳虚脱于外。临证可见面色苍白，呼吸困难，咳逆倚息不得卧，手足厥逆，冷汗淋漓，甚则昏厥，抽搐。此时病情危重，如能积极治疗，救逆于危厄之时，尚有挽救之望，病势向顺。反之，失治或误治于濒危之时，正气外脱，阴阳离散则生命危矣。

（二）中医证候分类及治疗

1. 急性期　多属于温毒邪气侵心袭肺型。

主症：大多具有病毒外感的前驱症状，如畏寒、发热、肌肉酸痛、头痛、鼻塞流涕、咽痛、咳嗽等。肠道感染、发热、骨痛、腹痛腹泻等，伴有心烦心悸，胸闷胸痛，咽干红痛，五心烦热或有低热，脉细数或结代，舌红少苔或黄苔。

治法：清热解毒，养心复脉。

方药：银翘散合清宫汤加减。金银花15 g，连翘15 g，羚羊角10 g（先煎）（可用水牛角20 g），麦冬15 g，板蓝根18 g，射干12 g，牛蒡子12 g，桔梗12 g，玄参12 g，莲子心3 g，甘草6 g。每日1剂，水煎服。银翘白虎汤、泻心汤、三黄石膏汤、五味消毒饮、葛根芩连汤、犀角地黄汤、清瘟败毒散、竹叶石膏汤等方也可选用。

加减：咽喉疼痛者加蒲公英20 g以清热解毒；热重者加青蒿12 g（后下），柴胡25 g以清热透邪；发热不甚而恶寒明显者去水牛角加荆芥穗12 g（后下）以祛风邪；泄泻者加葛根25 g，黄连9 g以清利湿热；胸闷呕恶者加法半夏12 g，藿香12 g以降气化湿止呕。

本法为急性期基本治法之一。但邪毒早期亦可伤阴损气，故亦应护阴益气，可根据不同症状选生脉散、一贯煎、四物汤、四君子汤、保元汤等合用。

2. 恢复期　气阴两虚，毒瘀互结证。

（1）热毒不尽，伤阴耗气证

主症：咽红、咽痛或伴咳嗽、心悸、心烦、失眠、神疲乏力、舌偏红、脉细促、虚数或促、涩、结代。

治法：清热解毒，益气养阴。

方药：清心莲子饮合生脉散加减。

组成：黄芩10 g，地骨皮15 g，板蓝根12 g，石莲子10 g，炙甘草12 g，西洋参12 g（另炖），黄芪15 g，麦冬15 g，五味子8 g，生地20 g，仙鹤草30 g。每日1剂，水煎服。

加减：若无西洋参者可改用党参30 g以益气。若心气虚衰，心悸喘咳者，西洋参增至15 g并加葶苈子12 g，鹿衔草12 g补气强心定喘；若兼水肿者加大腹皮15 g，泽泻20 g，猪苓20 g利水消肿；若自汗盗汗者加煅龙骨、煅牡蛎各30 g（先煎）固涩敛汗；若虚烦失眠者加酸枣仁18 g，柏子仁12 g宁心安神。

（2）气滞血瘀，心神不安

主症：胸部刺痛、胸闷、心悸、舌暗红、脉结代。

治则：理气活血，宁心安神。

方药：血府逐瘀汤合生脉散加减。

组成：桃仁10 g，红花6 g，当归10 g，柴胡10 g，丹参15 g，川芎12 g，延胡索15 g，生地15 g，黄芪15 g，炙甘草10 g，五味子10 g。

3. 后遗症期

阴阳两虚证

主症：心悸气促，动则喘急，肢冷畏寒，自汗乏力，面色苍白或晦暗，心律不齐，脉细数伴结代，舌淡暗苔白。

治法：扶阳救逆，养阴镇心。

方药：参附龙牡汤加味。

组成：人参12 g，制附片12 g（先煎），生黄芪12 g，沙参12 g，麦冬10 g，丹参12 g，桂枝10 g，生龙骨、生牡蛎各30 g，珍珠母30 g，炙甘草10 g，五味子6 g。

（三）中成药

1. 抗病毒口服液　每次10～20 mL，每日3次口服。适用于本病热毒侵心者。

2. 板蓝根冲剂　每次10 g，每日4次。适用于本病热毒侵心者。

3. 玉屏风颗粒冲剂　每次1包，每天3次。适用于本病表虚自汗者。

4. 生脉饮　每次10 mL，每日2～3次。适用于本病气阴两虚者。

5. 天王补心丹　每次1丸，每日2次。适用于本病阴虚内热，心神不宁者。

6. 宁心宝　每次2粒，每日3次。适用于本病心肾不足，心悸，脉数疾律不整者。

7. 心宝　每次1～2粒，每日3次。适用于本病心悸，脉迟缓或脉律不整者。

四、临床心悟

（一）病毒性心肌炎是临床常见病

现代医学对于病毒性心肌炎的发病机制的研究随着现代分子生物学的快速发展有了很大突破，但治疗方面仍无大进展，临床上大多采用对症支持治疗。不仅效果不太理想，还常有不同程度的不良反应。运用中医药治疗本病，取得了较好的效果。中医通过辨病辨证、分期分型相结合的方法，灵活运用、综合辨治，整体上提高或调整免疫功能，清除或防止病毒感染，减轻病毒对心肌的损害，并对合并症也能给予整体治疗。但因本病发作较急，并发症多，若诊断不及时或治疗失误，可致病情延误，严重者可危及生命。因此，临证时要依据病史、症状、体征以及实验室的检查数据予以诊断，并拟定相应的治疗方案。

（二）本病急性期多属于温毒邪气侵心袭肺，典型病例大多具有病毒外感的前驱症状，应及时祛邪解毒外，还应酌加抗病毒的中药

常用方药有银翘散、银翘白虎汤、泻心汤、三黄石膏汤、五味消毒饮、葛根芩连汤、犀角地黄汤、清瘟败毒散、竹叶石膏汤等；若湿热之邪由口而入内犯于心者，除甘露消毒丹、香连丸之外，尚可用葛根芩连汤、藿香正气汤、白头翁汤等清解湿热方剂。西医学认为本病是嗜心性病毒感染人体后，病毒直接溶解心肌细胞所致，治疗上强调抗病毒药物的使用，中药现代研究结果提示不少中药具有抗病毒的作用，临

床可以选用。

（三）"邪之所凑，其气必虚"，故当疾病进入恢复期时，应扶正祛邪是治疗病毒性心肌炎方法之一

受损的机体经过扶正调治，提高了抗病能力，有助于余邪外撤。扶正的方药的作用是多方面的，调节免疫功能只是其中的一方面，也是一个很重要的方面。现有的临床和实践都证实很多方药均有上述作用，如玉屏风散、生脉饮等。以甘草为主药的炙甘草汤曾用于治疗感染性疾病所致的心悸、脉律不整，这与病毒性心肌炎的心律失常，在病因、症状和体征上极为相似。甘草中的甘草甜素、甘草酸、甘草核蛋白等，能直接作用于病毒，有明显的抗病毒作用。单味药黄芪既抗病毒，又能调节免疫功能。病毒性心肌炎与细胞免疫变化关系甚密，已受到普通重视。因此，调整机体免疫，防止反复病毒感染，不使体内细胞免疫失控，保护心肌受损，同时直接减轻病毒对心肌的损害，促进炎症消退，就能防止病情演变为慢性期。

如进入慢性期，其病程多在1年以上，此期的中医诊治较为困难，本病先是感邪伤正，邪留滞于内，脏腑虚衰，经脉不畅，气机不利，营血郁阻，水湿滞留，遂使瘀血、气滞、水饮、痰湿等诸邪内生。邪盛必伤正气，正气越虚，病邪难除，因果往复导致病情迁移。灵活地应用补虚祛邪，选择相应的方药，使之祛邪不伤正，扶正不留邪，进而遏制病势，以杜虚实相兼，正邪交争之害。

慢性期常合并有严重心律失常、心力衰竭、心源性休克等。如见畏寒、肢冷、舌淡、脉沉迟缓之窦性心动过缓，窦房、房室、束支传导阻滞等，可用保元汤合麻黄附子细辛汤、生脉养心汤、炙甘草汤等。出现左心力衰竭者，多因心肺肾阳虚，当以济生肾气汤、苓桂术甘汤、右归丸等以温肾纳气；浮肿显著者以真武汤合五皮饮、五苓散等，以温阳利水，纳气平喘；心源性休克时大都属阳气欲脱，应以参附汤、四逆汤、人参四逆汤、保元汤、参附龙牡汤等合用，以回阳救逆固脱。

后遗症期常并发各种心律失常，但临床症状反而不明显。中医辨证以气阴两虚为主。可用生脉散、复脉汤、加减复脉汤等为主。以改善心肌细胞代谢，减少心肌耗氧量、减低异位起搏点之兴奋性和调节心脏传导功能，对抗心律失常及改善心功能均有一定作用。若气阴两虚兼阴虚内热，气虚血瘀者可用参麦地黄汤，益气养阴兼活血和营。部分顽固性心律失常者，在上述各方的基础上加用丹参、三七、琥珀、石菖蒲、血竭等药可获愈。

（四）病毒性心肌炎，大多数患者经过适当休息、积极治疗可以痊愈，不遗留后遗症，极少数可因严重并发症而发生死亡

本病中医治疗原则是扶正祛邪，西医的治疗主要针对两个方面：病毒的清除以及心肌炎的处理。病毒的清除从两个方面着手：抗病毒药物的应用以及免疫调节剂的应用。心肌炎的处理主要包括卧床休息、肾上腺皮质激素的应用、心肌代谢

促进剂的应用、合并症的治疗。对以病毒感染为表现及不伴有严重并发症者采用中医辨证治疗。如伴严重心律失常、心力衰竭、心源性休克等,即应中西医结合抢救治疗,待病情缓解之后再用中药作调理,以巩固疗效。

(五)在辨证用药的基础上选加已被证实对病毒性心肌炎有治疗作用的中药

1. 对垂体-肾上腺皮质有兴奋作用的中药　现代药理研究证明:人参对垂体-肾上腺皮质有兴奋作用,而且使正常或切除一侧肾上腺大鼠的肾上腺肥大。人参还具有明显抗应激作用,使肾上腺中cA含量升高。人参通过上述机制发挥糖皮质激素样作用,以减轻心肌炎症和抑制变态反应。

2. 具有糖皮质激素样作用或促进糖皮质激素分泌或合成增加的中药　黄芪、冬虫夏草、杜仲、白花蛇舌草等;药理证实其具有糖皮质激素样作用或促进糖皮质激素分泌或合成增加。这些中药对心肌炎症的抑制虽然没有激素强,但其不良反应也没有激素大,而且这类药物中的尚兼有补益身体,诱生干扰素抑制病毒繁殖,抗心律失常等多种作用。

3. 可改善心肌代谢,提高心肌对缺氧的耐受能力,改善心功能,调整血流动力学及抗心律失常等作用的中药　黄芪、人参、炙甘草、黄精、玉竹、生地黄、麦冬、五味子、冬虫夏草等。已有研究证明人参、麦冬、五味子组成之生脉散。黄芪可提高心肌炎患者体内天然杀伤细胞(NK)活性及干扰素效价,改善左室功能,减少心肌损伤,预防感冒,提示黄芪具有调节患者免疫失控及改善心功能的作用,故黄芪为首推益气药,用量可用至30~60 g。

五、病案举例

案例1:高某,女,24岁。于2015年3月21日初诊。

病史:患者1周前出现畏冷,发热,鼻塞流涕,咽喉疼痛,伴有咳嗽、心悸、气短。于某院诊断为"急性上呼吸道感染",予对症治疗后症状好转。2天前突发心悸、心慌、胸闷,休息后可稍好转,但未几症状又反复发作,故求治于本院。入院时症见:心悸,心慌,胸闷,气喘,神疲乏力,倦怠懒言,动则汗出,咳嗽,口干,咽痛,舌质红、苔黄,脉细数。查体:体温37.4℃,脉搏135次/分,呼吸24次/分,血压105/67 mmHg。心电图示:窦性心动过速,ST-T缺血性改变;咽拭子培养阴性;心肌酶谱示:肌酸磷酸激酶同工酶(CK-MB)122 U/L,EB病毒衣壳抗原IgG抗体阳性,EB病毒核抗原IgG抗体阳性,风疹病毒IgG抗体阳性。心脏彩超及血常规正常。

西医诊断:急性病毒性心肌炎。

中医诊断:心悸。

辨证:外感温热邪毒,内舍于心,耗伤气阴,心失所养。

治则:清热解毒,养心复脉。

处方：（1）西医治疗予抗感染、营养心肌、控制心率减轻心肌耗氧等治疗。7剂，每日1剂，水500 mL煎至250 mL，早晚2次。

（2）银翘散合清宫汤加减。金银花15 g，连翘15 g，竹沥10 g，麦冬12 g，板蓝根30 g，牛蒡子12 g，桔梗12 g，玄参12 g，莲子心3 g，生地黄15 g，太子参15 g，炙甘草10 g。每日1剂，水煎服。

二诊：2015年3月28日，服药后，咳嗽、口干、咽痛消失，心慌、胸闷、气喘明显改善，仍感神疲乏力，倦怠懒言，大便3日未解，舌质红、苔薄黄，脉细数。3月21日方去竹沥、牛蒡子、莲子心，加五味子10 g，酒大黄3 g。

三诊：2015年4月3日，复查结果示：窦性心律，CK-MB 8 U/L。予出院调养，口服稳心颗粒巩固疗效，随访1个月未见复发。

案例2：任某，男，39岁。2015年8月3日初诊。

病史：患者自诉5天来出现心悸，心慌，神疲乏力，头晕，咽痛，动则汗出，而且逐日加剧，遂来院就诊。追问病史，得知10天前患者曾有外感病史，自服"扑感敏"后症状缓解。查体：舌质红，苔薄黄，脉细带数；体温37.2℃，脉搏96次/分，呼吸23次/分，血压128/82 mmHg。心电图示：窦性心律，Ⅱ、Ⅲ、avF及$V_3 \sim V_5$导联ST段抬高0.1～0.2 mV。心脏多普勒超声：无明显异常。肌酸激酶（CK）428 U/L，肌酸激酶同工酶（CK-MB）68 U/L，乳酸脱氢酶（LDH）168 U/L，N端B型利钠肽前体（NTpro-BNP）62 pg/mL，高敏C反应蛋白（hs-CRP）34.80 mg/L。EB病毒衣壳抗原IgG抗体阳性，EB病毒核抗原IgG抗体阳性，风疹病毒IgG抗体阳性。

西医诊断：病毒性心肌炎。

中医诊断：心悸。

辨证：外感温热邪毒，内舍于心，耗伤气阴。

治则：清热解毒，益气养阴。

处方：（1）西医治疗予抗感染、营养心肌等治疗。

（2）药用：金银花15 g，连翘15 g，板蓝根30 g，麦冬12 g，五味子10 g，生地黄15 g，党参30 g，炙甘草10 g，龙齿15 g，丹参15 g。7剂，每日1剂，水500 mL煎至250 mL，早晚2次。

二诊：2015年8月11日，心慌、心悸、头晕、咽痛、汗出均较前均有所好转，但仍觉乏力，舌质偏红，苔薄黄，脉细弦。8月3日方加仙鹤草15 g。7剂，每日1剂，水500 mL煎至250 mL，早晚2次。

三诊：2015年8月20日，头晕、咽痛、汗出等症状已消失，心慌、心悸也减大半，舌质淡红，苔薄红，脉弦细。复查心电图示：窦性心律，$V_3 \sim V_5$导联ST段抬高0.05 mV。8月11日方去金银花、连翘，加黄芪20 g，茯苓15 g，桂枝3 g。再服10剂。

四诊：2015年9月2日自述无明显特殊不适，复查心肌酶、心电图、EB病毒核抗原均恢复正常。8月20日方去板蓝根，生地黄量加至30 g，再服10剂以资巩固。

第十节　慢性肺源性心脏病

慢性肺源性心脏病（简称肺心病）是一种常见病、多发病，是指由肺部（包括气管和支气管）、胸廓或肺动脉的慢性疾病变引起的肺循环阻力增高、肺动脉高压，最终导致右心室肥大，甚至右心力衰竭的一种继发性心脏病。其中大部分患者又来自慢性支气管炎、肺气肿等阻塞性肺疾患。该病属中医"咳嗽""喘证""痰饮"等范畴。

一、中医对肺心病的认识

中医虽没有肺心病这一病名，但依据本病在临床上常见慢性咳嗽、咯痰、喘息、气短、发绀、心悸及下肢浮肿等症状，可在中医历代医籍里的"咳嗽""痰饮""喘息"各门类中都可以找到类似的记载。

肺心病当还没有出现呼吸衰竭和心力衰竭时，临床上主要是咳嗽、气喘两症，并有不同程度的肺气肿改变，与中医关于"肺胀"的记载相符。《灵枢·胀论》说："肺胀者，虚满而喘咳。"《素问·至真要大论》又载："少阴司天，热淫所胜，民病……寒热咳喘，甚则……肺填，腹大满，膨膨而喘咳。"上气喘鸣是气道阻塞的结果，与现代医学的慢性阻塞性肺部疾病一致。

《金匮要略·痰饮咳嗽病脉证并治第十二》曰："膈间支饮，其人喘满，心下痞坚，面色黧黑……"，与肺心病右心功能不全时，常见气急、发绀、浮肿、肝肿大等症状与体征颇为相似。《素问·水热论》曰："腹大胫肿，喘咳身重"。胫肿应该是下垂性水肿，是心脏性水肿的特征之一。可见，中医很早就对肺心病有相当的认识。

二、肺心病的主要病因病机

中医认为，肺心病的发生，常因先、后天诸因素致使机体正气不足，抗病能力低下，外邪乘虚侵入肺系所致。病位首先在肺，进而侵及脾、肾、心等脏，致使病情复杂，变证峰起，经久不愈。肺为娇脏，不耐寒热，外邪上犯，首先犯肺，肺气壅遏不通，清肃功能失常，则发为咳嗽、气喘等病证。若失治误治，日久不愈，损伤肺气，肺气既虚，卫外不固，易复感外邪，而致病情反复不愈，形成宿疾，正气必衰，进而累及脾、肾、心等脏。脾主运化，脾失健运则水湿内停，酿湿生痰，甚则累及于肺而见痰清量多。肾主水，久病及肾，阳虚不能制水，水湿化为痰饮，饮邪上犯，肺气壅遏，则见咳、痰、喘，则成水肿、痰饮。又因肾为气之根，司气之摄纳，故肾元不固，摄纳失常，则气不归元，阴阳不能接续，致气逆于肺而为喘。一般说来，此时以动辄气喘为特征。"肾不伤,咳而不喘"肾虚的喘促为虚喘,与邪气犯肺的实喘不一样。肾虚阶段,先为肾气虚,后为肾阳虚,阳虚及阴,最终导致阴阳两虚。肺肾俱虚,摄纳无权,则每见咳逆气促,不能平卧,动则喘甚,自汗易感冒等候。正如《景岳全书》所说:"凡水肿等证,乃肺脾肾三脏相干之病。盖水为至阴,故其本在肾;水化于气,故其标在肺;水惟畏土,故其治在脾。今肺虚,则气不化水;脾虚则土不制水而反克;肾虚则水无所主而妄行。"

心主血脉,肺朝百脉而助心行血,肺病日久,导致心的气阳虚,心(气)阳的不足,则血行不畅,临床上见心悸、气短,动则加剧,面色灰暗等病症。血瘀可使水道不通而为水肿,肾虚不能制水而为水泛,水气凌心则心悸,气短,加重血瘀,在这里是重要的机制。血瘀的表现如《金匮要略》记载:"患者胸满,唇萎舌青……为有瘀血。心血瘀阻又使水道进一步壅滞而发生水肿。病久肺、脾、心、肾俱虚,更易为外邪所侵,外邪引动伏痰,反复发病,使正气虚上加虚,造成恶性循环。如病至晚期,痰浊蒙蔽清窍,可引起神昏谵语,烦躁不安等;痰热相兼,热极引动肝风可出现惊厥抽搐;如气滞血瘀,脉道不畅,或火热迫血妄行常引起出血;又如热毒炽盛而致气阴两伤,或出血量多而致气血衰微,或痰涎壅盛而致肺气闭塞者,均可导致阴绝阳脱,而出现大汗淋漓、四肢厥冷、脉微欲绝之危证。由此可知,本病病因与外感六淫、痰湿、水饮、瘀血息息相关,病位主要在肺、脾、肾、心等脏。

三、肺心病的发病特点

慢性支气管炎发展到肺源性心脏病的过程,是一个肺—脾—肾—心的传变过程。病情险恶,病程漫长,症状日渐加重。

四、肺心病的诱发因素

素体肺肾气虚,外邪侵犯,痰瘀互结,五脏衰竭。

五、肺心病的辨证要点

肺心病病理基础为久病痰浊壅肺,导致胀满,肺失肃降,进而累及脾、肾、心诸脏,导致痰浊、水饮、瘀血形成,实质为本虚标实。本病辨证应以标实本虚为纲,标实辨证有两个要点:一是辨寒饮还是痰热;二是辨血瘀、水停,还是痰蒙神窍。本虚辨证,一是辨脏腑,即肺、脾、肾、心诸脏之虚;二是辨阴阳,是气、阳虚衰还是气、阴两虚。分清主次,综合判断,确定主攻方向。

六、肺心病的中医证候分类及治疗

根据多年的临床实践,认为应按急性发作合并呼吸道感染阶段,心力衰竭水肿阶段,呼吸衰竭、肺性脑病阶段,休克、出血阶段和缓解期这五个阶段,结合证候分类加以治疗。

（一）针对肺心病肺部感染的治法

肺心病乃外邪侵入肺系，进而侵及脾、肾、心等脏，致使病情复杂，变证峰起，经久不愈所致。而肺心病的急性发作主要是合并呼吸道感染，即风寒、风热、毒热、痰浊郁肺，肺气失宣等。因此控制感染是肺心病合并呼吸道感染的重要一环。控制得好，肺心病也就很快得以缓解，否则就会变证丛生。此阶段，中医辨证治疗分以下几种。

1. 风寒犯肺，肺气不宣

主症：咳嗽，白痰清稀，或泡沫，或恶寒发热、周身不适，伴轻度气喘、脉浮弦、苔薄白。

治法：大都为感染初期，或寒邪未化热者。

治则：宣肺散寒，祛痰平喘。

方药：小青龙汤加减。

组成：麻黄 10 g，桂枝 6 g，细辛 3 g，干姜 6 g，半夏 10 g，桑白皮 12 g，五味子 6 g，前胡 12 g，百部 15 g，苏子 15 g，白芥子 10 g，莱菔子 10，丹参 12 g。每日 1 剂，水煎服，2 次分服。

2. 痰热阻肺，肺气不宣

主症：咳嗽、喘促、痰黄稠黏、咯痰不爽，伴口干或发热、便秘尿赤、口唇发绀，舌红或紫暗、舌苔黄或腻，脉弦滑数。

治法：多属肺心病合并肺部感染较重者。

治则：清肺化痰，止咳平喘。

方药：麻杏石甘汤合千金苇茎汤加减。

组成：麻黄 10 g，杏仁 10 g，桔梗 10 g，生石膏 30 g，桃仁 10 g，薏苡仁 15 g，前胡 15 g，芦根 15 g，黄芩 10 g，鱼腥草 30 g，百部 15 g，苏子 15 g，丹参 12 g。每日 1 剂，水煎服，2 次分服。

3. 热毒壅肺，肺失肃降

主症：咳嗽、气喘、咯痰黄稠或黄绿、带有腥臭味，胸闷、口唇发绀或伴发热、舌质紫暗、舌苔黄微腻、脉滑数。

治法：多见于肺心病感染较重者。

治则：清热解毒，涤痰平喘。

方药：五味清毒饮加减。

组成：金银花 15 g，连翘 10 g，蒲公英 15 g，紫花地丁 15 g，野菊花 15 g，麦冬 10 g，浙贝母 15 g，黄芩 12 g，知母 10 g，鱼腥草 30 g，葶苈子 15 g，苏子 15 g。

此型处理不当多有转化为呼吸衰竭、心力衰竭、肺性脑病，必要时可配合应用抗生素、吸氧等处理。

（二）针对心力衰竭水肿为主阶段的治法

肺心病的急性发作期常伴有不同程度的心力衰竭，以右心力衰竭为主，甚至出现全心力衰竭，也是肺心病死亡的主要原因之一。因此，此阶段的治疗至关重要。临床上可分以下两型治疗。

1. 阳虚水泛证

主症：面浮肢肿，心悸气喘、不能平卧，口唇发绀、肝大、四肢不温，尿少怕冷，舌胖紫暗，苔白，脉沉细。

治法：温阳利水，益气健脾。

方药：真武汤合五苓散。

组成：制附子15 g（先煎），桂枝12 g，白术12 g，茯苓30 g，猪苓12 g，泽泻12 g，车前子12 g，丹参15 g，党参30 g，黄芪30 g，巴戟天12 g。

此类患者大多在两周左右好转，重症者加用西药如利尿药、吸氧、抗生素等，并注意血气分析与电解质变化情况。

2. 气虚血瘀证

主症：面浮肢肿，心悸气喘、动则尤甚，口唇发绀、肝大、四肢不温，尿少怕冷，唇甲青紫、舌质暗淡或有瘀斑、脉沉涩或无力。

治法：益气活血，强心通脉。

方药：生脉养心汤合活血通脉汤（经验方）加减。

组成：党参30 g，黄芪30 g，麦冬10 g，五味子10 g，炙甘草10 g，桂枝10 g，赤芍15 g，三七粉3 g（另冲），泽兰10 g，丹参15 g，仙鹤草30 g，茯苓15 g，葶苈子15 g。

（三）针对呼吸衰竭、肺性脑病阶段为主的治疗

在肺心病急性发作期出现呼吸衰竭及肺性脑病的患者也是重要的死亡原因，常见的有痰浊阻肺，蒙蔽心窍及热瘀痰阻，神昏窍闭这两种证候。

1. 痰浊阻肺，蒙蔽心窍

主症：神昏谵语，甚至昏迷，呼吸急促，喉中痰声辘辘，心悸心慌，汗出如油，口唇青紫，舌下静脉曲张严重，脉弦数。

治法：涤痰宣肺，醒脑开窍。

方药：涤痰汤加减。

组成：白术12 g，茯苓15 g，陈皮10 g，胆南星12 g，郁金10 g，丹参10 g，赤芍12 g，半夏10 g，石菖蒲15 g，远志6 g，葶苈子20 g，天竺黄10 g。日服1～2剂；并开水送服安宫牛黄丸，每日2丸。

2. 热瘀痰阻，神昏窍闭

主症：神智时有模糊，呼吸急促，有黄痰不易咯出，口唇发绀，发热汗出，目赤口干，大便秘结，舌苔黄腻，舌下瘀筋曲张粗乱，脉滑数。

治法：涤痰开窍，清热通腑。

方药：涤痰汤合凉隔散加减。

组成：白术12 g，茯苓15 g，陈皮10 g，胆南星12 g，郁金10 g，生大黄10 g，半夏10 g，石菖蒲15 g，远志6 g，栀子10 g，鲜竹沥15 g（兑服），金银花12 g。

（四）对休克阶段的治法

肺心病反复发作的急性期患者，如在抗感染、纠正心力衰竭等环节处理不及时或失误，部分患者可并发休克，是病情加重发展的重要表现。主要证型为心肾阳虚、脾虚水泛。

主症：四肢厥冷、气微喘促、冷汗淋漓，或汗出如油，神昏谵语，或寻衣摸床，舌质暗，舌苔薄或少苔，脉微欲绝，或沉细而数或结或代，舌下瘀筋曲张扭曲严重。同时血压下降，呈休克状态。

治法：温补脾肾，回阳救逆。

方药：四逆汤加味。

组成：白术12 g，茯苓15 g，附子15 g（先煎），肉桂3 g，炙甘草10 g，干姜6 g，山茱萸15 g，生白芍15 g，西洋参30 g。

出血休克时，西药升压药及对症处理的药物在抢救休克时也应给予应用。

（五）针对缓解期的治疗

当病程转入缓解期，往往出现正气大伤（肺、脾、肾阳气、阴液俱伤）与气滞血瘀（心血瘀阻）为主的症状，并兼见余邪（痰湿）未尽，常见不耐劳作，本期治疗关键应抓住正虚、血瘀，选补益肺脾肾，活血化瘀，兼祛余邪方药，使病情稳定于缓解阶段，并促使肺、心功能逆转。缓解期主要表现以肺肾气虚、脾肾两虚为主，此时应给予扶正固本治疗。

1. 脾肾两虚，痰湿未尽

主症：形倦乏力，面色无华，动则气喘，纳少便溏，慢性咳嗽、咯痰，食少纳呆，伴易感冒，舌苔白或微腻，脉细滑。

治法：补肾健脾，化痰止咳。

方药：六君子汤加减。

组成：党参24 g，黄芪30 g，白术15 g，茯苓15 g，半夏10 g，陈皮10 g，山茱萸12 g，补骨脂10 g，苏子15 g，蛤蚧15 g（研末），五味子10 g。

2. 肺肾气虚，心血瘀阻

主症：形寒肢冷，稍有咳嗽、咯痰，伴喘息动则气喘加剧，易感冒，舌紫暗，舌下静脉瘀曲，脉细涩或结代。

治法：益肺补肾，活血化瘀。

方药：金匮肾气丸合桃红四物汤加减。

组成：熟地15 g，茯苓15 g，山茱萸12 g，补骨脂10 g，附子15 g（先煎），桂枝10 g，胡桃肉15 g，桃仁10 g，红花10 g，当归10 g，川芎10 g。

七、临床心悟

1. 积极治疗肺部基础疾病 本病的发展，是慢性支气管炎—肺气肿—肺心病的一个病变过程；而中医的病理机制则是一个肺—脾—肾—心的传变过程。所以积极治疗慢性支气管炎、支气管哮喘、支气管扩张、肺结核等疾患，以阻止肺组织的进一步损害，是阻止肺心病发展的关键。

2. 益气活血贯彻于肺心病防治的始终 肺心病由于自始至终有瘀血征象，如口唇发绀，气虚血液运行不畅以及血液流变学的改变等表现，因而也就强调了益气活血贯彻于肺心病防治的始终。大量的临床资料证明，本病缓解期采用扶正固本，活血化瘀法治疗，对阻止病情发展，降低病死率有明显作用。研究表明，扶正固本等法可以调节机体内环境，激发自卫能力，增强机体自稳状态，可间接促进本病痊愈。这是中医防治本病的特色和优势。

其作用机制大致有如下几个方面。

（1）增强患者的免疫能力。实验研究证实，益气固本，活血化瘀药物能使患者降低了的 E 花环形成率得到提高，使增高了的 Fcu-R 细胞降低，同时有提高 bet-R 细胞值的作用，使 Fcu-R/Fcr-R 的比值恢复正常，使免疫紊乱得到纠正。

（2）提高肾上腺皮质功能。肾虚，特别是肾阳虚患者，肾上腺皮质功能低下，补肾药物能提高肾上腺皮质功能，加强机体消炎、抗变态反应等作用。

（3）改善血液流变性。肺心病有程度不同的血液流变性异常，使用中药后则均有不同程度的改善。

（4）改善血液动力学。中药能使反应肺动脉高压和右心室肥大的七个指标（超声心动图的右室流出道内径、右室内径、左右室内径之比、胸片的肺动脉高度、肺动脉圆锥高度、右肺下动脉直径等）有不同程度的改善，尤以益气活血药物为佳。

（5）改善微循环。用药后患者甲皱微循环均有改善。

（6）抑制血小板聚集作用。通过临床及实验观察，运用益气活血方药，对于防治肺小动脉血栓形成，降低肺动脉高压方面可能起一定的作用。

3. 重视中药抗感染的作用 本病多因急性呼吸道感染而发作，每次急性发作大都要采用多种抗生素或皮质激素治疗而达到缓解的目的。然而随着病情的进展，机体抗病能力渐趋低下，病原菌的耐药性持续增强，故其后期尽管药物不断更换品种，剂量日益增加，但疗效却不甚理想。其中部分患者不仅感染不能得到控制，反致白细胞减少，肾功能不全，甚至菌群失调而形成严重感染等。为了提高抗感染的疗效，减少抗生素的用量，并避免其不良反应的发生，用清热解毒、活血化瘀、通里攻下等类中药，同时合用一定剂量抗生素，才是控制急性加重期肺部感染的一个可取途径。

另外，若痰培养为金黄色葡萄球菌、溶血性链球菌、肺炎双球菌者，即重用金银花、连翘及紫花地丁；若为大肠杆菌、铜绿假单胞杆菌及变形杆菌生长时则重用黄柏、蒲公英、黄连、紫花地丁及连翘等。实验证明,清热解毒药是一类药理作用较广的药物。其抗感染作用并不全是对病原微生物的抑杀,而主要是加强机体抗病免疫力、中和细菌毒素、解毒及降低毛细血管通透性等作用。

4. 中医、中西医结合防治肺心病,具有一定的优势和特色　目前,国内采用辨病与辨证相结合、中医药与西医药相合、急则治标与缓则治本相结合的诊治思路与法则,具有一定的先进性。其充分地发挥了中、西医各自的特长(如诊断以西医为主,治疗注重中西医结合;缓解期以中医治疗为主,急性加重期则提倡中西医结合治疗等),为本病临床疗效的提高创造了有利条件。

运用中药治疗时,应处理好两个关系。一是祛邪扶正的关系。原则上急性加重期以祛邪为主,缓解期重在扶正:① 急性加重期祛邪时,除常规用清解药外,常可根据病情加用大黄通里攻下、逐邪外达。只要患者不极度虚衰,适当用大黄等药通里攻邪,常可获得较好效果,但应中病即止,才不致更进一步损伤正气。② 缓解期运用大剂量温肾药,宜选平稳之品为妥,不宜过于辛燥,以免伤阴。二是治标与治本的关系。急则治标,缓则治本之法则应贯穿本病治疗的全过程。如出现本虚标实证,治标时亦应兼以治本;缓解期本虚为主,但余邪未尽,故治本时则需兼以治标。

5. 肺心病治法运用于临床应该注意三个问题。

(1)辨证准确,而且要注意证候的动态变记,证变法变药变,要保持理法方药一致。

(2)注意活血化瘀及扶正固本的运用,肺心病的全过程存在着血瘀征象以及肺脾肾气虚,故当注意。

(3)注意中西医结合的问题,对危重患者,为了抢救,中西医两法不必拘泥,主要在于有效的救治患者生命,同时要及时应用西医检测方法了解病情,如心电图、X线检查、血常规、血气分析、电解质、肝肾功能等。

八、病案举例

案例1:王某,男,80岁。2015年2月2日初诊。

病史:患者咳喘反复发作已25年,因急性发作而数次住院治疗,确诊为"慢性支气管炎、肺气肿、肺心病"。近5天来,咳喘发作且明显加重伴有下肢浮肿,以"肺源性心脏病、慢性心功能不全"收入住院。

刻诊:口唇发绀,咳嗽,气喘,端坐呼吸,呼多吸少,痰黏白或黄,难以咳出,时有汗出,怕冷,下肢浮肿,大便秘结,尿少色黄.舌质暗红,苔黄腻,脉弦细数。

中医辨证:肺肾气虚,痰瘀内阻。

治则:益气祛瘀,化痰肃肺。

处方:黄芪30 g,茯苓30 g,法半夏10 g,白术10 g,陈皮10 g,葶苈子30 g,大枣

10 g,前胡 10 g,胆南星 10 g,丹参 15 g,赤芍 15 g,鱼腥草 15 g。水煎服。

二诊:2015年2月6日,服药4剂后,咳嗽、气喘、双下肢浮肿减轻,2月2日方去大枣,加瓜蒌15 g,再进7剂。

三诊:2015年2月13日,下肢水肿消失,咳嗽、喘息基本控制,夜能平卧,舌质暗红、苔微黄,脉弦细。2月6日方加减:黄芪30 g,党参15 g,茯苓15 g,法半夏10 g,白术10 g,陈皮10 g,瓜蒌15 g,百部15 g,薤白15 g,补骨脂10 g,丹参15 g。水煎服,每日1剂,连续服15剂,上述诸症皆除,可下床活动,饮食、夜寐尚可,临床症状已控制出院。出院后嘱其用金匮肾气丸与六君子丸交替服用,扶助正气,以固其本。

按语:年老体虚,病根深植,病发之时,本虚标实,先用治标之法则更伤其正,单扶正又恐邪恋不去,故用黄芪、党参、茯苓、白术补益脾肺之气,补骨脂补肾纳气;茯苓、半夏、陈皮、瓜蒌健脾化痰,百部、薤白、瓜蒌止咳化痰,宽胸理气,丹参活血化瘀。合而用之,共奏益气祛瘀,化痰肃肺之功。

病例2:孙某,男,72岁。2013年11月3日初诊。

病史:既往有"慢性支气管炎"病史30余年,每于冬春季节或感寒后反复出现咳嗽、咳痰、胸闷、气促等症,多次住院治疗。但年复一年,诸症反复发作,且病情日重,体质日衰。1周前,因气候骤冷未及添衣,遂致感寒。随之出现畏寒发热,咳嗽、喘促、痰黄稠黏、咯痰不爽、胸中闷塞,呼多吸少,动则喘促,不能平卧,食欲不振,便秘尿赤、下肢水肿,舌暗淡红,苔黄腻,脉弦滑、重按乏力。胸部CT片诊断:慢性支气管炎、肺气肿合并感染,右心增大。心电图提示:ST-T段压低、肺型P波。

西医诊断:慢性支气管炎、肺气肿合并感染,肺源性心脏病。

中医诊断:咳喘证。

辨证:气虚血瘀,痰热壅盛,肺气不宣。

治则:根据急则治其标的原则,在西药抗感染的基础上,先给予清肺化痰,止咳平喘为治。

处方:麻杏石甘汤合千金苇茎汤加减。麻黄10 g,杏仁10 g,桔梗10 g,生石膏30 g,桃仁10 g,薏苡仁15 g,前胡15 g,瓜蒌15 g,黄芩10 g,鱼腥草30 g,百部15 g,苏子15 g,丹参12 g。每日1剂,水煎服,2次分服。

二诊:2013年11月7日,服药3剂后,寒热已退,咳嗽减轻,气喘渐平,但痰涎仍多,胸闷依然,舌淡红暗,苔腻微黄,脉弦滑。11月3日方去麻黄、生石膏,加浙贝母10 g,薤白15 g以增强开胸宣痹,祛瘀化痰之力。5剂,每日1剂,水煎服,2次分服。

三诊:2013年11月13日,5剂后诸症明显缓解,停用抗生素。11月7日方进退再服12剂,患者自觉体质渐佳,时有轻咳少痰,仍有动则喘促。痰热已清、胸阳渐展,肺肾之气不足显露,改用益肺补肾,化痰祛瘀之法。

处方：金匮肾气丸加减。熟地 15 g，茯苓 15 g，山茱萸 12 g，补骨脂 10 g，黄芪 30 g，桂枝 6 g，胡桃肉 15 g，桃仁 10 g，红花 6 g，浙贝母 10 g，远志 6 g，百部 15 g。间断服用上药，随访 2 年，病情稳定，咳痰喘诸症未作，日常活动不受影响。现患者仍继续间断服药。

按语：患病 30 余年，病情迁延年久不解，足见病之根深蒂固。治疗时抓住本虚标实这一基本病机，先用麻杏石甘汤合千金苇茎汤加减以清肺化痰，止咳平喘；平抑临床症状之后，适时加用开胸宣痹，祛瘀化痰之药以开胸阳，化痰瘀；当胸阳振奋，瘀化痰消之后，再以补益肺肾，扶助正气，以求其本，使病情能得到较好的治疗。

第十一节　原发性心肌病

原发性心肌病主要临床表现为胸闷、心痛、心悸、气短、咳嗽，甚或气喘不得平卧、尿少、周身浮肿、唇甲发绀、胁下痞块作痛等，严重时可见面色青灰、大汗淋漓、四肢厥冷等症。原发性心肌病的发病原因至今不明，目前认为可能与病毒感染、自身免疫反应、遗传、代谢异常等因素有关。其基本的病理改变为心肌肥厚、心腔扩大和心肌纤维化。根据病理解剖和病理生理的特征性改变，可将其分为扩张型心肌病、肥厚型心肌病和限制型心肌病 3 大类。

根据临床不同表现，本病可归属于中医学"心悸""怔忡""水肿""喘证""胸痹"等范畴。

一、原发性心肌病的临床表现

1. 扩张型心肌病　起病多缓慢，以充血性心力衰竭为主，早期一般先有左心力衰竭，以后发展有右心力衰竭，后期可至全心力衰竭。发病初在劳累后出现心悸、气急、咳嗽、胸闷等症状，以后在轻度劳动或休息时也可出现气急或夜间阵发性呼吸困难，间歇性心绞痛；逐渐出现下肢水肿、腹水及胸水等右心力衰竭的症状，少数个别患者可发生脑、心、肾、肺之栓塞或猝死。

扩张型心肌病可见心率加快，心尖搏动向左下移位，有抬举性搏动。心浊音界向左扩大，常可闻及第三心音和第四心音，心率快时呈奔马律，可有相对性二尖瓣或三尖瓣关闭不全所致的收缩期吹风样杂音。晚期患者血压低，脉压小及出现心力衰竭的各种体征。

2. 肥厚型心肌病　病变轻者或早期可无任何不适。随病变发展，约 80% 的患者劳累后出现气短、呼吸困难，与左室顺应性差、充盈受阻、舒张末期压力高、肺瘀血有关。约 2/3 的患者出现非典型心绞痛，常因劳累诱发，持续时间长，对硝酸甘油反应不佳,可能与冠状动脉供血相对不足有关。1/3的患者于突然站立和运动后出现晕厥,可以是唯一主诉。病变晚期出现心力衰竭的症状,如气喘、不能平卧、肝大、下肢水肿等。

肥厚型心肌病心浊音界向左扩大,心尖搏动向左下移位,可听到收缩中期或晚期喷射杂音,与第一心音有明显的间歇,可传导至颈部,伴有收缩期震颤,常有第四心音,肺动脉瓣第二心音分裂。

3. 限制型心肌病　起病缓慢,部分患者早期可见发热,继而出现乏力、头晕、气急、水肿。根据心室纤维化的程度可分为右心室型、左心室型和混合型,其中以左心室型最为多见。左心室为主者,有左心力衰竭和肺动脉高压的表现,如气急、咳嗽、咯血;右心室型及混合型常以右心力衰竭为主,表现为下肢水肿、肝大、腹水等。

限制型心肌病心脏搏动常减弱,浊音界轻度增大,二尖瓣或三尖瓣区可有收缩期杂音,还可有舒张期奔马律和心律失常,心音低,心率快,脉压小,常有栓塞现象,尤其是并发心房颤动时更常见。

二、原发性心肌病的主要病因病机

原发性心肌病的形成,或因先天禀赋不足,或因外邪侵袭、过度劳倦、饮食失调等后天损伤,诸邪袭肺侵心,由气及血,伤及血脉,日久不去,内舍于心,痹阻经络,导致心气虚,营卫阻滞,造成心虚劳损;或心气抑郁致心血瘀滞而成气滞血瘀;病久心失所养,心主不明而损及他脏。若日久心阳受抑,心气不足,阴血凝结,则肝之疏泄无权,脉络阻滞,而致肝大胁胀;甚则心阳虚衰,导致命门火衰,不能温煦中焦,引起三焦气化功能障碍,水湿内停,上凌于心肺,下浸及肢腹,故常有胸闷、心悸、气短、浮肿等症状。或饮食失调,脾胃运化失司,水湿内停,饮邪上犯,凌心射肺致心悸、怔忡;或心病及肺,肺治节失常,痰饮阻肺,肺气不降,血随气逆,致心悸、喘憋、不得平卧等症。或先天禀赋不足,心肾阴阳失衡;若心气不足,帅血无力,气滞血瘀,水通不利,痰湿阻滞,痰瘀互结而致心悸、心痛、唇甲发绀、胁下癥块作痛等,若阴不敛阳,阳气虚脱,则见面色青灰、大汗淋漓、四肢厥冷等症。

总之,本病病位在心,波及上中下三焦,累及肝、肺、脾、肾,自上而下,病位愈深,病变愈重。以正虚为本,毒邪、痰浊、血瘀为标,属本虚标实、虚实夹杂病证。其病情发展取决于正气盛衰和感邪轻重,为难证重证。病情严重者可发展为心阳暴脱,甚至阴阳离决而猝死。

三、原发性心肌病的辨证思路

中医典籍中虽无原发性心肌病之病名,但根据其临床表现及病理特点,可参照中医"心悸""怔忡""胸痹""心痛""水肿"等病辨证论治,辨证的核心是脏腑辨证和八纲中的虚实辨证。从临床实践中,可按疾病的早期、中期和后期这三个疾病的病理过程加以辨证分型治疗。

(一)疾病初期

本病早期,属心功能代偿期,临床可无明显症状,仅于劳累、精神紧张后出现胸闷、心悸,休息后可缓解或抵抗力下降,反复感冒、咳嗽、咳痰,或患者无明显不适,仅于体检时发现心脏扩大,心率偏快。病变以标实为主,本虚次之,病位在心、肝、肺,责之于气滞痰浊,痹阻于胸,血脉瘀涩。此阶段治疗上可单纯用中医辨证治疗。主要以祛邪为主,扶正为辅。

(二)疾病中期

主要表现为心功能失代偿,心腔扩大,以体循环和(或)肺循环瘀血、心排出量减少为特点。症见心悸、气短,动则汗出,不能平卧,胸闷憋气,咳嗽有痰,阵发性夜间呼吸困难,下肢浮肿。此期已是心功能失代偿期。从中医角度分析,乃标本俱重,虚实夹杂,病位在心脾,责之于心脾两虚,胸阳不振,气虚水停,痰瘀痹阻。治之以扶正祛邪并重,益气健脾,化痰祛瘀,行气利水为主要治疗原则。

(三)疾病后期

本期心功能严重受损,从而出现严重的肺循环和体循环瘀血及心律失常,或心、脑、肺等重要脏器的栓塞。症见面浮色白,咳逆倚息不得卧,全身浮肿,尿少,四末不温,病情危急,心肾阳气衰微,水失温煦气化,上逆凌心,外溢肌肤。多为心、脾、肾阳气虚衰,水湿泛滥,或阳气欲脱,甚至阴阳离决。此期病情危重,应采用中西医结合方法及时救治。中医辨治当根据病情选用独参汤、参附汤或四逆汤等大剂量扶正回阳救逆之品,以匡复正气,从而挽救患者的生命。

四、原发性心肌病的辨证治疗

(一)中医证候分类及治疗

1. 心气虚弱

主症:心悸气短,动则加甚,乏力自汗,疲倦乏力,下肢轻度浮肿,容易感冒,心神不安,舌淡苔白,脉沉弱或沉细稍数。

治法:益气复脉。

方药:生脉养心汤加减。

组成:炙甘草10 g,党参30 g,黄芪30 g,仙鹤草30 g,茯苓30 g,猪苓15 g,川芎10 g,当归6 g,柏子仁15 g,桂枝10 g,丹参15 g,酸枣仁15 g。

方解:方中黄芪、党参补益心气;仙鹤草合黄芪、党参补气养血;炙甘草助心阳,温经脉;桂枝温通心气;茯苓、猪苓健脾利水;川芎、当归、丹参养血活血;柏子仁、酸枣仁养心、安神、敛汗,补心气而养阴。合而用之,诸药合用,共奏益气复脉,养心安神之功。

2. 心肾阳虚

主症：心悸气喘，动则尤甚，尿少浮肿，畏寒肢冷，腰膝酸软，面色苍白，舌淡胖有齿痕，苔白滑，脉迟缓或数疾无力，或促，或结代。

治法：温阳利水，养心活血。

方药：真武汤合苓桂术甘汤加减。

组成：炮附子15 g（先煎），白芍15 g，茯苓30 g，白术15 g，桂枝12 g，猪苓15 g，泽泻30 g，炙甘草12 g，川芎10 g，瓜蒌皮15 g，麦冬、葶苈子各15，黄芪30 g。每日1剂，水煎服。

方解：炮附子、桂枝温阳，白芍敛阴，茯苓、白术健脾利水，猪苓、泽泻利尿消肿，炙甘草助心阳，温经脉，调和诸药；黄芪补益心肺；葶苈子枚降逆定喘；川芎活血化瘀。全方具有温阳利水，养心活血之功。

3. 气阴两虚

主症：心悸心慌，气短乏力或有心翳胸闷，心烦失眠，舌红少津，脉促或结代。

治法：益气固心，养阴复脉。

方药：生脉养心汤（经验方）加减。

组成：党参30 g，黄芪30 g，麦冬15 g，酸枣仁15 g，炙甘草10 g，桂枝10 g，泽兰12 g，仙鹤草30 g，丹参15 g，酸枣仁15 g，杏仁10 g，葶苈子15 g。

方解：方中以黄芪、党参益气为主，二药同用有较强的补益心肺作用；麦冬合酸枣仁养心、安神、敛汗，补心气而养阴；桂枝、炙甘草助心阳，温经脉，使阴阳相济；泽兰、丹参均可行气化瘀，且泽兰能活血，行水消肿，善于利血中之水；仙鹤草有补虚，强壮的作用，配合黄芪、党参补气养血；杏仁、葶苈子泻肺止咳。诸药合用，共奏益气生脉，养心活血之功。

4. 阳气虚脱

主症：气促不能平卧，虚烦不安，大汗淋漓，四肢厥冷，尿少浮肿，舌淡苔白，脉微欲绝或促或结代，或怪乱无常。

治法：回阳固脱。

方药：四逆汤加减。

组成：高丽参30（另炖），炮附子15 g（先煎），炙甘草、干姜各10 g，煅龙骨、煅牡蛎各30 g（均先煎），生白芍15 g，山茱萸15 g，五味子10 g。每日1～2剂，水煎服。

方解：方中高丽参、炮附子益气回阳，干姜温中散寒回阳通脉；炙甘草助心阳、温经脉，使阴阳相济；龙骨、牡蛎涩汗固脱；五味子、山茱萸养阴固脱。

5. 痰浊犯肺，胸阳痹阻

主症：心悸气短，咳嗽喘息，痰多色白，胸闷纳呆，泛恶欲吐，舌淡苔腻，脉滑或弦。

治法：益气健脾，涤痰宽胸。

方药：瓜蒌薤白半夏汤合苓桂术甘汤加减。

组成：瓜蒌15 g，薤白15 g，党参20 g，白术10 g，茯苓10 g，半夏10 g，陈皮10 g，浙贝母12 g，枳实10 g，桂枝10 g，丹参12 g。

方解：方中党参、茯苓、白术、陈皮、健脾益气化湿；浙贝母、半夏涤痰；瓜蒌、薤白、法半夏、枳实豁痰宽胸，通阳散结。全方具有益气健脾，涤痰宽胸之功。

6. 气滞血瘀，心脉痹阻

主症：胸闷胸痛，痛有定处，心悸气短，胸胁胀闷不舒，或痛如针刺，疼痛部位固定不移，入夜痛甚，口唇青紫，舌质紫暗或有瘀点瘀斑，苔薄白，脉弦、涩或结代。

治法：活血化瘀，理气通脉。

方药：血府逐瘀汤加减。

组成：桃仁10 g，红花10 g，川芎10 g，赤芍12 g，当归12 g，生地12 g，丹参15 g，牛膝10 g，桔梗6 g，柴胡12 g，枳壳10 g，延胡索12 g，甘草6 g。

方解：方中桃仁、红花、川芎、赤芍、当归、丹参、延胡索活血化瘀止痛，柴胡、枳壳、桔梗、牛膝、甘草调理气机。合而用之，具有活血化瘀，理气通脉，宽胸止痛之效。

（二）中成药

1. 益心舒胶囊　每次3片，每日3次。适用于本病气虚血瘀者。

2. 补心气口服液　每次10 mL，每日3次。具有益气养阴之功，适用于本病气阴两虚者。

3. 滋心阴口服液　每次10 mL，每日3次。具有滋养心阴之功，适用于心阴不足者。

4. 宁心宝胶囊　每次2粒，每日3次。具有抑制异位早搏功能，适用于本病脉律失常。

5. 心宝　每次1～2丸，每日2～3次。具有温补肾阳，活血通脉，适用于本病心肾阳虚之脉迟缓或迟涩、结代者。

6. 稳心颗粒　每次1包，每日3次。具有抑制异位早搏功能，适用于本病各种心律失常。

（三）中药注射剂

1. 黄芪注射液　20～40 mL加入5%或10%葡萄糖注射液250 mL中静脉滴注。每日1次，14天为1个疗程。具有补益心气的作用。适用于本病气虚血瘀伴有心功能不全者。

2. 生脉注射液　30～50 mL，加入5%或10%葡萄糖注射液250 mL中静脉滴注。每日1次，14天为1个疗程。具有养阴益气的作用。适用于本病气阴两虚者。

3. 丹参注射液　12～16 mL加入5%或10%葡萄糖注射液250 mL中静脉滴注。

每日1次,14天为1个疗程。具有活血化瘀的作用。适用于本病血瘀伴有心痛者。

4. 灯盏花注射液　10～20 mL加入5%或10%葡萄糖注射液250 mL中静脉滴注。每日1次,14天为1个疗程。具有活血化瘀的作用。适用于本病血瘀伴有心痛者。

五、临床心悟

1. 辨证准确,分清标本虚实　原发性心肌病病因不明,临床证候复杂多变,多表现为虚实兼杂,临证应将辨证与辨病相结合,宏观辨证与微观辨证相结合,分清标本虚实。

(1)本病多为虚实夹杂:本病病程长,症状逐步出现并加重,并多表现为虚实兼夹证候。虚即所累脏腑之气血或阴阳虚亏,实则表现为气滞、血瘀、痰饮等,临证时不仅要注意到其本虚一面,同时应该注意邪实的表现,分清虚实程度。分别酌情采用急则治其标、缓则治其本或标本兼顾的治疗方法。

(2)辨病与辨证相结合:本病起病缓慢,在疾病早期,有一段时间可能只有客观检查发现心腔扩大或心肌肥厚,而患者并无明显自觉不适,此时应结合X线及超声心动图检查,同时要检测各项与心脏相关的生化指标,近早作出明确诊断。

临床上凡原因不明的心脏增大,伴有充血性心力衰竭,严重心律失常和栓塞现象,在排除继发性心肌病后,应疑及扩张型心肌病之可能,少数表现右室严重受累,伴右心功能障碍而相对良好的左室功能,应想到右室扩张型心肌病。

肥厚性非梗阻型心肌病易误诊为冠心病或高血压性心脏病。对于有急性猝死家族史的患者,有心脏增大、异常Q波、顽固性心律失常的中青年患者,应想到本病。进一步作心脏X线、超声心动图,甚至心导管及造影检查,排除了风湿性、高血压性、先天性、冠状动脉性、肺源性等之心脏病或心包疾病,应考虑肥厚性梗阻型心肌病的诊断。

(3)明确诊断后,治疗上要辨病与辨证相结合。本病早期,属心功能代偿期,临床可无明显症状,或有劳累后心悸、气急、乏力等,可单纯用中医辨证治疗。疾病中晚期疾病已属深重,中期主要表现为心功能失代偿,心腔扩大,以体循环和(或)肺循环瘀血、心排出量减少为特点;疾病晚期则心功能严重受损,从而出现严重的肺循环和体循环瘀血及心律失常,或心、脑、肺等重要脏器的栓塞;后期则应视病情采用中西医结合的治疗方法以挽救患者的生命。

2. 在遵循中医的辨证用药精神的基础上选择经药理证实的有针对性的中药　原发性心肌病早期没有明显的临床症状,所以往往被延误治疗或被漏诊、误诊,一旦出现明显的症状,大多已是中晚期,此阶段患者的心功能严重受损、病情较重,为了挽救患者的生命应中西药结合给予治疗。临证时,可在遵循中医的辨证用药精神的基础上选择经药理证实的有针对性的中药以提高疗效。

（1）有强心利尿作用的中药：茯苓、猪苓、车前草、车前子、瞿麦、泽泻、赤小豆、金钱草、鱼腥草、茅根、玉米须、商陆、荠菜、大戟、甘遂、牵牛子、商陆等药均有利尿作用，对于轻中度心力衰竭者可选择使用。茯苓、猪苓、车前草、车前子的利尿作用和它们抑制肾小管对钠离子的重吸收有关，因此长期使用要注意对钠、氯等离子的影响。泽泻、赤小豆、金钱草、鱼腥草、茅根、玉米须等中药也有利尿作用，与其含有多量钾盐有关，因此对伴肾功能不全、高钾血症的心力衰竭者，要慎重使用。大戟、甘遂、牵牛子、商陆等有峻泻利水之外，应患者的体质选择使用。

（2）有抗菌作用的中药：原发性心肌病通常由病毒感染开始，病毒感染若表现为风寒者，可选用荆防败毒散。若表现为外感风热者通常选用银翘散。病毒感染之后接踵而来的是细菌感染，肺部的细菌感染通常表现为肺有痰热，此时可选用有抗菌、抑菌作用的中药，如黄连、板蓝根、大青叶、金银花、穿心莲、黄芩、鱼腥草、射干、白头翁、秦皮、大黄等药，同时加用前胡、桔梗、浙贝母、瓜蒌等药有除痰清热作用的药物。

（3）具有钙拮抗作用的中药：防己、川芎、赤芍、黄连、丹参、红花、前胡、海金沙、延胡索、肉桂、五味子、苦参、莲子心、山豆根等具有钙拮抗作用的中药，以减少心肌紧张度，减轻心内梗阻，改善肺高压，有利于心力衰竭的纠正。

（4）具有β受体阻滞作用的中药：佛手、葛根、淫羊藿等具有β受体阻滞作用的中药，可以减少心肌氧耗量，增加心肌细胞β受体密度，改善心功能。

（5）具有洋地黄样作用的中药：如鹿衔草、葶苈子、福寿草、北五加皮等。

（6）具有改善血液流变与扩张血管作用的中药：如乳香、没药、丹参、蒲黄、三棱、莪术、赤芍、红花、当归、川芎、延胡索、鸡血藤、桃仁、益母草、穿山甲等。

（7）具有ACEI样作用的中药：如黄芪、白芍、何首乌、瓜蒌、法半夏、泽泻、细辛等。

（8）具有降低血液黏稠度，抑制血小板聚集作用的中药：如丹参、桃仁、红花、川芎、赤芍、三七、益母草等。

西医对原发性心肌病本病治疗主要是对症治疗，如控制心力衰竭、纠正心律失常等。对不同类型的心肌病，选药原则不同，治疗效果亦不甚满意。由于中药不良反应少，适合长期服用，因此，中医药在防治本病的并发症方面有一定的优势。但是，中医对本病的发病病机尚未完全明确，辨证分型及疗效标准尚未统一规范，给药途径单一，应是今后重点研究的课题。

六、病案举例

案例1：刘某，男，41岁。2016年9月20日入院。

病史：因反复咳嗽、气促、心悸、胸闷、腹胀、尿少、下肢浮肿4年，复发且加剧

1周入院。患者于4年前因咳嗽、气促、心悸、胸闷、腹胀、尿少、下肢浮肿住院治疗，确诊为"扩张型心肌病伴慢性心力衰竭"，经治疗后症状缓解。之后又多次发作，多次住院治疗。1周前，再次出现上述症状入院。入院时脸色苍白、咳嗽、气喘不能平卧、心悸心慌、胸中憋闷、呼吸急促、腹胀、尿少、下肢浮肿，舌质暗，苔白腻，脉细沉数。

心脏彩超示：全心扩大、心包积液（中量）、脑钠肽（BNP）2 420 pg/mL、LVEF 32%；胸部CT扫描提示：全心扩大、心包积液（中量）、双肺炎症；BNP 2 420 pg/mL。诊断为扩张型心肌病、全心心力衰竭、心包积液、肺部感染。予抗生素、强心利尿、扩张血管等抗心力衰竭处理及中药化痰止咳中药治疗4天后，咳嗽减轻，但仍气喘不能平卧、神疲乏力、唇绀、胸闷、腹胀、食欲不振、小便短少、下肢浮肿，舌质淡暗，苔白腻，脉细沉数。

西医诊断：扩张型心肌病伴慢性心力衰竭。

中医诊断：心悸，水肿。

辨证：心肾阳虚，心脉瘀阻。

治则：温阳利水，养心活血。

处方：真武汤合苓桂术甘汤加减。炮附子15 g（先煎），黄芪30 g，党参30 g，白芍15 g，茯苓30 g，丹参15 g，桂枝12 g，葶苈子10 g，大腹皮15 g，泽泻30 g，炙甘草12 g，川芎10 g。每日1剂，水煎服。

5剂后即感胸闷、气喘明显减轻、咳嗽已罢，小便增多。守方12剂，小便量多，腹胀减轻，下肢浮肿消退，气促仅在活动多后出现，精神转佳，仍感乏力，上方去大腹皮、泽泻，加仙鹤草30 g。再服15剂后，仅存活动后气促。上方加巴戟天12 g，续服10剂后，临床症状疾病缓解，复查胸部CT："心脏扩大、心包积液消失、双肺炎症吸收"；心脏彩超示："左房内径较前明显回缩（由51 mm回缩至37 mm），左心功能明显改善（LVEF由32%提高至48%）"；BNP 152 pg/mL。病情明显好转出院。出院后，嘱原方续服，每2天服1剂。随访至今，病情稳定。

按语：患者乃一名海军复退军人，平素身体健康，发病时心脏已扩大，多次住院治疗，最终伴发心力衰竭。本次入院表现为心肾阳虚，水气凌心射肺，瘀血内阻心脉。故用真武汤合苓桂术甘汤加减以温阳利水、养心活血，近期疗效尚可。

案例2：张某，女，51岁。2013年2月19日入院。

病史：患者平素自觉无特殊不适，入院前1天突然感胸中憋闷、呼吸不畅、心悸气短、动则加甚、心神不安、疲倦乏力、时有汗出，下肢轻度浮肿，舌质淡暗，舌下瘀斑、舌淡苔白，脉沉细数结代。查体：血压134/88 mmHg，神清，半卧位。心界扩大，心音低钝，心律极不规则及阵发性心动过速。心尖区可闻Ⅱ级吹风样收缩期杂音。两肺可闻及小水泡音。肝在右肋弓下3 cm，剑突下2 cm，质中且压痛，肝颈静脉反流征阳性。双下肢有凹陷性水肿，无杵状指。化验检查：血沉32 mm/h；抗链

"O" 阴性,肝功、肾功及血清钾、钠、氯化物均正常；BNP 988 pg/mL。心电图示：频发多源性室性期前收缩(有二、三联律),阵发性心动过速。X线检查：心影增大呈"普大型",以左室增大明显,两肺瘀血；心脏彩超提示：左心扩大、LVEF 44%。

西医诊断：扩张型心肌病。

中医诊断：心悸,水肿。

中医辨证：心气虚弱,瘀血内阻。

治则：益气复脉。

处方：(1)西医给予强心利尿、抗菌消炎、抗心律失常等对症处理。

(2)生脉养心汤加减。炙甘草15 g,党参30 g,黄芪30 g,仙鹤草30 g,茯苓30 g,川芎10 g,当归6 g,巴戟天10 g,桂枝10 g,丹参15 g,酸枣仁15 g,苦参15 g。每日1剂,服2次。

二诊：5剂后,症状明显减轻。上方加五味子10 g,再服7天。查心电图心律失常大致纠正,但仍有时不齐。上方为主随证加味,每日1剂,治疗1月余出院。出院时查体,BNP 68 pg/mL,心尖区未闻及杂音,心律尚整齐,偶闻期前收缩；肝恢复正常大小。心电图为"左心室肥厚"。心脏彩超示"左心扩大、LVEF 59%"。出院嘱坚持长期服中药(上方加减),2日1剂。半年余后随访病情稳定。

按语：本例中医辨证为心气虚弱,瘀血内阻,给予养心汤加减以益气复脉,方中黄芪、党参补益心气；仙鹤草合黄芪、党参补气养血；炙甘草助心阳,温经脉；桂枝温通心气；茯苓、猪苓健脾利水；川芎、当归、丹参养血活血；柏子仁、酸枣仁养心,安神,敛汗,补心气而养阴。合而用之,诸药合用,共奏益气复脉,养心安神之功。

临床科研

第一节　中医治疗心病的临床研究

一、辨证治疗冠心病无症状心肌缺血疗效观察

冠心病无症状心肌缺血是指有短暂的心肌灌注不足及电生理异常,而不伴有心绞痛或其他心肌缺血的临床症状的疾病。笔者用辨证法治疗该病23例,并采用随机交叉自身对照的方法,探索及评价中医辨证对本病的疗效。

(一)临床资料

1. 病例选择与诊断标准　所有病例均为本院门诊患者,诊断均符合WHO标准,并除外左右束支传导阻滞、心瓣膜病、预激综合征、心肌炎及洋地黄等药物所致的T段改变者。中医辨证分型参照1979年全国中西医结合研究会制定的"冠心病中医辨证试行标准"。无症状心肌缺血诊断标准按美国专门委员会讨论后简化的"1×1×1规则",即ST段水平型下垂型压低≥0.1 mV,持续时间≥1 min,并与上次缺血性发作间隔至少1 min,即可诊断为1次发作。

2. 一般资料　本组男16例,女7例;年龄47～73岁,平均57.3岁;其中完全无症状心肌缺血者8例,心肌梗死后无症状心肌缺血12例;心绞痛伴无症状心肌缺血3例;病程3个月～5年。辨证属心气虚者17例,兼夹痰浊者3例,兼夹血瘀者9例;属心气阴两虚者6例,兼有血瘀者2例,兼有气滞者1例。

(二)治疗方法

采用随机交叉自身对照的方法,13例先用对照药后用治疗药,10例先用治疗药后用对照药。进行随机试验前,所有病例的肝肾功能、血常规、血电解质及血糖均正常。每个患者分期轮换服用以下两组药物。

1. 治疗期　按辨证结果处方用药:① 心气虚证:治则为益气养心,方选养心汤加减,药用炙甘草、党参、黄芪、桂枝、茯苓、川芎、当归、丹参、葛根、五味子各10～18 g,兼痰浊者加半夏、远志、白术各10 g,兼有血瘀见症者加红花、赤芍、桃仁各10～20 g。② 心气阴两虚证:治当益气养阴,宁心安神,方选生脉散加味。药用党参、麦冬、五味子、炙甘草、生白芍、瓜蒌、当归、川芎各10～15 g,兼有瘀血者加

红花、赤芍、丹参各12 g；兼气滞者加柴胡、枳壳各10 g。上方水煎服，每日1剂，分2次服用。

2. 对照期　地奥心血康（中国科学院成都生物研究所制药厂）100 mg，每日3次，肠溶阿斯匹林片（济南第三制药厂）100 mg，每晚1次。所有病例于试验前1周停用其他有关心血管系统的药物，每组药物用3周后停15天，改服另一组药物；两组药物各用3周后作疗效对比。

所有病例于试验开始前及每一轮末各作1次24 h动态心电图及测量血压。在第一轮结束后进入另一轮之前的停药期间，各作一次静息心电图。根据检查结果分析、计算ST段压低的发生次数及累计持续时间判断疗效。所得数据作方差齐性检验后，作配对资料t检验。

（三）治疗结果

1. 两组药物对心肌缺血的影响（表1）　治疗期及对照期ST段压低次数和压低持续总时间均明显减少，期间疗效比较辨证组显著优于对照组（$P < 0.05$）。

表1　两组药物对ST段的影响（$\bar{x} \pm s$）

	例数	ST段压低次数	ST段压低持续时间（min ≥ /24 h）
治疗前	23	112.1 ± 1.4	281.8 ± 43.2
对照期	23	57.9 ± 1.3**	117.3 ± 24.5*
治疗期	23	31.7 ± 1.1**△△	46.7 ± 11.4**△△

注：与治疗前比较，*$P < 0.05$，**$P < 0.01$；与对照期比，△△$P < 0.01$。

2. 两组药物对平均心率、收缩压及室性早搏次数的影响（表2）　辨证组治疗后心率、收缩压均有所下降。24 h室性早搏均有明显减少，与治疗前比较有非常显著差异（$P < 0.01$），与对照期比较亦有显著差异（$P < 0.05$），表明辨证组疗效优于对照组。

表2　两组药物对心率、收缩压及室性早搏的影响（$\bar{x} \pm s$）

	例数	心率（次/min）	收缩压（kPa）	室性早搏（次/24 h）
治疗前	23	78 ± 14	18.16 ± 2.54	179 ± 81
对照期	23	72 ± 15	18.02 ± 2.94	132 ± 68*
治疗期	23	70 ± 17	16.28 ± 1.87	68 ± 65**△

注：与治疗前比*$P < 0.05$，**$P < 0.01$；与对照期比，△$P < 0.05$。

3. 辨证组组间的疗效比较（表3） 从临床角度看，心气虚组的疗效优于心气阴两虚组，但经统计学处理没有显著差异（$P > 0.05$）。

表3 辨证组组间的疗效比较（$\bar{x} \pm s$）

	例数	ST段压低次数	ST段压低持续时间（min/24 h）	心率（次/min）	收缩压（kPa）	室性早搏（次/24 h）
心气虚组	17	29.2 ± 1.3	40.3 ± 14.2	70 ± 11	16.02 ± 1.74	54 ± 43
心气阴两虚组	6	34.9 ± 1.4	53.1 ± 17.3	73 ± 15	16.80 ± 2.27	65 ± 51

4. 先用对照药与先用治疗药组间的疗效比较 13例先用对照药后用治疗药者，其改善心肌缺血的作用优于10例先用治疗药后用对照药者，但经统计学处理没有显著差异（（$P > 0.05$）。观察中还发现，无论是对照组，还是治疗组，在改服另一组药物前的停药阶段，其心肌缺血现象均有不同程度的加重，但都比接受治疗前的程度轻，表明无论采取哪一种治疗方法，都应达到一定的疗程，才能取得较好的疗效而且不致于出现反复。

（四）讨论

无症状心肌缺血在冠心病人群中十分常见，据报道，在心肌梗死后组、心绞痛组及无症状组发生率分别为83%、24%和30%。但由于无症状心肌缺血大多无自觉症状，往往是在治疗其他疾患或体检时才被发现。同时，由于存在着"心绞痛报警系统的缺陷"而易被忽视，得不到及时的治疗。因此，无症状心肌缺血的患者预后可能比有症状心肌缺血患者更差。Nademen指出，18%的无症状心肌缺血并发室搏已由Sharma等人所证实。为此，无症状心肌缺血已引起充分的重视，并多途径地寻找有效的预防和治疗措施。

冠心病无症状心肌缺血患者虽然大多数无自觉症状，但根据患者的舌象、脉象以及与冠心病无关的其他临床症状综合分析，可辨证为心气虚和心气阴两虚两大证型，而心气虚证者居多，占73.4%。两大证型同时可兼夹有血瘀、气滞、痰浊内阻等症。因此，可以认为，冠心病无症状心肌缺血患者的病机是本虚标实，其病位以心为主，波及脾肾；本虚以脏气亏虚为主，部分兼有阴虚，标实以血瘀痰阻为多见，少部分兼有气滞等症。本研究即遵循此基本病机而加以辨证论治，故取得较好的临床疗效。

如何客观地评价临床疗效呢？ Deanfield认为，由于心肌缺血的发生每天均有所差异，发作至少减少50%方能被认为是治疗因素的作用。本研究利用24 h动态心电图监测，其结果充分表明了中医辨证治疗能有效地减少无症状心肌缺血的发生及持续时间、ST段压低次数、持续总时间50%以上，与对照组药物相比，其差异有高度显著性。采用辨证疗法前后各项临床及实验室监测结果未见对肝、肾、血液及血电解质有任何毒副反应,亦未发生其他不良反应。充分表明了用中医传统的辨证论治方法治疗冠心病无症状心肌缺血有肯定的疗效及有独特的优越性。从研究中发现,心气虚组的临床疗效优于心气阴两虚组,但两组的组间疗效分析却无统计学上的意义$(P > 0.05)$,其中的原因有待进一步探讨。

[刘德桓,许真真.1995.福建中医药,26(4): 5-6.]

二、辨证治疗二尖瓣脱垂综合征19例

二尖瓣脱垂综合征是一种较少见疾病,目前仍缺乏有效的治疗方药,中医文献至今鲜见报道。笔者以中药为主治疗本病,在消除症状,缓解病情,减少伴发症等方面均有较好的疗效。现将资料完整的19例治疗情况介绍如下。

(一) 临床资料

1. 一般资料　本组19例,女性13例,男性6例。年龄最小16岁,最大49岁。病程最长5年,最短1个月。根据1981年王新房主编的《超声心动图学》制定的二尖瓣脱垂综合征诊断标准,本组19例均确诊本病。

2. 临床情况　临床症状见心悸14例,胸闷9例,胸痛8例,头晕乏力16例,呼吸困难4例,失眠6例,记忆力减退4例,纳呆7例,偏头痛1例,盗汗3例,手抖2例,无症状3例。17例心前区触诊有双重性搏动,左侧卧位时更明显。8例心前区听诊可闻及Ⅱ级收缩中晚期喀喇音,5例收缩期杂音,2例海鸥音,4例无杂音。心电图检查:12例静息心电图正常,2例ST-T段呈轻度缺血性改变,3例出现Q-T延长,2例偶发室性早搏,1例频发室性早搏,4例窦性心动过速。超声心动图检查:19例二维超声心动图均可见二尖瓣于收缩期呈鹅颈样钩向左房,超过二尖瓣前后叶附着点的连线,舒张期则呈挥鞭样漂向左室。14例M型超声上可见二尖瓣前叶在收缩期CD段分成二线,呈"吊床样"反射。

(二) 治疗方法与结果

本组19例患者全部按中医辨证治疗,仅5例辅以改善心肌代谢的药物,如三磷酸腺苷、辅酶A、维生素C。

1. 心气(阳)虚　共3例,症见心悸,气短,胸闷,胸痛,倦怠乏力,头晕,失眠,自汗,舌淡苔白,脉沉或结。治以益气温阳,宁心安神。方用养心汤加紫石英、赤芍,或加制附子等。

2. 心脾两虚　共2例,症见面色无华,心悸,胸闷,头晕,健忘,纳呆,舌淡苔白,脉沉细或结。治以养心健脾,药用党参、黄芪、丹参、赤芍、当归、茯苓、白术、远志、炙甘草等随证加减。

3. 心肺气虚　共2例,症见胸闷,心悸,呼吸困难,咳嗽,痰白,体倦,舌淡苔白,脉沉细。治以益心气,补肺气。药用党参、黄芪、肉桂、炙甘草、生姜、半夏等,随证加减。

4. 心气阴两虚　共10例，心悸，胸闷，口干，心烦，自汗，盗汗，失眠，手抖，舌淡或暗，苔少，脉数或结代。治以气阴双补。药用党参、麦冬、五味子为基础方。偏气虚者，加黄芪、桂枝、茯苓、川芎、当归等；偏阴虚者，加柏子仁、酸枣仁、淮小麦等。

5. 心肾阳虚　共2例，症见心悸，胸闷，呼吸困难，畏寒肢冷，面浮自汗，小便短少，舌淡苔白，脉沉细无力。治以温阳益心法。药用生姜、白术、制附子、生白芍、桂枝、川芎、紫石英、黄芪、高丽参或党参。

经中医辨证治疗后，19例心悸、胸闷、胸痛、喘促、头晕、乏力均明显改善，咳嗽、纳呆、自汗、盗汗等症状消失，无1例出现并发症。平均疗程21天，最长者64天，最短者15天，7例心电图异常者全部恢复正常。

（三）讨论

二尖瓣脱垂综合征系由各种原因导致的在左心室收缩时二尖瓣向左心房膨出而产生的一种综合征。临床上常可听到收缩期喀喇音，常由马方综合征，继发房间隔缺损，风湿性心脏病、冠心病、心肌病、感染性心内膜炎、胶原性疾病等引起，也有不明原因者。由于该病损害心脏和心脉，而引起心阳不足，心气衰弱，血行不畅，循环不周，其病程一般都较长，往往由于阳损及阴，最终都转变为气阴两虚。

二尖瓣脱垂综合征在临床上多夹有不同程度的心血瘀滞。所以即使是心阴虚的患者，舌红并不明显，部分患者舌质暗红，虽口干舌燥却欲饮难咽，与一般阴虚的临床表现不尽相同。气阴两虚的患者在辨证上也有其特点，除了有阴虚、气虚的症状外，不少患者出现心胸烦闷燥热，但剑突下却有冰冷感，心虚而悸、汗多等。这些特殊的症状，辨证时应加以注意。

本病的治疗要点在于正确辨证，然后按辨证结果分型治疗，但由于该病证候复杂，分型再多也包括不了瞬息万变的临床症状，所以治疗时宜在分型的基础上随症进行遣方用药，决不能死守一方一法。而且应该处理好扶正与祛邪的关系，用补法扶正以调整脏腑阴阳气血的平衡，用活血、理气、化湿、涤痰、清热等，祛邪以缓解其紧急的临床症状，由此起到缓解其病情的作用。总之，采用中医中药治疗本病，可以有效地控制患者的临床症状，缓解病情。

[刘德桓.1994.辨证治疗二尖瓣脱垂综合征19例.中医杂志，35（1）：33-34.]

三、补益肝肾法对绝经后冠心病患者性激素水平及血脂代谢的影响

流行病学研究表明，绝经前妇女冠心病（CHD）的发病率仅为男性的1/10～3/10，但绝经后妇女CHD的发病及死亡率比绝经前上升了4倍，高于男性。绝经后妇女年龄每增加10岁，CHD的死亡率增加7倍，而接受雌激素替代治疗可预防血脂紊乱、减少CHD的发生并降低其死亡率。表明由于雌激素水平的降低，使

血脂、糖等的代谢异常,从而使CHD发病危险性明显增高。但有不少研究资料报告,雌激素替代疗法有诱发乳腺癌、宫颈癌及阴道出血等严重不良反应,使其应用受到很大限制。本研究测定绝经后妇女冠心病患者血清雌二醇(E_2)、总胆固醇(TC)、低密度脂蛋白胆固醇(LDL-C)等水平,观察补益肝肾法治疗对上述指标的影响。

(一)临床资料

1. 冠心病组　60例绝经后妇女CHD患者为1998年1月～2000年12月门诊及住院患者;年龄52～68岁,平均(58.2 ± 2.2)岁;体重指数为(25.8 ± 3.2)kg/m^2,绝经年限均超过5年,平均(5.1 ± 0.5)年。

西医诊断标准参照WHO"缺血性心脏病的命名及诊断标准"。辨证分型标准:参照全国中医、中西医结合第3次老年医学研究协作组制定的标准,分为肾气(阳)虚组、肾阴虚组及非肾虚组。

60例绝经后妇女CHD患者单盲随机分为中药组和西药组各30例。中药组年龄(51.8 ± 0.2)岁,平均(57.6 ± 2.2)岁;体重指数为(25.6 ± 3.0)kg/m^2,绝经年限平均(5.3 ± 0.8)年;其中陈旧性心肌梗死、有急性心肌梗死史且超过半年者5例,典型心绞痛者12例,不典型心绞痛者10例,无心绞痛症状、但经运动平板检查确诊者3例。西药组年龄52.4～67.5岁,平均(57.6 ± 2.2)岁;体重指数为(26.8 ± 3.2)kg/m^2,绝经年限平均(5.2 ± 0.9)年;其中陈旧性心肌梗死、有急性心肌梗死史且超过半年者6例,典型心绞痛者12例,不典型心绞痛者11例,无心绞痛症状、但经运动平板检查确诊者1例。

2. 健康组　30例绝经后妇女系正常健康体检者,平均年龄(57.3 ± 2)岁,体重指数为(24.8 ± 3.4)kg/m^2,绝经年龄平均为(5.2 ± 0.9)年。心功能均正常,并排除内分泌、肝、肾、乳腺、生殖系统疾患,无高血压、脑梗死,近2个月无激素服用史,子宫颈刮片正常。

所有研究对象实验前1个月停用降血脂药及抗氧化剂,冠心病组与健康组在年龄、绝经年限、体重指数、血压、血脂等方面差异均无显著性。

(二)治疗及观察方法

1. 血脂测定　晨起空腹抽静脉血5 mL,分离血清,试剂采用Randox Laboratories Ltd提供的免疫比浊法专用试剂盒,用美国产的贝克曼全自动生化分析仪检测血清TC、LDL-C。

2. E_2测定　用美国Access全自动微粒子化学发光免疫仪测定,试剂采用美国产的贝克曼·库尔特公司专用试剂盒,按药盒说明书操作。

3. 服药方法　中药组用补益肝肾法。药物组成:熟地黄15 g,茯苓12 g,菟丝子12 g,山茱萸12 g,生白芍15 g,肉苁蓉10 g,黄芪15 g,丹参15 g,赤芍12 g。肾阴虚者加枸杞子15 g,熟地黄改为18 g;肾阳虚者加巴戟天15 g,淫羊霍15 g,水煎,

3日服1剂。西药组服尼尔雌醇(北京四环制药二厂,京卫药准字1996第153001号),每15天1次,每次服2 mg(因孕激素可减弱雌激素对冠脉的保护作用,故本研究未使用孕激素)。两组均观察6个月,如心绞痛较剧加用消心痛5~10 mg或含服速效救心丸4丸。

4. 统计学方法　用SPSS10.0软件进行统计学处理,采用方差分析、相关分析及t检验等方法。

(三) 结果

1. 雌激素水平变化　如表1所示,治疗前冠心病组E_2水平低于健康组($P<0.01$)。西药组经尼尔雌醇治疗3个月后E_2水平逐渐上升,中药组3个月后E_2水平也逐渐上升,但低于西药组,差异有显著性($P<0.05$);西药组和中药组治疗6个月后E_2均显著上升,与各自治疗前比较,差异非常显著($P_{均}<0.01$);组间比较,两组差异无显著性($P>0.05$)。

2. 血脂水平变化　中药组和西药组治疗6个月LDL-C、TC均明显下降($P<0.05$),组间比较,两组差异无显著性($P>0.05$),表明补益肝肾法干预治疗能降低绝经后妇女CHD患者TC和LDL-C水平。

3. 血清雌激素与TC的相关性分析　补益肝肾法干预治疗6个月后,血清雌激素水平上升,而TC水平下降,两者呈显著负相关($r_1=-0.905$, $P<0.01$; $r_2=-0.908$, $P<0.01$)。

4. 血清雌激素与LDL-C的相关性分析　补益肝肾法干预治疗6个月后,随着血清雌激素水平上升,而LDL-C水平下降,两者呈显著负相关($r_1=-0.905$, $P<0.01$; $r_2=-0.912$, $P<0.01$)。

5. 血清雌激素与中医证型的关系　60例冠心病患者辨证为肾虚(肾气虚、肾阳虚和肾阴虚)者50例,占83.3%,非肾虚组占16.7%;30例健康组辨证为肾虚者16例,占53.3%。组间比较,差异有显著性($P<0.05$)。冠心病组E_2平均水平为(95.20 ± 35.79)pmol/L,健康组E_2平均水平为(169.39 ± 39.89)pmol/L。组间比较,差异有显著性($P<0.01$)。

6. 不良反应　中药组2例偶发腹胀,不需停药。西药组有2例出现阴道出血,3例乳房胀痛,均为一过性,未停药。

表1　两组治疗前后E_2、TC、LDL-C变化比较($\bar{x}\pm s$)

组别	例数	时间	E_2(pmol/L)	TC(mmol/L)	LDL-C(mmol/L)
中药组	30	治疗前	94.28 ± 35.26▲	5.64 ± 1.87▲	3.12 ± 0.62▲
		3个月	139.82 ± 37.85△	4.56 ± 0.98	3.08 ± 0.68
		6个月	201.48 ± 41.23**	4.12 ± 1.32*	2.68 ± 0.74*

（续表）

组别	例数	时间	E_2（pmol/L）	TC（mmol/L）	LDL-C（mmol/L）
西药组	30	治疗前	$96.12 \pm 36.32^{▲}$	$5.84 \pm 1.90^{▲}$	$3.26 \pm 0.90^{▲}$
		3个月	164.25 ± 38.76	4.72 ± 1.06	3.22 ± 0.72
		6个月	$202.36 \pm 36.98^{**}$	$4.26 \pm 1.24^{*}$	$2.51 \pm 0.79^{*}$
健康组	30		169.39 ± 39.89	4.35 ± 1.12	2.30 ± 0.65

注：与本组治疗前比较，$* P < 0.05$，$** P < 0.01$；与西药组同时间比较，$^{△}P < 0.05$；与健康组比较，$^{▲}P < 0.01$。

（四）讨论

绝经后妇女采用雌激素替代治疗后CHD的发生率减少50%，且对已患CHD患者的妇女益处更大。但其潜在的不良反应限制了临床推广使用。本结果显示，绝经后妇女CHD患者血清E_2水平显著低于健康组，提示雌激素水平过低是绝经后妇女易患CHD的原因之一；经过6个月补益肝肾法治疗后血清雌激素水平明显上升，与用尼尔雌醇治疗的上升水平基本一致。说明绝经后妇女CHD用补益肝肾法治疗是有益的，患者易于接受，便于推广。

研究表明，绝经后妇女血脂谱的异常改变与E_2缺乏有关，因而绝经后妇女E_2水平的严重降低可能是导致血脂代谢的异常及CHD发病率及死亡率增高的主要危险因素之一。本研究显示，用补益肝肾法治疗能够降低绝经后妇女CHD患者TC、LCL-C水平，TC和LDL-C水平与血清E_2水平呈显著负相关，提示性激素对血脂代谢起着调节作用。低密度脂蛋白在动脉粥样硬化形成中起重要作用，氧化不仅损伤内皮细胞，还参与抑制血管内皮依赖性舒张功能。

［王秀宝，张秀青，刘德桓，等.2002.补益肝肾法对绝经后冠心病患者性激素水平及血脂代谢的影响.中医杂志.43（5）：380-381.］

四、补益肝肾法治疗绝经后妇女冠心病稳定型心绞痛的临床研究

流行病学研究证明，绝经前妇女冠心病（CHD）的发病率仅为男性的$1/10 \sim 3/10$，但绝经后妇女CHD的发病率及死亡率比绝经前上升了4倍，高于男性。绝经后妇女年龄每增加10岁，CHD的死亡率增加7倍，而接受雌激素替代治疗可预防血脂紊乱，减少CHD的发生并降低其死亡率。表明由于雌激素水平的降低，导致血脂、糖等的代谢异常，从而使CHD发病危险性明显增高。本研究运用补益肝肾法治疗绝经后妇女冠心病稳定型心绞痛，观测其血清雌二醇（E_2）水平、动态心电图心肌缺血总负荷（TIB）检测的变化特点，探讨补益肝肾法的作用机制，为冠心病心绞痛防治提供理论基础。

（一）对象与方法

1. 研究对象　60例均为1998年1月～2000年12月于我院门诊及住院的50岁以上自然绝经后妇女CHD患者，按数字法随机分为A、B两组各30例。A组（治疗组）：年龄52～68岁，平均（58.2±2.2）岁；体重指数为（25.8±3.2）kg/m²；绝经年限均超过5年，平均（5.1±0.5）年；其中有陈旧性心肌梗死（病程＞0.5年）6例，典型心绞痛13例，不典型心绞痛8例，无心绞痛症状，但经运动平板检查确诊3例；中医辨证为肾气（阳）虚者14例，肾阴虚者13例，非肾虚者3例。B组（对照组）：年龄52～69岁，平均（57.9±2.3）岁；体重指数为（25.4±3.2）kg/m²；绝经年限平均（5.1±0.4）年；有陈旧性心肌梗死（病程＞0.5年）5例，典型心绞痛14例，不典型心绞痛9例，无心绞痛症状，但经运动平板检查确诊2例；中医辨证为肾气（阳）虚者14例，肾阴虚者12例，非肾虚者4例。另设健康对照组30例（简称健康组），平均年龄（56.3±2.2）岁，体重指数为（24.7±3.6）kg/m²，绝经年限（5±0.5）年。经统计学处理，3组病例在年龄、体重指数、绝经年限等方面差异无显著性（$P > 0.05$）。

2. 诊断标准　冠心病的诊断标准按WHO制定的"缺血性心脏病的命名及诊断标准"。中医辨证分型标准参照全国中医、中西医结合第3次老年医学研究协作组制定的标准闭，分为肾气（阳）虚、肾阴虚及非肾虚3组。

（二）研究方法

1. 治疗方法　所有研究对象实验前1个月停用降血脂药及抗氧化剂。服药方法：A、B两组均使用常规抗心绞痛药物（硝酸酯类、β-受体阻滞剂、钙拮抗剂、阿司匹林及抗凝药物等）。A组在上述治疗的基础上，加用补益肝肾法组成的药物：熟地15 g，茯苓12 g，菟丝子12 g，山茱萸12 g，白芍15 g，肉苁蓉10 g，黄芪15 g，丹参15 g，赤芍12 g。肾阴虚者加枸杞子15 g，肾阳虚者加巴戟天15 g，淫羊藿15 g。水煎，每日服1剂。2组疗程均为6周。

2. 观察项目

（1）临床疗效判定：观察疗程1、2、4、6周的心绞痛发作频率、部位、程度、放射、持续时间、硝酸甘油消耗量。显效：同等劳力程度不引起心绞痛或心绞痛发作次数减少80%以上；有效：心绞痛发作次数减少50%～80%；无效：心绞痛发作次数减少＜50%；加重：心绞痛发作次数、程度、持续时间加重，硝酸甘油用量增加。

（2）动态心电图心肌缺血总负荷（TIB）检测：于疗程第1周与第6周测定TIB，采用ST段实时、连续计算机回放分析，心肌缺血标准采用"1×1×1规则"，即ST段水平或下斜型压低，幅度＞1 mm，持续时间＞1 min，并与上一次缺血性发作时间间隔至少1 min。以ST段压低的最大幅度及连续压低持续时间的乘积的总和作为心肌缺血总负荷（单位：mm/min）。

（3）常规心电图检测：观察2组疗法对ST段压低导联数（NST），ST段压低总和数（EST），最大ST段压低数（STmax）及T波改变导联总数（NT）的影响。疗效评定标准为，显效：ST段恢复正常；改善：ST段回升1.5 mm以上，但未达到正常，或主要导联T波变浅达50%以上，或T波由平坦转为直立；无效：与治疗前基本相同；加重：ST段较治疗前下降＞0.05 mm，主要导联T波倒置加深＞50%或T波直立变平坦，或平坦变倒置。

（4）雌二醇测定：用美国Access全自动微粒子化学发光免疫仪测定，试剂采用美国贝克曼·库尔特公司专用试剂盒，按药盒说明书操作，观察2组治疗前后的变化情况。

（5）不良反应：观察两组药物的不良反应及血常规、尿常规、肝肾功能、血糖、血脂等。

3. 统计方法　用SPSS10.0软件进行统计学处理，采用方差分析、相关分析及 t 检验等方法。

（三）观察结果

1. 心绞痛疗效　见表1。

表1　两组患者治疗前后不同时间心绞痛疗效比较（n, %）

	1　周		2　周		4　周		6　周	
	A组	B组	A组	B组	A组	B组	A组	B组
显　效	7 (23.3)	4 (13.3)	7 (23.4)	5 (16.7)	8 (26.7)	4 (13.3)	10 (33.3)	4 (13.3)
有　效	18 (60.0)	20 (66.7)	18 (60.0)	19 (63.3)	19 (63.3)	16 (53.3)	18 (60.0)	14 (46.7)
无　效	5 (16.7)	6 (20.0)	4 (13.3)	5 (16.7)	3 (10.0)	7 (23.4)	2 (6.7)	8 (26.7)
加　重	0 (0)	0 (0)	1 (3.3)	1 (3.3)	0 (0)	3 (10.0)	0 (0)	4 (13.3)
有效率（%）	83.3[1]	80.0	83.4	80.0	90.0[1]	66.6	93.3[2]	60.0

注：与B组比较，[1] $P < 0.05$，[2] $P < 0.01$。

表2　两组患者治疗前后不同时间雌激素水平测定结果比较（$\bar{x} \pm s$）

组　别	例　数		E_2（pmol/L）
A　组	30	治疗前	94.26 ± 34.24[1]
		治疗3个月	141.62 ± 36.82
		治疗6个月	202.86 ± 42.02[2)4)]

（续表）

组　别	例　数		E_2（pmol/L）
B　组	30	治疗前	$96.34 \pm 35.62^{1)}$
		治疗3个月	96.85 ± 38.58
		治疗6个月	$100.36 \pm 34.88^{3)}$
健康组	30		169.39 ± 39.89

注：与健康组比较，$^{1)}P < 0.01$；与治疗前比较，$^{2)}P < 0.01$，$^{3)}P > 0.05$；组间比较，$^{4)}P < 0.01$。

表2示，治疗前A、B两组 E_2 水平均低于健康组（$P < 0.01$）。A组治疗后3个月 E_2 水平逐渐上升，治疗6个月时 E_2 显著上升（$P < 0.01$）；B组治疗前后 E_2 水平没有明显变化。A、B组间比较，有显著性差异（$P < 0.01$）。

2. 血清雌激素与心绞痛疗效的相关性分析　治疗6个月时，A组血清雌激素水平上升，而心绞痛疗效提高，两者呈显著正相关性（$Y = 0.994$，$P < 0.01$）；而B组血清雌激素水平没有显著变化，心绞痛疗效呈逐步下降趋势。

3. 两组患者治疗前后不同时间心电图疗效比较　见表3。

表3　两组患者治疗前后不同时间心电图疗效比较（n，%）

	1　周		2　周		4　周		6　周	
	A组	B组	A组	B组	A组	B组	A组	B组
显　效	4 (13.3)	4 (13.3)	5 (16.6)	5 (16.6)	8 (26.7)	4 (13.3)	8 (26.7)	4 (13.3)
有　效	14 (46.7)	16 (53.3)	14 (46.7)	17 (56.8)	16 (53.3)	16 (53.3)	17 (56.7)	14 (46.7)
无　效	8 (26.7)	6 (20.0)	8 (26.7)	4 (13.3)	4 (13.3)	8 (26.7)	5 (16.6)	6 (20.0)
加　重	4 (13.3)	4 (13.3)	3 (10.0)	4 (13.3)	2 (6.7)	2 (6.7)	0 (0)	6 (20.0)
有效率（%）	60.0	66.6	63.3	73.4	$80.0^{1)}$	66.6	$83.4^{1)}$	60.0

注：与B组比较，$^{1)}P < 0.01$。

表3示，治疗1周和2周时两组疗效差异无显著性（$P > 0.05$），治疗4周和6周时，A组明显优于B组（P 均 < 0.01）。随着治疗时间的延长A组疗效逐渐提高，而B组则逐渐下降。

4. 两组患者治疗前后不同时间TIB、NST、EST、STmax、NT的变化比较　见表4。

表4　两组患者治疗前后不同时间TIB、NST、EST、STmax、NT的变化比较($\bar{x} \pm s$)

组别		TIB（mm/min）	NST	EST（mm）	STmax（mm）	NT
A组	1周	19.28 ± 3.26	3.74 ± 1.28	1.84 ± 1.62	0.64 ± 0.38	3.65 ± 1.28
	2周		3.34 ± 1.26	1.88 ± 1.54	0.60 ± 0.52	3.34 ± 1.36
	4周		3.38 ± 1.38	1.92 ± 1.28	0.60 ± 0.68	2.65 ± 1.50
	6周	18.45 ± 3.54[1]	3.32 ± 1.42[1]	2.02 ± 1.28[1]	0.54 ± 0.32[1]	2.50 ± 1.26[1]
B组	1周	21.08 ± 4.32	3.26 ± 1.46	1.96 ± 1.22	0.64 ± 0.40	2.87 ± 1.16
	2周		3.22 ± 1.47	1.98 ± 1.58	0.65 ± 0.38	2.58 ± 1.38
	4周		3.64 ± 1.44	2.22 ± 1.68	0.82 ± 0.38	3.46 ± 1.64
	6周	38.86 ± 5.06[2)3)]	3.78 ± 1.47[2)3)]	2.88 ± 1.56[2)3)]	0.94 ± 0.36[2)3)]	3.72 ± 1.44[2)3)]

注：疗程6周与1周比较，A组：[1] $P > 0.05$，B组：[2] $P < 0.01$；组间比较，[3] $P < 0.05$。

表4示，疗程6周与疗程1周比较，A组TIB虽减少，但无统计学意义（$P > 0.05$）；B组TIB反而增高，有显著性差异（$P < 0.01$）；组间比较，差异有显著性（$P < 0.05$）。疗程6周与疗程1周比较，NST、EST、STmax和NT值比较，A组无显著性差异（$P > 0.05$），B组有显著性差异（$P < 0.01$）；A、B两组比较均有显著性差异（$P < 0.05$）。

5. 硝酸甘油用量变化情况分析　第6周与第1周比较，A组临床疗效总有效率为87.1%（27/31），硝酸甘油用量由每日（1.78 ± 1.04）片减至（1.78 ± 0.28）片（$P < 0.01$）；B组硝酸甘油用量由每日（1.82 ± 1.18）片减至（1.36 ± 0.82）片（$P < 0.05$）。组间比较，差异有显著性（$P < 0.01$）。

6. 不良反应　A组和B组各有3例、4例出现不同程度的头痛、头晕、咽干，未予特殊处理。治疗前后两组血常规、尿常规、肝肾功能、血脂测定均无明显变化。

（四）讨论

本研究结果显示，绝经后妇女冠心病患者雌二醇水平显著低于健康组，提示雌激素水平过低是绝经后妇女易患冠心病因素之一。绝经后妇女采用雌激素替代疗法治疗后的冠心病的发生率减少50%，且对已患冠心病患者的妇女益处更大。但有不少研究资料报告，雌激素替代治疗有诱发乳腺癌、宫颈癌及阴道出血等严重不良反应，使其临床应用受到很大限制。

本研究表明，运用补益肝肾法治疗后，患者的心绞痛改善率、心电图疗效及心肌缺血总负荷和NST、EST、STmax、NT的疗效于第1周逐步提高，从第4周开始，其疗效优于常规抗心绞痛药物，随着疗程的增加，至第6周时疗效更为显著，而且相对稳定。其硝酸甘油（1.78 ± 1.04）片减至（0.66 ± 0.28）片（$P < 0.01$）；B组硝酸甘油用量由每日（1.82 ± 1.18）片减至（1.36 ± 0.82）片（$P < 0.05$）。组间比较，差异有显著性（$P < 0.01$）。研究中发现，心绞痛临床疗效与雌二醇的水平高低有明显相关。治疗1周时，患者的血清雌激素水平开始上升，至第6周明显升高，此时心绞痛的临床

疗效也随着雌二醇的水平逐步升高而逐步提高,经相关性检测,两者呈正相关关系($Y=0.994$,$P<0.01$)。说明绝经后妇女冠心病心绞痛的发生、发展以及疗效均与雌激素水平有关,用补益肝肾法治疗是有益的。

绝经后妇女卵巢功能低落和性激素水平的变化与中医的肾虚有关。中医学"肾"的功能,从现代医学的观点看来,包括了神经、内分泌、肾脏、骨骼等方面的功能,其中与性腺功能关系尤为密切。肾主藏精,与生殖发育的根源和整体功能密切相关。绝经后妇女血脂代谢异常在冠心病的发生、发展中起了重要作用。本研究60例冠心病患者中肾虚者(包括肾阴虚、肾气虚和肾阳虚)有53例,占全部病例的88.33%;非肾虚者仅占11.67%,也佐证了这一结论。补益肝肾方中用熟地黄、山茱萸、肉苁蓉、菟丝子、白芍补益肝肾;黄芪、茯苓健脾益气;丹参、赤芍等药具有活血化瘀,镇静止痛的功效,能够扩张冠脉血管,增加冠脉血流量,降低心肌耗氧量,改善微循环,降低外周阻力,减轻心脏负荷,改善心肌缺血的功能。全方配伍后,通过补益肝肾从多个环节来调整妇女的卵巢功能和性激素水平,达到抗心肌缺血和抗心绞痛作用。因此,比单纯使用常规抗心绞痛药物更能有效地控制临床症状,改善心电图的心肌缺血情况。由此可以推论,补益肝肾法是防治绝经后妇女冠心病的有效途径与方法。由于本研究观察时间短,停药后的远期效果有待效果有待于进一步研究。

[王秀宝,刘德桓,张嘉男,等.2002.补益肝肾法治疗绝经后妇女冠心病稳定型心绞痛的临床研究.福建中医药.33(4):1-3.]

五、通心络胶囊治疗病窦综合征的临床观察

1997年6月~2000年10月,刘教授用通心络胶囊治疗病态窦房结综合征(简称病窦)32例,并与用加味麻黄附子细辛汤治疗的23例进行对比,现报告如下。

(一)临床资料

55例患者按数字法随机分为两组,治疗组32例,男23例,女9例;年龄43~78岁,平均54.2岁;病程2~13年,平均8年;诱发病因:冠心病12例,心肌炎3例,高血压病4例,风湿性心脏病主动脉瓣关闭不全2例,心肌病2例,不明原因9例;心功能(按NYHA分级):Ⅰ级8例,Ⅱ级20例,Ⅲ级4例;中医辨证分型:心肾阳虚型26例,气阴两虚型6例,其中19例夹有瘀血证,4例夹有痰湿证。对照组23例,男17例,女6例;年龄41~76岁,平均53.9岁;病程2~12年,平均7.8年;诱发病因:冠心病11例,心肌炎1例,高血压病4例,风湿性心脏病主动脉瓣关闭不全1例,不明原因5例;心功能:Ⅰ级6例,Ⅱ级14例,Ⅲ级3例;中医辨证分型:心肾阳虚型18例,气阴两虚型5例,其中10例夹有瘀血证,3例夹有痰湿证。心律失常类型(治疗组和对照组):单纯性窦性过缓或伴不齐分别为11例、10例,各种缓慢性心律失常合并各种早搏、心房颤动、心房扑动和室上性心动过速等分别为13例、8例,持续性心动过缓伴房室交界性早搏或心律且窦房传导阻滞、窦性停搏等分别为8例、5

例。两组一般资料比较差异无显著性($P > 0.05$)。

（二）方法

1. 治疗方法　两组除合并冠心病及高血压者继续给予消心痛、卡托普利等常规治疗外，所有患者均停用一切影响窦房结功能及心功能的药物1周后开始治疗。治疗组口服通心络胶囊（由人参、水蛭、全蝎、䗪虫、蜈蚣、蝉蜕、冰片等组成。每粒含生药0.38 g，石家庄以岭药业集团生产）2～3粒/次，每天3次。对照组用加味麻黄附子细辛汤（麻黄9 g，附子15 g，细辛6 g，党参30 g，黄芪30 g，丹参15 g）加水900 mL，附子、细辛先煎20 min后再纳入余药，煎至120 mL，每次服40 mL，每天3次。两组疗程均为2个月，不加用其他辅助药物。

2. 观察指标

（1）基础心率：① 晨休心率；② 就诊心率（听诊1 min的心率）。

（2）常规心电图检查：治疗前观察期的每例患者共检查2～5次。根据心律失常的表现，治疗后每例患者每周检查1～3次，对此观察窦性心律、异位节律或传导功能的改变。

（3）24 h动态心电图监测：用药前后进行Holter监测24 h总心率和平均心率。

3. 统计学方法　采用资料配对t检验。

（三）结果

1. 临床症状疗效治疗组案例　显效（临床主要症状消失）25例（78.1%），有效（临床主要症状基本消失或明显改善）4例（12.5%），无效（临床主要症状无变化或加剧）3例（9.4%），总有效率为90.6%；其中11例反复短阵晕厥及黑蒙者缓解6例（54.5%）。对照组23例显效12例（52.2%），有效5例（21.7%），无效6例（26.1%），总有效率为73.9%；治疗组总有效率优于对照组（$P < 0.05$）。

疗程结束后随访4～12个月，平均6个月。随访期间，除合并冠心病及高血压者继续给予消心痛、卡托普利等常规治疗外，均未加用其他药物。治疗组有5例停药后1个月、16例停药后2个月需重新服药方能控制症状，另8例停药5个月后症状基本控制，3例反复晕厥者需长期服药，疗效维持平均3个月。对照组疗效维持平均1.6个月。治疗组与对照组比较差异有显著性（$P < 0.05$）。

2. 两组患者治疗前后基础心率测定结果　见表1。

表1　两组患者治疗前后心率情况测定结果比较（$\bar{x} \pm s$）

| 组别 | 例数 | | 基础心率（次/min） | | 24 h动态心电图 |
			晨　休	就诊时	（次/24 h）
治疗	32	治疗前	43.20 ± 1.05	48.19 ± 1.08	72 823.26 ± 1 265.20
		治疗后	55.24 ± 1.12*	59.78 ± 1.46**	99 254.46 ± 1 875.24**
		差　值	8.32 ± 1.88△	9.54 ± 1.53△	1 154.46 ± 75.22△

（续表）

| 组别 | 例数 | | 基础心率（次/min） | | 24 h动态心电图 |
			晨　休	就诊时	（次/24 h）
对照	23	治疗前	44.22 ± 1.02	48.32 ± 1.18	76 182.38 ± 1 124.16
		治疗后	51.56 ± 1.16[*]	53.97 ± 1.22[*]	90 128.52 ± 1 265.26[*]
		差　值	7.46 ± 1.20	8.38 ± 1.23	986.46 ± 92.42

注：与本组治疗前比较，$*P<0.05$，$**P<0.01$；与对照组差值比较，$^{\triangle}P<0.05$。

治疗组患者治疗后晨休和就诊时心率均显著增加（$P<0.05$和$P<0.01$），且优于对照组（$P<0.05$）；对照组晨休心率及就诊心率治疗前后比较差异均显著（$P<0.05$）。

3. 两组患者24 h动态心电图监测结果（表1）　治疗组用药后24 h总心率明显提高，与治疗前比较，差异有显著性（$P<0.01$）；与对照组比较，差异有显著性（$P<0.05$）。对照组24 h心率治疗后较治疗前有显著提高（$P<0.05$）。

4. 两组患者心功能疗效　治疗组显效（心功能改善2级以上）5例，有效（心功能改善1级）19例，无效（心功能改善不足1级或恶化）8例，总有效率为75.0%；对照组显效2例，有效10例，无效11例，总有效率为52.2%。两组比较差异有显著性（$P<0.05$），治疗组优于对照组。

5. 不良反应　两组患者于疗程结束后复查血常规、尿常规、便常规、血糖、血脂、肝肾功能及血电解质均无明显变化。治疗组有3例患者服药后第2天出现轻微腹痛及腹泻，对照组2例出现轻微咽痛，均未予特殊处理即消失。无诱发快速心律失常现象。

（四）讨论

病态窦房结综合征其病理改变主要为冠心病、心肌病、心肌炎等引起窦房结功能障碍及其周围组织的炎症、缺血及纤维化，从而产生一系列心率失常和不同程度的血流动力学改变。本病呈持久性的脉来迟缓，且伴有促、结、代脉交替出现，临床常见眩晕，反复短阵晕厥及黑蒙、气短、心悸、心前区疼痛诸症，相当于中医学的"胸痹""心悸""厥心痛"等范畴。从中医辨证分析，其发病多由少阴心肾两脏阳气虚衰、气血寒滞、血脉滞涩不畅所致。通心络胶囊以人参为君药，大补元气，可以改善心脏功能，增加重要器官的血液灌注；配水蛭、全蝎、蛰虫、蜈蚣、蝉蜕等虫类药具有扩张冠状动脉、增加冠脉血流、改善微循环、降低心肌耗氧量、改善心肌供血、稳定心肌电活动及窦房结营养等作用，从而提高窦房结兴奋性、增加基础心率及心肌收缩力，心输出量增加，使脏器灌注不足得以改善，心功能得到改善，达到临床治疗的目的。

［刘德桓.2001.通心络胶囊治疗病窦综合征的临床观察.中国中西医结合杂志.21（11）：855-859.］

第二节　高血压病的临床研究

一、化瘀浊、益肝肾法对原发性高血压患者生活质量影响的随机双盲对照临床观察

引　言

多数原发性高血压（EH）患者需要终身服药，但药物的不良反应常常影响患者对药物的耐受性和生活质量，因此决定着患者的依从性，进而决定最终治疗效果。因此在评价降压药物时，也必须考虑到生活质量这个重要评价指标。为了探讨化瘀浊、益肝肾法干预后对患者的生活质量有无益处，作者采用随机双盲安慰剂对照的临床试验方法，运用国际通用的Croog设计的原发性高血压患者生活质量评估量表，系统观察中药干预后的临床疗效、生活质量水平、药物作用机制和不良反应，为全面评价中医药治疗原发性高血压提供相应的依据。

（一）对象和方法

1. 设计　随机双盲对照临床观察。

2. 单位　福建中医学院附属泉州市中医院内一科。

3. 对象　2003年12月～2005年6月就诊于福建中医学院附属泉州市中医院心脑血管专科的可能入选的高血压患者178例进入导入期，给予口服卡托普利25 mg/d，治疗2周、4周各随访1次，确定患者的耐受性或依从性。在导入期出现咳嗽、低血压等不良反应者退出试验。符合标准者163例，按数字表法被随机分到降压1号颗粒组82例和降压2号颗粒组81例，实验中有8例（治疗组3例，对照组5例）因低血压、头晕及其他原因退出研究，实际完成观察治疗组为79例，对照组为76例。

4. 诊断标准　根据WHO-ISH指导原则委员会1999年修订的原发性高血压诊断标准。纳入标准：所有病例均符合原发性高血压2级的诊断标准，即收缩压160～179 mmHg（1 mmHg = 0.133 kPa），舒张压100～109 mmHg。所有患者均签署了知情同意书。排除标准：① 确诊为继发性高血压和单纯舒张压升高患者。② 有严重心、脑、肝、肾等重要靶器官疾病患者。③ 妊娠妇女。④ 年龄55岁以上患者。⑤ 有药物过敏史者。⑥ 文化程度为文盲者。

5. 设计、实施、评估者　第1作者为课题设计者，第3～4作者为评估者，其余作者均为实施者。

6. 方法　两组均服用卡托普利（巯甲丙脯酸，山东潍坊制药有限公司生产，国药准字H37020828）25 mg，每日2次作为基础用药；2周后若舒张压仍大于95 mmHg，则加用倍他乐克（酒石酸美托洛尔，阿斯利康制药有限公司生产，国药准字 H32025391）25 mg，每日 2 次。随机号单号者加服降压 1 号颗粒（制水蛭 4.5 g，远志 6 g，决明子 12 g，巴戟天 15 g，葛根 15 g，川芎 10 g，泽泻 10 g 等药物组成，由本院制剂室制备）1 包，每日 3 次；随机号双号者加服降压 2 号颗粒（糊精充填剂）1 包，每日 3 次（1、2 号颗粒在形状、质量、颜色及包装完全一样）。疗程结束后开标，降压 1 号颗粒组为治疗组，降压 2 号颗粒组为安慰剂对照组。

7. 观察指标   ① 血压变化：包括下降幅度、稳定性和达标率（设定的降压目标是 140/90 mmHg 以下），测试频度开始每周 1 次，以后 2～4 周 1 次。② 体质量指数变化。③ 血生化指标：包括血脂、肾功能和肝功能。

疗效评估标准：按照国家食品药品监督总局 2003 年发布的《中药新药临床研究指导原则》。显效：血压降至正常，或舒张压虽未降至正常但降低 20 mmHg 以上；临床症状、体征大部分消失，或积分值减少 70% 以上，理化检查接近正常。有效：血压下降 10 mmHg 以上，并达到正常范围，或舒张压虽未降至正常但较治疗前下降 10～19 mmHg，但未达到正常范围，或收缩压较治疗前下降 20 mmHg 以上；临床症状、体征好转，或积分值减少 4%～29%；理化检查好转。无效：未达到以上标准者。

8. 患者生活质量评估量表选择及其评估   患者生活质量评分问卷采用 Croog 设计的原发性高血压患者生活质量评估量表，包括 8 大项内容：① 健康愉快感；② 躯体症状；③ 性功能；④ 工作表现；⑤ 情感状态；⑥ 认知功能；⑦ 社会参与；⑧ 生活满意度，每大项中又包括数目不等的若干小项问题，分 1～5 级，每小项得分相加后即为该大项得分，8 大项得分之和即为该患者的生活质量总分数，测评时间分别在治疗开始前 1 周和治疗结束时，每位患者的 2 次生活质量测评均由同一调查员担任，分别逐项、逐条询问，选择每项内容中最适宜的等级分数后填表。

9. 随访   疗程 12 周，在进入随机实验后和治疗结束后，各进行 1 次临床疗效评估和生活质量评定。

10. 统计学分析   统计学处理由第 4～5 作者完成。资料使用 SPSS10.0 统计处理。计量资料用 t 检验，计数资料用 χ^2 检验，等级资料用秩和检验，连续变量以 $\bar{x} \pm s$ 表示。

（二）结果

1. 参与者数量分析   进入随机实验的 163 例患者平均随访 12 周。随访中停止实验用药者治疗组与对照组分别为 3.95%（3 例）和 6.32%（5 例），其原因主要是咳嗽、低血压、头晕及其他原因，所有脱落病例均列入无效病历。155 例随机患者均纳入统计分析。

2. 两组患者基本资料统计   见表 1。

表1　观察组和对照组患者基本资料比较

| 组别 | n | 年龄（岁） | 性别（n） | | 病程（年） | 体质量指数（kg/m²） | 收缩压（mmHg） | 舒张压（mmHg） |
			男	女				
观察组	79	47.8 ± 2.6*	54	25*	8.6 ± 2.2*	26.2 ± 2.8*	164 ± 26*	104 ± 12*
对照组	76	47.2 ± 2.4	52	24	8.4 ± 2.8	25.8 ± 3.2	168 ± 24	102 ± 14

注：1 mmHg = 0.133 kPa；与对照组比较，* $P > 0.05$。

治疗组和对照组患者一般资料比较差异没有显著性意义（$P > 0.05$），具有可比性。

3. 本研究流程图（图1）　178例可能入选的高血压患者经过4周导入期后——> 163例随机分为治疗组82例、对照组81例——>中途8例退出（治疗组3例、对照组5例）——>实际155例进入随机研究——>治疗组79例和对照组76例在使用卡托普利或加倍他乐克的基础上分别加服降压1号颗粒和降压2号颗粒——>观察12周——>主要终点为临床疗效与生活质量。

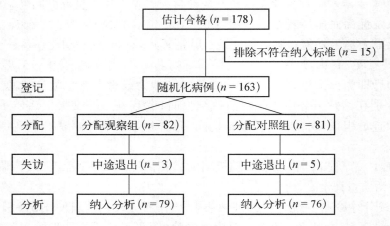

图1　主题进展流程图

4. 观察组和对照组患者的降压疗效比较　观察组和对照组患者服药12周前后收缩压、舒缩压均较治疗前显著降低[（136 ± 22），（168 ± 24）mmHg；（84 ± 18），（106 ± 14）mmHg；（142 ± 21），（166 ± 26）mmHg；（88 ± 14），（106 ± 16）mmHg；$P < 0.01$]；两组服药12周后差异无显著性意义（$P > 0.05$）。两组降压疗效差异没有显著性意义（显效：49例，45例；有效：18例，16例；无效：12例，15例；有效率：85%，80%；$P > 0.05$）。

5. 观察组和对照组患者服药12周前后证候积分及综合疗效比较　观察组

和对照组患者服药12周前后证候积分比较,差异均有显著性意义(25.9 ± 5.2, 15.2 ± 3.3, $P<0.01$; 24.6 ± 5.1, 17.2 ± 3.9, $P<0.05$);服药12周后两组比较,差异均有显著性意义($P<0.01$)。两组证候综合疗效比较,差异均有显著性意义(显效:45例,15例;有效:30例,16例;无效:4例,45例;有效率:95%,41%; $P<0.01$)。

6. 观察组和对照组患者治疗后的生活质量定性比较 见表2。

表2 观察组和对照组患者治疗后的生活质量定性比较(n)

组别	n	健康愉快感	躯体症状	性功能	工作表现	认知功能	社会参与	生活满意度
观察组	79							
改 善		44*	41	50*	49	16	39	53
无变化		30	3	26	23	59	34	23
变 坏		5	3	3	7	4	6	3
对照组	76							
改 善		17	29	15	38	17	44	24
无变化		52	40	41	31	54	28	30
变 坏		7	7	20	7	5	4	22

注:与对照组比较,* $P<0.01$。

7. 观察组和对照组患者服药12周前后患者生活质量评分比较 见表3。

表3 观察组和对照组患者服药12周前后患者生活质量评分比较($\bar{x} \pm s$)

组别	n	t(服药)/周	健康愉快感	躯体症状	性功能	工作表现	情感状态
观察组	79	0	13.12 ± 3.4	11.04 ± 3.5	10.04 ± 3.3	12.68 ± 3.2	12.03 ± 3.5
		12	16.96 ± 3.5[bd]	11.88 ± 3.2	19.92 ± 3.6[ce]	18.68 ± 4.1[bd]	16.88 ± 3.5[b]
对照组	76	0	13.46 ± 3.2	11.13 ± 3.5	10.08 ± 3.6	13.12 ± 3.3	12.22 ± 3.4
		12	14.32 ± 3.8	11.99 ± 3.6	10.32 ± 3.2	15.02 ± 3.9[b]	12.57 ± 3.6

组别	n	t(服药)/周	认知功能	社会参与	生活满意度	生活质量总分
观察组	79	0	12.18 ± 3.1	11.34 ± 3.7	9.01 ± 3.5	91.44 ± 13.4
		12	14.84 ± 3.2	14.77 ± 3.5[bd]	16.29 ± 3.8[ce]	130.22 ± 13.5[cc]
对照组	76	0	11.35 ± 3.6	11.43 ± 3.6	8.94 ± 3.8	91.73 ± 13.5
		12	12.08 ± 3.3	12.22 ± 3.5[b]	9.06 ± 3.8	97.6 ± 13.7[a]

注:与服药前比较,[a] $P>0.05$,[b] $P<0.05$,[c] $P<0.01$;与对照组比较,[d] $P<0.05$,[e] $P<0.01$。

8. 观察组和对照组患者服药12周前后血脂变化情况比较　见表4。

表4　观察组和对照组患者服药12周前后血脂测定结果比较($\bar{x} \pm s$,mmol/L)

组别	n		总胆固醇	低密度脂蛋白胆固醇	高密度脂蛋白胆固醇
观察组	79	服药前	6.76 ± 1.16	3.54 ± 0.82	1.34 ± 0.07
		服药后	4.37 ± 1.18[ac]	2.86 ± 0.54[ac]	1.36 ± 0.04[b]
对照组	76	服药前	6.64 ± 1.22	3.45 ± 0.68	1.32 ± 0.06
		服药后	6.12 ± 1.14[b]	3.21 ± 0.66[b]	1.35 ± 0.06[b]

注：与服药前比较，[a]$P < 0.05$，[b]$P > 0.05$；与对照组比较，[c]$P < 0.05$。

9. 观察组和对照组患者治疗前后安全性观察　疗程结束后测定血常规、尿常规与肝肾功能，观察组患者均未见受损，体质量指数也与治疗前水平变化不大，与对照组比较无显著差异（$P > 0.05$）。治疗过程中，对照组出现5例干咳，观察组中出现3例轻微腹胀、3例轻微干咳。

10. 治疗组和对照组患者服药12周前后血脂变化情况比较　见表4。

11. 治疗组和对照组患者治疗前后安全性观察　疗程结束后测定血常规、尿常规与肝功能、肾功能，治疗组患者均未见受损，体质量指数也与治疗前水平变化不大，与对照组比较无显著差异（$P > 0.05$）。治疗过程中，对照组出现5例干咳，治疗组中出现3例轻微腹胀、3例轻微干咳，均未予特殊处理。

（三）讨论

原发性高血压是一个终身性疾病，该病对患者的主观感受、完成社会角色、功能状态和生活质量等都有很大影响。现代医学模式中，高血压的治疗不仅在于降低血压本身，还应包括改善患者的生活质量这个重要评价指标。因此，对高血压患者进行生活质量的测定具有重要意义，其测定也是评价疗效的重要指标。

实验结果表明，治疗后两组的降压疗效接近，对照组患者的总有效率为80.26%，治疗组的总有效率为84.81%，降压疗效后者略好于对照组，但组间比较无明显差异（$P > 0.05$）；说明降压1号颗粒能安全有效地降低血压，而对于原发性高血压患者来说，确切的降压疗效是改善临床症状、减少靶器官损害、提高生活质量的首要条件。

治疗组服药后血清总胆固醇和低密度脂蛋白均明显下降（$P_{均} < 0.05$），但高密度脂蛋白变化不大（$P > 0.05$）；对照组治疗前后比较，差异无显著性（$P > 0.05$），表明降压1号颗粒能有效地降低患者的总胆固醇和低密度胆固醇水平，但对高密度脂蛋白的调整作用不大。

原发性高血压需长期治疗，临床症状的改善是患者继续接受治疗的关键之一。实验发现，治疗组在有效降压的同时，症状综合疗效总有效率达到94.94%，明显优于对照组的40.79%,证候积分疗效也明显优于对照组($P_{均} < 0.01$);表明在改善临床症状、提高患者的生活质量方面化瘀浊、益肝肾法有明显优势。

大多数原发性高血压患者的生活质量在治疗前都未受到明显损害,但在接受药物治疗过程中患者的生活质量多有不同程度的下降。Croog设计的高血压患者生活质量自答式量表是评估患者生活质量的主要方式之一,其效度和信度比较敏感,具有很强的可比性和可操作性,评估标准可比较全面、客观地反映患者对降压药物的总体反应。

本实验结果表明,两组患者服药前生活质量各项评分接近,没有显著差异($P_{均} > 0.05$),但服药后,治疗组患者的健康愉快感、工作表现、情感状态、社会参与均明显高于服药前($P < 0.05$),性功能和生活满意度的提高更为显著($P < 0.01$);而对照组仅有工作表现和社会参与明显高于服药前($P_{均} < 0.05$)。两组治疗后性功能及生活满意度积分治疗组明显优于对照组($P < 0.01$),健康愉快感、工作表现、社会参与积分治疗组优于对照组($P < 0.05$)。充分说明降压1号颗粒干预后,能明显提高患者的生活质量。

治疗组患者在治疗过程中血常规、尿常规及肝肾功能未见受损,体质量指数均与治疗前水平变化不大,与对照组比较无显著差异($P > 0.05$)。表明降压1号颗粒没有明显的毒副反应。

中医将高血压病归属于"眩晕""头痛"的范畴。其病因不外七情所伤,饮食失节,内伤虚损,先天禀赋不足,加上降压药物所带来的不良反应,所以临床上表现为眩晕、头重、胸闷、腰酸、性功能下降与舌质紫暗、瘀斑瘀点、舌苔腻并见。一般年轻患者因素体肥胖、烟酒过度,醇甘厚味等导致气血津液输布异常,津停为痰,血留为瘀,痰瘀互结,故以痰浊、瘀血为主;中、老年患者正处在肝肾逐渐亏虚的阶段,而此时性腺功能也开始衰退,多以正虚为主,兼夹痰瘀。因此可以认为,痰瘀阻络,肝肾不足,阴阳失调是原发性高血压发生的核心病机。治疗上,以化瘀浊,益肝肾法为主,就从根本上抓住了治疗原发性高血压的病机。降压1号颗粒方中水蛭咸、苦、平,破血逐瘀,除了抗凝血,抗血栓作用外,还有保肾作用,故为君药;远志苦、辛,温,能祛痰化浊,又可通肾气上达于心,药理证实有降压作用;巴戟天甘、辛,微温,入肝肾经,能强阴益精,阴阳双补,两者共为臣药;决明子甘、苦、咸,微寒,入肝经除风热,益肾精,起降血压及降脂作用;泽泻甘、寒,入肾经,能利小便,泻肾经火邪,又能养五脏,益气力,起阴气,补虚损而止头旋,与决明子同为佐药;葛根甘、辛,凉,可升阳止头痛项强,有抗血小板聚集,降低血压的作用为使药。诸药合用则攻补兼施,寒热并用,升降有序。由于本方用药侧重于调整机体的整体功能,故患者的主观感受、自觉症状、心理状态等生活质量反映的内容得到明显的改善,可能是其改善生活质量的机制。

本实验提示祛瘀浊、补肝肾疗法治疗原发性高血压有其独特的特色和优势,生活质量可作为中医学临床研究领域新的评价指标。然而,鉴于原发性高血压是一个终身性疾病,肯定的结论有待更长期的随访结果。

[刘德桓,林惠琴,王秀宝,等.2006.化瘀浊益肝肾法对原发性高血压患者生活质量影响的随机双盲对照临床观察.中国临床康复.10(23):9-12.]

二、辨证治疗对高血压病左心室肥厚逆转作用和改善左室功能的影响

高血压病所致的左心室肥厚(LVH)伴发左室功能障碍、心肌缺血和室性心律失常是猝死的主要原因之一。本研究应用中医辨证疗法,从中医药控制、改善与高血压有关的各种血液动力学和神经体液调节机制入手,探讨中医药控制血压、逆转LVH、改善左室功能和临床症状的疗效与机制,报道如下。

(一)临床资料

高血压病诊断标准,临床分期按照1978年WHO高血压病专家委员会研究的标准,高血压LVH按照美国超声心动图协会推荐的测量方法,据Devereux公式计算左室重量(LVM)和左室重量指数(LVMI)男$> 125 \text{ g/m}^2$,女$> 120 \text{ g/m}^2$作为LVH的诊断标准。选择1994年1月～1997年12月门诊和住院原发性高血压病Ⅱ期和Ⅲ期伴有LVH的85例患者作为观察对象,随机分为辨证组和对照组。辨证组60例,男38例,女22例;年龄31～74岁,平均(57.3±6.9)岁;病程1～33年,平均14.1年;高血压病Ⅱ期46例,Ⅲ期14例。对照组25例,男19例,女6例;年龄40～68岁,平均(58.2±7.8)岁;病程1～35年,平均12.1年;高血压病Ⅱ期18例,Ⅲ期7例。两组临床资料间有可比性($P > 0.05$)。

(二)治疗方法

1. 辨证组　依据辨证处方用药。

(1)肝火亢盛证,18例,药用钩藤15 g,竹茹15 g,黄芩12 g,丹参15 g,生白芍15 g,天麻10 g,豨莶草12 g,草决明15 g,珍珠母30 g(先煎)。加减法:肢体麻木加地龙15 g,桑枝15 g,心烦不寐加夜交藤15 g,头昏重胸闷加瓜蒌15 g,僵蚕10 g,半夏10 g。

(2)阴虚阳亢证,20例,药用枸杞子15 g,菊花10 g,生地15 g,钩藤15 g,天麻10 g,珍珠母30 g,丹参15 g,当归10 g,杜仲10 g,怀牛膝10 g,制鳖甲15 g(先煎)。加减法:虚火旺盛加知母10 g,黄柏10 g,肢麻加豨莶草15 g,桑寄生15 g,失眠多梦加酸枣仁15 g,阿胶10 g(烊化)。

(3)阴阳两虚证,12例,药用熟地15 g,山茱萸12 g,肉苁蓉10 g,巴戟天15 g,桂枝12 g,生白芍15 g,牡丹皮10 g,丹参15 g。加减法:头痛加川芎10～20 g,石决明30 g,天麻10 g,肢麻加豨莶草15 g,地龙15 g,桑枝15 g,胸胁闷痛加柴胡12 g,瓜蒌15 g。

(4)痰浊壅盛证,10例,药用白术10 g,陈皮10 g,半夏10 g,茯苓15 g,枳实

10 g,泽泻20 g,天麻10 g,牡丹皮10 g,草决明15 g,远志5 g,丹参15 g,杜仲10 g。加减法：胸闷加桂枝10 g,薤白6 g。水煎服,每日1剂,分2次服,每半个月停药3天。

2. 对照组　口服钙拮抗剂硝苯地平10～20 mg,每日3次。

两组病例如半个月后血压仍未控制在目标值以下,即≤21.3/12.0 kPa,合并服用转换酶抑制剂开搏通12.5～25 mg,每日2次。两组治疗周期均为6个月。

（三）观察方法

1. 血压　观察治疗前后及疗程中血压,每周测1～2次,取不同日2次血压平均值。降压疗效评定标准按1979年全国心血管流行病学及人群防治座谈会制定的标准。

2. 心脏超声心动图检查　采用美国Acuson128xp/10c彩色多普勒超声仪,探头频率3.0 mHz,按国际标准测定左室舒张末期内径（LVDd）、室间隔（IVST）、左室后壁厚度（PWT）。根据公式计算左室重量指数（LVMI）,即LVMI = $1.04 \times [(LVDd+IVST+PWT)3-LVDd3]-13.6$。男 > 125 g/m²,女 > 120 g/m²为左室肥厚（LVH）。根据Teichholz公式及主动脉根部血流频谱自动计算每分钟心输出量（CO）及每搏心输出量（SV）。上述结果均取3次测量均值。治疗前后各检查1次。

3. 中医证型　临床症状诊断标准按《中药新药治疗高血压的临床研究指导原则》,即头痛、眩晕、心悸、耳鸣、失眠、烦躁、腰酸腿软等症状全部消失为显效,减轻为有效,无变化为无效。

4. 降压疗效判断　按1979年郑州会议规定的标准评定。

（四）治疗结果

1. 治疗前后血压疗效比较　见表1。

表1　治疗前后血压疗效比较

| | | n | 血压值［kPa（$\bar{x} \pm s$）］ | | 降压疗效［例（%）］ | | |
			收缩压	舒张压	显效	有效	无效
辨证组	药前	60	22.01 ± 2.57	13.06 ± 0.99	38（63.3）	18（30.0）	4（6.7）
	药后		18.72 ± 1.65*△	11.17 ± 0.71*△			
对照组	药前	25	21.60 ± 2.33	12.80 ± 1.35	16（64.0）	7（28.0）	2（8.0）
	药后		18.38 ± 1.34	10.99 ± 4.97			

注: * 两组治疗前后自身比较$P < 0.01$,△辨证组与对照组比较$P > 0.05$。

从表1可见,辨证组与对照组的降压疗效总有效率分别为93.3%和92.0%,与自身治疗前后对比有显著性差异（$P < 0.01$）。辨证组与治疗组的降压疗效比较,无显著性差异（$P > 0.05$）。

2. 治疗前后 LVH 的逆转情况比较　见表2。

表2　治疗前后左室结构的变化($\bar{x} \pm s$)

		LVDd(mm)	LA(mm)	IVSd(mm)	PWT(mm)	LVMI(g/m²)
辨证组	药前	47.84 ± 3.12	36.5 ± 4.51	13.27 ± 2.21	11.19 ± 1.24	138.90 ± 30.45
	药后	46.23 ± 3.36	34.5 ± 5.02*	10.04 ± 1.27*	9.19 ± 1.68**	121.28 ± 29.18**
对照组	药前	48.2 ± 4.01	36.8 ± 5.12	12.21 ± 3.20	10.03 ± 1.47	134.29 ± 37.02
	药后	48.4 ± 3.13	35.4 ± 5.30	11.00 ± 2.24	9.01 ± 1.59**	124.88 ± 30.98*

注：与治疗前比较,* $P < 0.05$,** $P < 0.01$,LVDd：左室舒张末期内径,LA：左房内径,IVSd：舒张期间隔厚度,PWT：左室后壁厚度,LVWI：左室重量指数。

从表2可见,辨证组和对照组治疗6个月后,都可使LVMI明显下降,而LVDd无变化,IVSd及PWT变薄,提示两组药物均能明显逆转LVH,且该作用主要是因为IVSd及PWT重构所致。辨证组和对照组逆转LVH的作用组间比较无明显差异($P > 0.05$)。

3. 治疗前后左室舒张功能改善情况　见表3。

表3　治疗前后左室舒张功能的变化($\bar{x} \pm s$)

		Ei(m)	Ai(m)	Ai/Ei	IRT(s)	SV(mL/搏)	CO(L/min)
辨证组	药前	0.095 ± 0.05	0.096 ± 0.03	0.94 ± 0.48	0.105 ± 0.016	62.20 ± 2.60	4.87 ± 0.27
	药后	0.120 ± 0.04	0.076 ± 0.02	0.71 ± 0.43**	0.091 ± 0.018**	74.20 ± 2.40**	5.78 ± 0.20**
对照组	药前	0.108 ± 0.03	0.089 ± 0.03	0.72 ± 0.05	0.104 ± 0.005	62.90 ± 3.20	5.12 ± 0.37
	药后	0.128 ± 0.04*	0.078 ± 0.05	0.72 ± 0.38	0.097 ± 0.021**	64.50 ± 2.10	6.21 ± 0.39**

注：与治疗前比较,* $P < 0.05$,** $P < 0.01$,Ei 二尖瓣前向血流,舒张早期速度时间积分,Ai 舒张晚期速度时间积分,Ai/Ei 舒张晚期与舒张早期速度时间积分比,IRT：等重舒张时间,SV：每搏心输出量,CO：每分钟心输出量。

从表3可知,辨证疗法和对照组均能明显改善左室舒张功能,辨证组SV治疗后比治疗前有显著增加($P < 0.01$),CO有明显增加($P < 0.01$),而对照组SV虽有增加但无统计学意义($P > 0.05$)。

4. 临床症状改善情况　见表4。

表4　治疗前后临床症状改善情况(例)

	显　效	有　效	无　效	总有效率(%)
辨证组	46	13	1	59(98.33)
对照组	12	9	4	21(84.00)

从表4可知,辨证组的显效率为76.67%,总有效率为98.33%;对照组的显效率为48.0%,总有效率为84.0%。组间比较,辨证组明显优于对照组($P < 0.05$)。提示辨证组在改善临床症状方面有较大的优势。

(五)讨论

各种研究资料表明,高血压病患者约有1/3合并有LVH。既往认为LVH是一种适应性的良性代偿过程,用以对抗增高的压力负荷以维护正常的心泵功能。现有大量流行病学研究证明,LVH不是有益的代偿机制,而是增加心力衰竭、心肌梗死、心律失常、猝死等心血管并发症及死亡率的一种独立的危险因素,而LVMI是一项新的心血管事件发生的预测指标。既往中药在治疗高血压病及其并发症方面做了大量的工作,具有一定的特色和优势,但对高血压病LVH的逆转及左室功能改善等方面的研究甚少。辨证治疗是中医诊断、治疗疾病的经典方法,对高血压病引发的靶器官损害也同样适应。

本研究结果表明,辨证疗法能有效地使血压下降,其总有效率达93.33%,从而有效地预防和减轻靶器官损害,改善高血压患者临床预后。辨证疗法能有效地使LVMI下降,LVMI的下降主要是室间隔及左室后壁厚度减少所致,同时能使LVDd逐渐缩小,提示中医药不仅能减少室间隔及左室后壁厚度,还能使心室腔径缩小,故在逆转LVH方面与西药对照组同样有效。随着LVH的逆转,左室舒张功能明显改善,SV与CO显著增加与LVMI的下降呈正相关,充分说明辨证疗法对高血压病患者的心血管系统具有明显的保护作用。该疗法对临床症状的改善作用亦明显优于对照组。可见通过辨证论治,能疏通血气,实现机体阴阳自稳调节的平衡,从而改善与高血压病有关的各种血液动力学和神经体液调节机制,达到降压、逆转左室肥厚、改善左室功能的作用,这有利于心肌供血的改善和心功能贮备的增加,延缓心血管功能的老化和衰退,改善高血压病预后。

[刘德桓,许真真,郭伟聪,等.1999.辨证治疗对高血压左心室肥厚逆转作用和改善左室功能的影响.山东中医杂志.18(5): 199-201.]

三、瘀浊清颗粒对男性高血压患者性功能的影响

高血压病男性患者中勃起功能障碍(erectiledysfunction,ED)的患病率明显高于普通人群,同时ED男性患高血压病的发病率要高于无ED患者。抗高血压的药物治疗中,利尿剂、β受体阻滞剂、钙通道阻断剂等药物对男性性功能有不良影响;而血管紧张素转换酶抑制剂、血管紧张素Ⅱ受体拮抗剂等对性功能影响较小的药物却因部分患者干咳或肾动脉狭窄不能选用药物。与抗高血压治疗相关的性功能障碍会导致抗高血压治疗的低依从性和持续性,因此,选择既能降压,又能提高男性高血压患者的性生活质量的治疗方法至关重要。鉴于此,笔者研究了以化瘀浊、益肝肾法组成的瘀浊清颗粒对男性高血压患者性功能的影响,旨在明确在有效降压的基础上中医中药干预是否更有利于改善患者的性功能。

（一）资料与方法

1. **一般资料**　选取2007年12月～2009年12月就诊于泉州市中医院专科门诊或住院的82例患高血压ED的患者,将其分为治疗组(42例)和对照组(40例)。两组一般资料比较,差异无统计学意义($P > 0.05$),具有可比性。见表1。

表1　两组患者一般资料比较($\bar{x} \pm s$)

项　　目	治疗组($n = 42$)	对照组($n = 40$)
年龄（岁）	47.8 ± 2.6	47.2 ± 2.4
高血压病史（年）	5.6 ± 0.6	5.8 ± 1.3
体重指数（kg/m²）	26.2 ± 2.8	25.8 ± 3.2
收缩压（mmHg）	164 ± 26	168 ± 24
舒张压（mmHg）	104 ± 12	102 ± 14
心率（次/min）	86 ± 12	88 ± 12
血糖（mmol/L）	5.26 ± 0.16	5.12 ± 0.23
总胆固醇（mmol/L）	4.88 ± 0.86	4.82 ± 1.12
三酰甘油（mmol/L）	1.70 ± 0.18	1.64 ± 0.23
低密底脂蛋白（mmol/L）	3.84 ± 0.44	3.86 ± 0.38
高密度脂蛋白（mmol/L）	1.22 ± 0.18	1.26 ± 0.20

2. **入选标准和排除标准**

（1）入选标准:依照2005年《中国高血压防治指南》之高血压诊断标准确诊为原发性高血压需联合用药者,且入选前未服用降压药物;年龄在30～60岁已婚的男性患者。

（2）排除标准:① 继发性高血压者;② 有严重脑、肝、肾等重要靶器官疾病患者;③ 患有Ⅱ、Ⅲ度房室传导阻滞者;④ 性心理障碍性疾病者;⑤ 性发育异常者;⑥ 生殖器畸形者;⑦ 文化程度为文盲者。

3. **方法**　两组患者均口服用硝苯地平控释片30 mg(拜耳医药保健有限公司产品,国药准字J20080091),每日1次;琥珀酸美托洛尔(阿斯利康制药有限公司生产,国药准字H32025391)25 mg,每日2次。治疗组在基础用药上加用瘀浊清颗粒(由炙水蛭、远志、决明子、巴戟天、肉苁蓉、葛根、川芎、泽泻等药物组成,由深圳华润三九医药股份有限公司加工),每日3次,每次1包,开水冲服。

4. **观察指标**

（1）血压测定:包括下降幅度、稳定性和达标率(设定的降压目标是＜140/90 mmHg),测试频度开始每周1次,达标以后2周1次。

（2）国际勃起功能指数（international index of erec-tile function，IIEF）分值：IIEF包括15个问题，主要通过勃起功能（问题1～5）、性交满意度（问题6～8）、达到性高潮能力（问题9～10）、性欲（问题11～12）、总体满意度（问题13～15）评价男性性功能；其中勃起功能按勃起自信度、插入能力、维持勃起能力、完成性交能力及性满意度共5项评价勃起功能，每项0～5分，总分25分，0～7分（重度ED），8～11分（中度ED），12～21分（轻度ED），22分以上为正常。

（3）血生化指标：包括血常规、尿常规、血脂、肝功能和肾功能。

（4）随访：疗程12周，在进入随机后第0、12周使用IIEF对患者的性功能进行评估，同时进行临床疗效及安全性评估。

5. 统计学方法　使用SPSS11.0软件进行分析，计量资料采用均数 ± 标准差（$\bar{x} \pm s$）表示，组间比较采用t检验，计数资料采用百分率表示，组间对比采用χ^2检验。以$P < 0.05$为差异具有统计学意义。

（二）结果

1. 两组患者的降压疗效比较　治疗组服药前平均收缩压（SBP）为（168 ± 24）mmHg，平均舒张压（DBP）为（106 ± 14）mmHg，服药后分别为（136 ± 22）、（84 ± 18）mmHg，服药前后的平均SBP和DBP均明显低于服药前（$t = 2.322$、2.423，$P_{均} < 0.01$）；对照组服药前平均SBP为（166 ± 26）mmHg，DBP为（106 ± 16）mmHg；服药后分别为（142 ± 21）、（88 ± 14）mmHg（$t = 2.426$、2.624，$P_{均} < 0.01$）；但两组间服药前后的平均SBP和DBP差异均无统计学意义（$P_{均} > 0.05$）。从两组的疗效评估来看，治疗组总有效率为84.81%；对照组总有效率为80.26%。两组间疗效比较，差异无统计学意义（$P > 0.05$）。

2. 两组治疗前后生化指标的变化　两组治疗前后生化指标的变化比较，差异无统计学意义（$P > 0.05$）；治疗组治疗后生化指标的变化与对照组比较，差异无统计学意义（$P > 0.05$），见表2。

表2　两组患者的治疗前后生化指标的变化（$\bar{x} \pm s$）

组别	时间	血肌酐（μmol/L）	血尿酸（mmol/L）	谷丙转氨酶（IU/L）
治疗组（$n = 42$）	治疗前	84.2 ± 16.4	338.0 ± 26.7	34 ± 8
	治疗后	85.6 ± 15.7	326.0 ± 24.9	37 ± 3
对照组（$n = 40$）	治疗前	85.0 ± 15.6	334.0 ± 21.9	36 ± 6
	治疗后	86.6 ± 14.2	327.0 ± 22.2	36 ± 8

3. 两组治疗前后国际勃起功能指数分值的比较　治疗组勃起功能、性欲和总体满意度治疗前后比较，差异有高度统计学意义（$P < 0.01$），性交满意度比较，差异有统计学意义（$P < 0.05$）；与对照组治疗后比较，除达到性高潮能力外，其余各

项比较差异均有统计学意义（$P<0.05$、$P<0.01$），见表3。

表3　两组治疗前后国际勃起功能指数分值的比较（$\bar{x}\pm s$，分）

组别	时间	勃起功能	达到性高潮能力	性　欲	性交满意度	总体满意度
治疗组	治疗前	20.24±6.44	8.62±1.74	8.13±1.63	11.52±2.11	8.28±1.88
（$n=42$）	治疗后	27.26±6.75▲▲△	8.74±1.70	9.98±1.55▲▲▲△△	13.67±2.74▲△	10.28±1.57▲▲▲△△
对照组	治疗前	20.74±6.13	8.42±1.24	8.34±1.67	11.83±2.41	8.34±1.65
（$n=40$）	治疗后	18.16±5.92	8.27±1.82	6.25±1.58	11.97±1.76	6.74±1.63

注：与治疗前比较，▲$P<0.05$，▲▲$P<0.01$；与对照组比较，△$P<0.05$，△△$P<0.01$。

4. 两组治疗前后勃起功能障碍发生率比较　两组治疗前后ED发生率比较，对照组ED增加了3例，而治疗组减少了4例，两组比较差异有高度统计学意义（$P<0.01$）；治疗组治疗前后ED的发生率为26.18%和16.67%，差异有高度统计学意义（$P<0.01$）；对照组治疗前后ED的发生率分别为25.50%和32.50%，差异有高度统计学意义（$P<0.01$），见表4。

表4　两组治疗前后勃起功能障碍发生率比较[n(%)]

组别	例数	治　疗　前				治　疗　后			
		ED	轻度	中度	重度	ED	轻度	中度	重度
治疗组	42	11 (26.19)	5 (11.90)	3 (7.14)	3 (7.14)	7 (16.67)▲△	4 (9.52)	2 (4.76)	1 (2.38)
对照组	40	10 (25.00)	6 (15.00)	2 (5.00)	2 (5.50)	13 (32.50)▲	8 (20.00)	3 (7.50)▲	2 (5.00)

注：与治疗前比较，▲$P<0.01$；与对照组比较，△$P<0.01$。

（三）讨论

高血压是最常见的心血管疾病，高血压患者并发症的发生与血压升高程度密切相关，因此降压是首要目标。研究结果表明，治疗后两组的降压疗效接近，治疗组的总有效率为84.81%，对照组总有效率为80.26%，治疗组的降压疗效略好于对照组，但组间比较差异无统计学意义（$P>0.05$），说明瘀浊清颗粒能安全有效地降低血压，而对于原发性高血压患者来说，确切的降压疗效是改善临床症状、减少靶器官损害、提高生活质量的首要条件。有研究资料表明，高血压患者中ED的患病率为35.2%；而且多项研究显示，许多抗高血压药物对男性性功能也有影响，主要包括性欲、性交次数、性交满意度、性高潮等方面，特别是勃起功能有不良影响。因此在接受药物治疗的高血压患者中，性功能障碍的比例更高。

有资料表明,服用β受体阻滞剂后ED的患病率高达65.9%。性功能受到诸如心理和内分泌因素、交感神经系统、血管内皮功能等多种调节机制的影响。因此高血压的治疗不仅在于降低血压本身,还应包括改善患者的生活质量(包括性功能)这个重要评价指标。

本研究在治疗前后用IIFE-5量表进行性功能评定,结果表明:治疗组勃起功能、性欲和总体满意度治疗前后比较差异有高度统计学意义($P<0.01$),性交满意度比较差异有统计学意义($P<0.05$);与对照组治疗后比较,除达到性高潮能力外,其余各项比较差异均有统计学意义($P<0.05$,$P<0.01$)。对照组疗程结束后ED的发生率由25%增加到32.5%,治疗前后比较差异有高度统计学意义($P<0.01$),说明抗高血压药物确实对男性性功能有不良影响。治疗组治疗前后ED的发生率分别为26.18%和16.67%,差异有高度统计学意义($P<0.01$)。这充分表明化瘀浊益肝肾法组成的瘀浊清颗粒在改善高血压患者性功能方面的优势明显。观察组患者在治疗过程中血常规及肝、肾功能未见受损,与对照组比较差异无统计学意义($P>0.05$)。表明瘀浊清颗粒没有明显的毒副反应。中医学认为,高血压病变在肝、脑,其根在肾,痰瘀阻络,肝肾不足,阴阳失调是高血压发生的核心病机。肾主骨生髓,脑为髓之海,通过补肾益髓,对改善性功能有直接作用。因此,治疗高血压着重以化瘀浊、益肝肾法为主。而瘀浊清颗粒则是根据高血压发生的核心病机而组成的。方中水蛭咸、苦,平,破血逐瘀,除了抗凝血、抗血栓作用外,还有保肾作用,故为君药;远志苦、辛,温,能祛痰化浊,又可通肾气上达于心,药理证实有降压作用;巴戟天、肉苁蓉甘、辛,微温,入肝、肾经,能强阴益精,阴阳双补,共为臣药,现代药理研究提示巴戟天主要影响下丘脑—垂体—性腺轴功能,减弱副交感神经-M受体反应性,从而能治疗阳痿,同时有抗抑郁作用;肉苁蓉有调节性激素作用,能改善性功能,具有类激素样活性;决明子甘、苦、咸,微寒,入肝经除风热,益肾精,起降血压及降脂作用;泽泻甘、寒,入肾经,能利小便,泻肾经火邪,又能养五脏,益气力,起阴气,补虚损而止头旋,与决明子同为佐药;葛根甘、辛,凉,可升阳止头痛项强,有抗血小板聚集,降低血压的作用为使药。诸药合用则攻补兼施,寒热并用,升降有序。由于本方用药侧重于调整机体的整体功能,故患者的主观感受、自觉症状、心理状态、性生活质量得到明显的改善。

本研究提示化瘀浊补肝肾疗法能改善高血压患者的性功能,提高高血压患者的生活质量,加上良好的降压作用、较少的不良反应及降压以外的作用,是一个理想的降压药物,尤其适合青中年或用其他药物导致性功能下降的患者。然而,鉴于原发性高血压是一个终身性疾病,肯定的结论有待更长期的随访结果。

[刘德桓,陈文鑫,叶靖,等.2011.瘀浊清颗粒对男性高血压患者性功能的影响.中国医药导报,8(34):116-118.]

四、瘀浊清颗粒抗疲劳与益智作用的实验研究

瘀浊清颗粒是泉州市中医院治疗高血压病的常用辅助验方,能显著改善高血压患者的临床症状和生存质量。该方由巴戟天、葛根、仙灵脾、莱菔子、决明子等药物组成。具有补益肝肾,抗疲劳,提高记忆力等作用。为了进一步在临床上推广应用,我们对其进行抗疲劳与益智功能的实验研究。

(一)实验材料

1. 动物 昆明种健康小鼠80只【许可证号:SCXK(闽)2004-0002,福建医科大学实验动物中心】,雄性,体重(21±2)g。

2. 仪器 SM-2水迷宫自动控制仪(中国医学科学院药物研究所研制)。游泳箱:30 cm×30 cm×25 cm的玻璃缸,铅丝,秒表。

3. 药物 瘀浊清颗粒提取液(泉州市中医院提供配方,福建省中医药研究院药理室制备),太子参提取液(福建省中医药研究院药理室制备)。

(二)实验方法

1. 抗疲劳实验

(1)样品制备:瘀浊清颗粒溶液:按处方在福建省药材公司购买原药材,由本实验室水煎提取浓缩制成所需浓度。太子参提取液:福建省药材公司购买原药材,由本实验室水煎提取浓缩制成所需浓度。

(2)分组及给药:选取体重(21±2)g小鼠40只,按体重随机分成4组,即空白组(生理盐水)、阳性对照组(太子参提取液)20 g/kg、瘀浊清颗粒高剂量组18.5 g/kg、瘀浊清颗粒低剂量组9.25 g/kg。每组按0.2 mL/10 g体重灌胃给药,每天1次,连续10天。空白对照组灌以等剂量的生理盐水。

(3)实验操作:玻璃缸内加水,水深20 cm,水温保持在(25±0.5)℃。末次给药1 h后,在小鼠尾部负荷10%体重的铅丝,置水中游泳并开始计时。观察小鼠头部沉入水中10 s不能浮出水面者即为体力衰竭,即可终此计时,此段时间即为小鼠的游泳时间。

(4)统计方法:数据用均数±标准差($\bar{x}±s$)表示,在SPSS13.0中进行单因素方差分析。

2. 水迷宫实验

(1)样品制备:同实验方法。

(2)分组及给药:选取体重(21±2)g小鼠40只,按体重随机分成4组,即空白组(生理盐水)、模型对照组(生理盐水)、瘀浊清颗粒高剂量组、瘀浊清颗粒低剂量组。每组按0.2 mL/10 g体重灌胃给药,每天1次,连续14天。空白和模型对照组灌以同等剂量的生理盐水。

(3)实验操作:首先各小鼠水迷宫训练4天,第一天为2个盲端,第二天3个盲端,以后均为4个盲端。每天训练2次,记录每只动物的游出时间(到达安全台

的时间）及进入盲端的次数（错误次数）。实验时水温保持在（22±1.0）℃。末次给药30 min后，除空白组外，其他各组灌胃30%的乙醇0.1 mL/10 g体重造成记忆障碍模型，30 min后进行水迷宫实验，记录每只动物的游出时间及错误次数。

（4）统计方法：数据用均数±标准差（$\bar{x}\pm s$）表示，在SPSS11.5中进行单因素方差分析。

（三）实验结果

1. 抗疲劳实验　瘀浊清颗粒对小鼠负重游泳时间的影响，与空白对照组比较，瘀浊清颗粒高剂量组使小鼠负重游泳时间显著延长（$P<0.05$）（表1）。说明瘀浊清颗粒具有增加耐力和抗疲劳作用。

表1　瘀浊清颗粒对小鼠游泳时间的影响（$\bar{x}\pm s$）

组　　别	n	游泳时间（s）
空白对照组（生理盐水）	9	446.6±166.7
阳性对照组（太子参液）	10	1 004.5±505.2**
瘀浊清颗粒低剂量	9	593.4±348.5
瘀浊清颗粒高剂量	10	775.6±364.0*

注：与空白对照组比较*$P<0.05$，**$P<0.01$。

2. 水迷宫实验　瘀浊清颗粒对乙醇诱发的小鼠学习记忆障碍的影响，与模型对照组比较，瘀浊清颗粒高剂量组使小鼠的游出时间显著减少（$P<0.05$），见表2。说明瘀浊清颗粒高剂量能显著减少游出时间和错误次数。表明其具有改善小鼠对乙醇诱发记忆障碍的作用，即益智作用。

表2　瘀浊清颗粒对乙醇诱发的小鼠学习记忆障碍的影响（$\bar{x}\pm s$）

组　　别	n	训练第四天		实验当日	
		游出时间（s）	错误次数	游出时间（s）	错误次数
空白对照组	9	64.9±66.5	7.0±4.5	53.3±48.2*	9.2±7.5
模型对照组（乙醇）	10	63.2±31.1	8.2±8.3	128.4±68.6	17.9±16.8
瘀浊清颗粒低剂量	9	50.2±65.4	5.0±3.9	102.2±61.4	14.2±6.1
瘀浊清颗粒高剂量	10	45.9±33.6	3.4±1.9	62.8±50.5*	5.6±4.5*

注：与模型对照组比较*$P<0.05$。

（四）讨论

瘀浊清颗粒方中主要以巴戟天、葛根、仙灵脾等为主药。巴戟天、仙灵脾均为辛、甘、温,归肾、肝经,具有补肾阳,强筋骨的功效。仙灵脾还具有抗疲劳、抗衰老,以扩张周围血管来降低血压等作用。葛根中特有的葛根黄酮类和葛根素等活性物质,不仅具有改善记忆力,还是治疗高血压、高血脂、高血糖、冠心病、动脉硬化、脑血栓等心脑血管疾病的首选药物。配上莱菔子、决明子等具有降压作用的中药,对高血压患者的症状和生活质量有很好的改善作用。

本研究通过药理实验方法验证瘀浊清颗粒在抗疲劳和提高记忆力疗效方面的功能。实验发现,瘀浊清颗粒能延长小鼠负重游泳的时间,具有增加耐力和抗疲劳作用;水迷宫实验能降低到达安全区的时间和错误次数,改善小鼠对乙醇诱发记忆障碍的程度,提示其具有提高记忆力的作用。瘀浊清颗粒在临床应用多年,疗效显著,对其多靶点、多功能的药理药效及其作用机制还需进一步研究探讨。

[陈烨,倪峰,郭伟聪,等.2009.瘀浊清颗粒抗疲劳与益智作用的实验研究.海峡药学.21(8): 34-35.]

第三节　代谢综合征的临床研究

一、化瘀浊、益肝肾对高血压合并代谢综合征血脂的影响

代谢综合征,主要是指以混合性高血脂、高血压、糖代谢异常、高凝状态等聚集在个体为特征的一组证候群,目前给我国成人健康问题带来严重的影响,治疗手段上带来困扰,如混合型的高脂血症单药降脂治疗常常不能使低密度脂蛋白达标。为了提高血脂达标率和减少不良反应,不同类别的调脂药联合使用是一种合理的选择。如常用"他汀类+贝特类"可用于治疗混合型血脂紊乱,其不利因素是肝酶升高、横纹肌溶解等。本文用中药联合使用阿托伐他汀治疗作为治疗组,单用阿托伐他汀作为对照组,研究两种治疗方法对高血压病合并代谢综合征血脂各项指标的影响,现报道如下。

(一)资料与方法

1. 一般资料　我科于2006年10月～2008年4月门诊诊断为高血压病合并代谢综合征入选患者151例。随机分为2组,其中治疗组(阿托伐他汀加中药组)79例,对照组(阿托伐他汀组)76例,两组年龄、体重指数、血压、胆固醇(TC)、三酰甘油(TG)、高密度脂蛋白(HDL-C)、低密度脂蛋白(LDL-C)比较均无显著差异($P > 0.05$),具有可比性。

2. 诊断标准　全部病例均符合2005年中国高血压防治指南关于高血压病的诊断标准并排除继发性高血压。全部病例均符合国际糖尿病联盟文(IDF)颁布的代谢综合征的诊断标准,即中心性肥胖:腰围>102 cm,(男)>88 cm(女)

合并以下四项指标中任何两项① 三酰甘油水平升高：TG ＞ 1.7 mmol/L（150 mg/dL）或已接受相应治疗；② 高密度脂蛋白胆固醇水平降低：男性 ＜ 0.9 mmol/L（40 mg/dL），女性 ＜ 1.1 mmol/L（50 mg/dL）或已接受相应治疗；③ 血压升高：收缩压 ＞ 130 mmHg 或舒张压 ＞ 85 mmHg 或已接受相应治疗或此前已诊断高血压；④ 空腹血糖升高：空腹血糖 ＞ 5.6 mmol/ L 或已接受相应治疗或此前已诊断2型糖尿病。

3. 纳入标准　① 符合上述高血压病2级及代谢综合征诊断标准者；② 年龄在45～60岁之间；③ 病史6个月以上；④ 愿意接受中药治疗者；⑤ 均为我院2006～2008年的门诊及住院患者。

4. 病例排除标准　① 已明确2型糖尿病患者并已接受药物治疗者；② 6个月内患急性心肌梗死、脑血管意外、严重创伤或重大手术者；③ 由药物（吩噻嗪类、β受体阻滞剂、肾上腺皮质类固醇）引发的脂代谢紊乱；④ 正在使用肝素、甲状腺治疗药和其他影响血脂、血糖代谢药物的患者，及近2周曾采用其他降脂措施者；⑤ 合并肝肾及造血系统等严重原发性疾病，精神病患者。

5. 试验方法　① 两组均严格执行治疗性生活方式干预，包括维持正常体重，使体重指数在18.5～24.9之间，制订饮食计划：低摄入量的胆固醇（饱和脂肪 ＜ 7% 总卡路里，饮食摄入的胆固醇 ＜ 200 mg/d），降低低密度脂蛋白疗法的选择（植物甾烷醇，植物纤维素2 g/d，可溶性的纤维素15～20 g/d），每天参加有规律的有氧运动 ＞ 30 min/d。② 两组均采用络活喜5 mg 口服，每日1次，控制血压，2周后血压仍未达标者，加大络活喜用量，5 mg，每日2次。③ 对照组阿托伐他汀（立普妥10 mg，每晚一次）。④ 治疗组加用化瘀浊、益肝肾法治疗，制水蛭4.5 g，远志6 g，决明子12 g，葛根15 g，川芎10 g，泽泻10 g，巴戟天15 g，枸杞子15 g。每日1剂，分2次口服，连续3个月。⑤ 观察期为12周，每4周随访1次。⑥ 试验前2周停用降脂药物。

6. 观察指标及方法　试验前后两组均检测并记录以下指标。① 主要相关症状、体征及中医相关证候。② 体重及腰围。③ 主要理化检查指标：空腹血糖（FBG）、空腹胰岛素（FNS）、糖化血红蛋白、胆固醇（TC）、三酰甘油（TG）、高密度脂蛋白（HDL-C）、低密度脂蛋白（LDL-C），所有患者采血前均禁食10 h 以上，右上肢肘静脉血。采血前20 h 未饮酒，未做激烈运动。

7. 统计学处理　在 Windows 操作系统环境，使用 SPSS10.0 统计软件进行分析与检验。计算资料以均数 ± 标准差表示。主要指标均进行正态性检验。两组间比较用 t 检验。自身对照显著性检验用配对 t 检验。$P ＜ 0.05$ 表示差异有显著性，$P ＜ 0.01$ 表示差异有非常显著性。

（二）结果　见表1、表2、表3。

表1　两组服药前后平均血压比较($\bar{x}\pm s$)

组别	n	时间	SBP（kPa）	BBP（kPa）
中药组 （治疗组）	79	服药前 服药后	21.81+3.46 18.09+2.93[①]	13.83 +1.60 11.17+2.39[①]
阿托伐他汀 （对照组）	76	服药前 服药后	22.34+ 3.19 18.89+2.79[①]	13.57+ 1.86 11.70+ 1.86[①]

注：与服药前比较，[①]$P<0.01$。

表2　两组降压疗效比较

组别	n	显　效	有　效	无　效	总有效率（%）[①]
中药组	79	49	18	12	84.81
对照组	76	45	16	15	80.26

注：两组降压疗效比较，[①]$P>0.05$。

表3　两组治疗前后血脂指标比较($\bar{x}\pm s$)

组别	n	时间	TC （mmol/L）	HDL-C （mmol/L）	LDL-C （mmol/L）	TC （mmol/L）
中药组	79	治疗前 治疗后	2.40 ± 0.60 1.85 ± 0.50[①②]	0.85 ± 0.14 1.18 ± 0.25[①②]	4.56 ± 0.30 4.03 ± 0.43[①②]	6.50 ± 1.14 5.30 ± 0.87[①②]
对照组	76	治疗前 治疗后	2.35 ± 0.62 2.06 ± 0.55[①②]	0.82 ± 0.15 1.01 ± 0.22[①②]	4.67 ± 0.31 4.31 ± 0.87[①②]	6.60 ± 1.03 5.40 ± 0.91[①②]

注：与服药前比较[①]$P<0.01$，与对照组比较[②]$P<0.05$。

（三）讨论

　　高血压病的发生主要是由于高脂、高糖、高盐饮食引起的脂质代谢紊乱，过氧化物质过多，自我调节功能失调，导致气血津液代谢紊乱，津停为痰，血留为瘀，痰瘀互结，损伤络脉，逐渐影响血管系统，使络脉系统受到损害而发生病变。而其发病年龄大多数是在中年以后，正处在肝肾逐渐亏虚的阶段，而此时性腺机能也开始衰退。因此，可以认为痰瘀阻络、肝肾不足是高血压病发生的核心病机。治宜化瘀浊、益肝肾法为主。本方中水蛭咸、苦，平，破血逐瘀，除了抗凝血、抗血栓作用外，还有保肾作用，故为君药；远志苦、辛，温，能祛痰化浊，又可通肾气上达于心，药理证实有降压作用；巴戟天甘、辛，微温，入肝、肾经，能强阴益精，阴阳双补，两者共为臣药；决明子甘、苦、咸，微寒，入肝经除风热，益肾精，起降血压及降脂作用；泽泻甘、寒，入肾经，能利小便，泻肾经火邪，又能养五脏，益气力，起阴气，补虚损而止头旋,与决明子同为佐药;葛根甘、辛,凉,可升阳止头痛项强,有抗血小板聚集,扩张外周血管,降低血压的作用为使药。诸药合用则攻补兼施,寒热并用,升降有序。由于本方用药侧重于调整机体的整体功能,故患者的主观感觉、自觉症状、心理状态等生存质量反映的内容得到明显的改善,提示化瘀浊益肝肾法治疗原发性高血压合并代谢综合征有其独特的疗效和优势。

[叶靖,陈国英,刘德桓,等.2010.化瘀浊益肝肾对高血压合并代谢综合征血脂的影响.光明中医,25(4):619-620.]

二、血脂清对高血压合并代谢综合征患者生存质量的影响

随着社会的发展和生活方式的改变,高血压合并代谢综合征的发病率急剧升高,由此导致的心血管损害也明显增多。高血压与代谢综合征的诊断与治疗均会使患者产生一些不良的心理情绪,长期服用抗高血压药、降脂药也会造成一定的不良反应,这些均会影响患者的生存质量,从而使高血压合并代谢综合征的患者坚持接受治疗的信心下降,导致中风、冠心病等事件居高不下。

本研究旨在观察中药血脂清加西药阿托伐他汀联合治疗方案对高血压合并代谢综合征患者生存质量的影响。

（一）临床资料

1. 一般资料　选取2009年7月～2011年3月到本院就诊并符合高血压合并代谢综合征诊断标准的患者60例,其中男32例,女28例;平均年龄（50.2±7.5）岁。将60例患者随机分为观察组和对照组,每组各30例。两组年龄、性别及治疗前的血压、胆固醇（TC）、三酰甘油（TG）、高密度脂蛋白（HDL-C）、低密度脂蛋白（LDL-C）经统计学比较均无显著差异（$P>0.05$）,具有可比性。

2. 病例入选标准

（1）高血压病（原发性高血压）诊断按照《中国高血压防治指南2010》（第3版）,并排除继发性高血压。

（2）代谢综合征诊断参照2004年中华医学会糖尿病学分会制定的MS诊断标准（CDS,2004）。

（3）所有入选者均排除冠心病,严重心脑血管疾病,肝、肾功能障碍及甲亢等严重原发性疾病或精神病患者。

（二）方法

1. 一般治疗　对所有患者均常规给予降压、降糖治疗,且保持各组一致性。并严格执行治疗性生活方式干预,包括维持正常体重,制订饮食计划等。

2. 分组治疗

（1）对照组:给予阿托伐他汀（立普妥,辉瑞制药有限公司生产）10 mg,每晚1次;观察组:给予立普妥10 mg,每晚1次;加血脂清,每日1剂,温水融化后,分

早、中、晚3次口服。

（2）血脂清中药组成：山楂12 g，莱菔子15 g，丹参15 g，葛根15 g，鸡内金20 g，天竺黄12 g，黄芪12 g（颗粒剂，由三九制药现代有限公司提供）。

疗程为8周，在进入随机后和治疗结束时，各进行1次临床疗效评估、生存质量评定和不良反应分析。

3. 评估指标

（1）原发性高血压QOL评估量表：包括生理症状、躯体化症状、性功能、睡眠状况、生气或活力、焦虑、压抑、强迫状况、人际关系、工作状态、敌对、日常生活能力和认知能力13个方面的内容。每大项中又包括数目不等的若干小项问题，分为无、轻、中、重、极重5级，分别记为4、3、2、1、0分，每小项得分相加后即为该大项得分，各大项得分之和即为该患者的QOL总分数。分数越高，说明症状越轻。

（2）生存质量测定量表简表（WHOQOL-BEFF）：包含生理、心理、社会关系和环境4个领域26个问题及3个附加问题。

各个领域的得分按正向记，即得分越高，生存质量越好；并采用公式将得分转换为百分制。

4. 统计方法　所有资料数据均使用SPSS18.0统计软件进行分析，计量资料以（$\bar{x} \pm s$）表示，采用t检验。

（三）结果

1. 两组治疗前后原发性高血压QOL评估比较　见表1。

表1　两组患者治疗前后原发性高血压QOL评分比较（$\bar{x} \pm s$，n=30）

组别		生理症状	躯体化症状	性功能失调	睡眠状况	生气或活力	焦虑	压抑	强迫症状	人际关系	工作状态	敌对	日常生活能力	认知能力	总分
对照组	治疗前	53.63±5.32	18.67±2.5	5.37±0.96	6.77±1.30	5.03±1.27	8.07±1.36	11.80±1.52	9.43±1.04	12.57±1.65	4.90±1.40	9.17±1.37	94.93±6.36	54.30±7.54	295.87±15.55
	治疗后	63.07±5.56**	18.47±2.27	5.30±1.27	7.07±1.60	6.67±1.67**	9.67±1.52**	12.30±1.60	10.37±1.25**	13.63±1.69*	5.90±1.06**	10.27±1.60**	96.17±4.86	93.10±8.11	319.23±21.07
观察组	治疗前	55.93±5.60	18.20±2.02	5.23±0.97	7.20±1.16	4.97±1.16	8.00±1.29	11.73±1.51	9.30±1.18	12.37±1.43	4.57±1.01	9.30±1.73	93.67±7.18	53.90±6.81	296.47±18.51
	治疗后	63.03±5.79**	22.70±3.14**△△	6.93±1.08**△△	9.33±1.49**△△	6.63±1.10**	10.43±1.36**△	12.87±1.57*	10.00±1.36*	13.27±1.44*	6.47±1.04**△	10.63±1.54**△	95.33±7.46	58.43±8.66*	329.93±18.87**△

注：与本组治疗前比较*$P<0.05$，**$P<0.01$；与对照组治疗后比较△$P<0.05$，△△$P<0.01$（下同）。

2. 两组治疗前后 WHOQOL-BEFF 量表计分比较　见表2。

表2　两组治疗前后 WHOQOL-BEFF 评分比较（$\bar{x} \pm s$, 分, $n=30$）

组别		生　理	心　理	社会关系	环　境	总　分
对照组	治疗前	52.62 ± 6.65	52.10 ± 7.96	53.85 ± 9.05	56.77 ± 8.26	54.80 ± 8.90
	治疗后	67.69 ± 8.82[*]	56.87 ± 11.72	61.18 ± 8.55[*]	63.21 ± 10.81[*]	63.37 ± 11.04[*]
观察组	治疗前	52.55 ± 6.56	50.37 ± 6.58	53.40 ± 6.55	56.80 ± 5.83	54.67 ± 7.23
	治疗后	77.08 ± 8.66[**△△]	71.37 ± 8.18[**△]	67.24 ± 10.33[**△]	70.08 ± 8.97[**△]	73.03 ± 8.43[**△△]

（四）讨论

代谢综合征是一组严重影响健康的症候群，以中心性肥胖、糖尿病、高血压、高脂血症为主要特征，以胰岛素抵抗为共同基础，以合并出现多种代谢性疾病为临床特点，是引起心脑血管疾病的高危因素，也是导致死亡和致残的重要原因。高血压合并代谢综合征患者血管内皮功能和靶器官损害明显加重，与非代谢综合征相比，合并 MS 的心血管患者发生心血管事件危险明显增多。因此，MS 的治疗强化调脂，药物首选他汀类药物，但是大剂量的他汀类药物易引起肝、肌肉毒副反应，甚至危及生命。西药的不良反应及患者的负面情绪严重地影响患者的生存质量，从而使患者坚持接受治疗的信心下降，导致中风、冠心病等事件居高不下，给社会、家庭及患者本人都带来沉重的负担。

中医中药在治疗原发性高血压（EH）及其并发症方面具有一定的特色，尤其在改善临床症状和生活质量更有优势。因此寻找一种能降脂，保肝护肝的中药，与他汀类药物联合治疗以达到全面调脂，并降低肝脏不良反应，是一种科学合理的选择。

现代中医理论认为，过食和少动是代谢综合征形成的两大主因，其病机为郁、热、虚、损四个方面。中医辨证诊治本病，不在于单纯降血脂，而在于调整机体阴阳平衡，以期从根本上解除 EH 合并 MS 发生和发展的内在原因。

本研究根据中医理论，制备血脂清颗粒制剂，方中山楂、莱菔子、鸡内金消食化积，可有效调脂；丹参活血化瘀，天竺黄清热化痰，两者祛痰瘀，通血脉；葛根升阳解痉，有抗血小板聚集，扩张外周血管，降低血压的作用；黄芪补中益气，有降血糖的功效。诸药合用，祛瘀化痰、消食化积、益气通脉，侧重于调整机体的整体功能，故患者的主观感觉、自觉症状、心理状态等生存质量反映的内容得到明显的改善。

本文结果显示，治疗后两组 QOL 评分、WHOOOL-BEFF 评分均明显升高（$P < 0.05$, $P < 0.01$），且治疗组较对照组改善更显著（$P < 0.05$, $P < 0.01$）。提示：血脂清作为一种纯中药制剂，与西药他汀降脂药联合使用，能够很好地改善 EH 合并 MS 患者的生存质量，且不良反应少，在临床上具有现实的指导意义。

［陈文鑫，苏齐，刘德桓，等.2014.血脂清对高血压合并代谢综合征患者生存质量的影响.中国中医药科技.21(1): 63-64.］

三、血脂清对高血压合并代谢综合征患者血脂及颈动脉内膜中层厚度的影响

高血压病是心脑血管疾病的重要危险因素,流行病学研究发现,在EH患者中,代谢综合征(metaboliesyndrome,MS)的患病率占到47%以上,其造成的心、脑、肾、血管等靶器官损害也越来越复杂和严重,由此导致的心脑血管疾病已成为我国近期致残和病死的重要病因,严重地威胁着人们的生活质量和生命健康。改善血管内皮功能、稳定斑块、延缓动脉粥样硬化的发生和发展已被广泛应用于心脑血管疾病的一级、二级预防及代谢综合征患者,最新研究也表明在降压基础上加用"他汀"能进一步降低高血压的心脑血管事件。但他汀类药物不能全面降低三酰甘油(TG),升高高密度脂蛋白胆固醇(HDL-C),且随着剂量增大,肝脏、肌肉不良反应明显增加。因此寻找一种能降脂、保肝护肝的中药,与他汀类药物联合治疗以达到全面调脂,改善血管内皮功能,并降低肝脏不良反应,是一种科学合理的选择。本研究旨在以中药血脂清加西药阿托伐他汀联合治疗为手段,观察联合治疗方案对高血压合并代谢综合征患者血脂及颈动脉内膜中层厚度(IMT)的影响,探讨其可能机制,并最终为治疗高血压合并代谢综合征患者的血脂代谢紊乱及改善血管内皮功能提供一种全新的治疗方案和途径。

(一)资料与方法

1. 一般资料　选取2009年7月～2011年3月来泉州市中医院就诊的符合诊断高血压合并代谢综合征患者90例,其中男52例,女38例,年龄38～70岁,平均(50.2±75)岁。将90例患者按数字表法及随机数余数法分为3组,即阿托伐他汀组、血脂清组及联合治疗组,每组各30例。3组患者的年龄、性别及治疗前的血压、胆固醇(TC)、三酰甘油(TG)、高密度脂蛋白(HDL-C)、低密度脂蛋白(LDL-C)比较,差异均无统计学意义($P > 0.05$),具有可比性。

2. 入选标准

(1)高血压病诊断按照《中国高血压防治指南2010》(第3版),并排除继发性高血压。

(2)代谢综合征诊断参照中华医学会糖尿病学分会制定的诊断标准。

(3)所有入选者均排除冠心病,严重心脑血管疾病,肝、肾功能障碍及甲状腺功能亢进等严重原发性疾病或精神病患者。

3. 方法

(1)一般治疗对所有患者均常规给予降压、降糖治疗,且保持各组一致性。并严格执行治疗性生活方式干预,包括维持正常体重,制订饮食计划等。

(2)分组治疗阿托伐他汀组($n = 30$):阿托伐他汀(立普妥,辉瑞制药有限公司,JZOO30047)10 mg,每晚1次;血脂清组($n = 30$):血脂清1包,每日3次;联合治疗组($n = 30$):立普妥10 mg,每晚1次加血脂清1包,每日3次。血脂清(颗粒剂,三九制药现代有限公司)中药组成:山楂12 g,莱菔子15 g,丹参15 g,葛根15 g,鸡内金20 g,天竺黄12 g,黄芪12 g。

4. 观察指标　各组患者疗程均为8周，观察治疗前后血脂成分、肝功能及IMT的变化。

5. 颈动脉超声检查　IMT测量采用西门子Aeuson Sequoia-512型彩超机，70 MH，高频探头。患者采取仰卧位，头偏向检查对侧，充分暴露颈部，在双侧颈总动脉(距颈动脉球部膨大起始处10 mm内)及颈内动脉(距颈动脉球部分叉处10 mm内)等处沿血管长轴进行测量。管腔内膜交界面到中膜与外膜交界面之间垂直距离即为内膜中层厚度。

6. 统计学处理　采用SPSS180统计软件进行分析与检验。计量资料用$(\bar{x} \pm s)$表示，治疗前后及组间计量资料采用t检验，多组计量资料的比较用单因素方差分析及两两比较的LsD-T检验，$P < 0.05$为差异有统计学意义。

(二) 结果

1. 治疗前后血脂比较　与治疗前比较，治疗后3组TG、TC、LDL-C均降低，HDL-C升高，阿托伐他汀组中TG降低及HDL-C升高差异无统计学意义($P > 0.05$)，其余比较差异均有统计学意义($P < 0.05$)。治疗后经单因素方差分析，3组之间TG、LDL-C降低比较差异无统计学意义($P > 0.05$)；TC降低，阿伐他汀组、联合治疗组均优于血脂清组，差异有统计学意义($P < 0.01$)，而阿托伐他汀组与联合治疗组之间比较差异无统计学意义($P > 0.05$)；LDL-C升高在3组之间两两比较差异均有统计学意义($P < 0.05$)，且联合治疗组优于血脂清组。见表1。

表1　3组治疗前后血脂指标比较($\bar{x} \pm s$, mmol/L)

组　别	n	时　间	TG	TC	HDL-C	LDL-C
阿托伐他汀组	30	治疗前	1.88 ± 0.67	5.31 ± 1.15	1.10 ± 0.27	3.97 ± 0.98
		治疗后	1.70 ± 0.55	3.26 ± 0.59*	1.12 ± 0.25*	2.13 ± 0.61
t			1.123	8.728	−0.370	8.758
P			0.266	0.000	0.713	0.000
血脂清组	30	治疗前	1.90 ± 0.65	5.29 ± 1.03	1.11 ± 0.26	3.89 ± 1.10
		治疗后	1.42 ± 0.79	3.98 ± 0.77*	1.27 ± 0.25*	2.23 ± 0.79
t			2.567	5.615	−2.544	6.703
P			0.013	0.000	0.014	0.000
联合治疗组	30	治疗前	1.93 ± 0.54	5.33 ± 0.96	1.12 ± 0.25	4.12 ± 0.96
		治疗后	1.47 ± 0.53	3.22 ± 0.70	1.42 ± 0.22	2.06 ± 0.68
t			3.374	9.752	−4.903	9.546
P			0.001	0.000	0.000	0.000
F			1.610	11.681	11.504	0.479
P			0.206	0.000	0.000	0.621

注：经LSD-T检验，治疗后的TC，阿托伐他汀组、血脂清组分别与联合治疗组比较，* $P = 0.811$、0.000，阿托伐他汀组与血脂清组比较，$P = 0.000$；在HDL-C中，阿托伐他汀组、血脂清组分别与联合治疗组比较，* $P = 0.000$、0.021。

2. 治疗前后IMT比较　与治疗前比较,3组治疗后IMT均降低,差异均有统计学意义($P < 0.05$);IMT降低,联合治疗组均优于阿托伐他汀组、血脂清组,差异有统计学意义($P < 0.01$),而阿托伐他汀组与血脂清组比较,差异无统计学意义($P > 0.05$);治疗后IMT比较,阿托伐他汀组与血脂清组、阿托伐他汀组与联合治疗组、联合治疗组与血脂清组比较差异均有统计学意义($P < 0.01$),见表2。

表2　3组治疗前后IMT比较($\bar{x} \pm s$,mm)

组　别	n	时　间	IMT
阿托伐他汀组	30	治疗前	1.40 ± 0.21
		治疗后	1.27 ± 0.20
t			2.272
P			0.027
血脂清组	30	治疗前	1.32 ± 0.20
		治疗后	1.25 ± 0.18
t			1.327
P			0.190
联合治疗组	30	治疗前	1.36 ± 0.19
		治疗后	0.95 ± 0.10
t			10.476
P			0.000
F			33.378
P			0.000

3. 不良反应　治疗期间,阿托伐他汀组肝功能轻度升高3例,血脂清组及联合治疗组未见不良反应。

（三）讨论

代谢综合征是一组以高血压、血脂异常、肥胖、血糖水平升高为特征的引起血管结构和功能异常的临床综合征。高血压合并代谢综合征患者血管内皮功能和靶器官损害明显加重,与非代谢综合征相比,合并代谢综合征的心血管患者发生心血管事件危险明显增多,近年来已引起学者的广泛关注。因此,代谢综合征的治疗强化调脂,药物首选他汀类药物,但是大剂量的他汀类药物易引起肝、肌肉毒副反应,甚至危及生命。因此寻找一种能降脂,保肝护肝的中药,与他汀类药物联合治疗以达到全面调脂,改善血管内皮功能,并降低肝脏不良反应,是一种科学合理的选择。现代中医理论认为,过食和少动是代谢综合征形成的两大主因,其病机为郁、热、虚、损4个方面。本研究根据中医理论,制备血脂清颗粒制剂,其中药组成主要有:

山楂、莱菔子、丹参、葛根、鸡内金、天竺黄、黄芪。方中山楂、莱菔子、鸡内金消食化积,丹参活血化瘀,天竺黄清热化痰;葛根升阳解痉,现代研究还有抗血小板聚集、扩张外周血管,降低血压的作用;黄芪补中益气,还有降血糖的功效。

本研究结果显示,血脂清可以有效降低TG、TC、LDL-C及升高HDL-C,且其降低LDL-C的效果与阿托伐他汀比较差异无统计学意义,而其降TC的效果不如阿托伐汀,差异有统计学意义,但联合治疗时降TC的作用没有减弱,与阿托伐他汀比较差异无统计学意义。单独使用阿托伐他汀降TG的作用不明显,但是单独或联合使用血脂清时,降TG的作用显著,且血脂清还有升高HDL-C的作用,这是单独用阿托伐他汀无法达到的。

本研究结果还表明,血脂清和阿托伐他汀联合使用还可以显著降低IMT,其作用机制有待进一步研究,但已初步提示血脂清在改善血管内皮功能方面具有一定的作用。血脂清作为一种纯中药制剂,与西药他汀降脂药联合使用,不仅能增强调脂作用,还能改善血管内皮功能,且不良反应少,是一种科学合理的选择,在临床上具有一定的应用价值。

第四节　血管性痴呆的临床研究

一、健脑合剂对促进血管性痴呆神经功能恢复的评价

我国60岁以上老年人中痴呆患病率为3.9%,其中脑血管性痴呆(VD)占68.57%而居首位,与西方国家以阿尔兹海默病(AD)占第一位不同,提示当前我国由脑血管病引起的痴呆已严重威胁着中老年人的健康和生活质量,并成为造成生活能力丧失的最主要原因。因此,除在脑卒中急性期积极救治外,寻找有效的方法以促进并加快脑卒中后神经功能的恢复是非常重要的。尽管目前对于VD的发病机制还未完全清楚,但任何能增加脑组织供氧的方法均可保护大脑免受缺血性卒中造成的损害,从而改善VD患者的智能、生活质量的结论则是肯定的。

我们于1999年11月～2000年12月运用健脑合剂(本院制剂)治疗VD患者35例,并以舒脑宁、脑复康作对照,应用国际标准研究方法评价健脑合剂在促进VD患者神经功能恢复方面的疗效及其安全性。

(一)临床资料

1. 诊断标准　纳入观察的对象为脑卒中后1～3个月,经Hachinski缺血积分评分,DAT调查表评分,进行痴呆的病因学诊断及各种鉴别诊断,参照并采用美国精神病学会《精神病诊断和统计手册》第4版(DSM-IV-R)和NINDS/AIREN(1993年)诊断标准,并参考ICD-10诊断标准(临床应用标准),确诊为VD的患者。失语的患者应在入选前有所恢复,能够参与口头评估;患者脑卒中后如有意识障

碍应少于24 h,CT扫描与诊断相符,并设对照组30例。

2.一般资料　治疗组35例中,男性22例,女性13例;年龄61～78岁,平均年龄(63.1±5.7)岁;左大脑中动脉供血者19例,右大脑中动脉供血者16例。对照组30例中,男性20例,女性10例;年龄63～75岁,平均年龄(64.8±6.2)岁;左大脑中动脉供血者17例,右大脑中动脉供血者13例。两组临床资料经齐同性检验,具有可比性($P > 0.05$)。

（二）治疗及观察方法

1.治疗方法　采用分段分层随机对照的研究方法。入选时患者接受CT检查,进行Barthel指数(the Barthel index of ADL)、神经功能缺损量表(NFDS)、长谷川痴呆量表(HDS)评分,检查心率、血压及生化指标。入选者经过2周的清洗期后进入2个月的治疗期。

治疗组口服健脑合剂(制水蛭、蟅虫、地龙干、丹参、石菖蒲、远志、半夏、益智仁、生晒参、枸杞等按比例配制成口服液),每次服15 mL,每日3次。对照组口服舒脑宁,每次2片,每日3次;脑复康,每次0.8 g,每日3次。

2.观察项目　每个月检查1次血压、心率、Barthel指数、NFDS、HDS和生化指标,治疗前后各查1次脑电图。① Barthel指数:0～100分,用以评估患者参与日常活动的能力。② 神经功能缺损量表(NFDS):0～45分,用以评估患者的神经功能缺损程度。③ 长谷川痴呆量表(HDS):0～33.5分,用以评估患者的认知功能。④ 脑电图:采用美国BB公司LQWY-N2A脑电地形图分析系统,按谭郁玲监测方法观察治疗前后α波的变化。

3.安全性评估　每次随访均记录不良事件,并取血作肝、肾功能检查。

4.统计学处理　所有数据均以均数±标准差表示,采用SAS6.03统计软件包进行统计,组间参数比较作t检验。

（三）治疗结果

1.治疗前后Barthel指数的改变情况　见表1。

表1　两组治疗前后Barthel指数的改变情况($\bar{x} \pm s$)

组　别	治疗前	治疗1个月	治疗2个月
治疗组	73.5±16.7	88.6±14.2	96.2±14.4
对照组	71.0±23.5	74.6±13.9[1]	82.3±18.3[1]

注:与治疗组比较,[1]$P < 0.05$,下同。

表1显示,治疗后健脑合剂组的Barthel指数从73.5分升高到88.6分(1个月)、96.2分(2个月);对照组从相应的71.0分分别升高到74.6分、82.3分。健脑合剂组的改善程度显著优于对照组($P < 0.05$)。

2. 两组治疗前后神经功能缺损量表的情况　见表2。

表2　两组治疗前后NFDS的改变情况（$\bar{x} \pm s$）

组　别	治疗前	治疗1个月	治疗2个月
治疗组	10.2 ± 4.9	14.0 ± 3.3	16.1 ± 3.7
对照组	10.8 ± 5.9	12.7 ± 3.7[1]	14.9 ± 4.1

从表2可以看出，与治疗前相比健脑合剂组在治疗后1个月、2个月均有明显改善。与对照组相比在第1个月有显著性差异（$P = 0.038$）；对第2个月的分析显示，两组平均分的改善更倾向于健脑合剂组，健脑合剂组患者的改善比例数远远超过对照组（$P = 0.058$）。

3. 治疗前后两组患者HDS积分比较　健脑合剂组的HDS积分由治疗前的（17.89 ± 5.47）分提高到（24.02 ± 5.94）分，治疗前后比较有显著性差异（$P < 0.01$）；对照组治疗前后HDS积分分别为（18.12 ± 5.87）分和（19.79 ± 6.03）分，治疗前后比较无显著性差异（$P > 0.05$）。两组治疗后HDS积分比较有显著性差异（$P < 0.05$），表明健脑合剂能较好地改善VD的智力功能。

4. 治疗前后两组患者脑电图α波的变化情况　治疗后健脑合剂组α波比治疗前明显增加，且增加的模式与公认的一些认知激活剂药品引起的α波变化模式相似；对照组治疗后α波也比治疗前有所增加，但其增加的模式与公认的认知激活剂药品引起的α波变化模式不同，表明健脑合剂可以提高α波的含量且具认知激活作用。

5. 治疗前后两组患者的血压、心率和肝、肾功能均无明显改变。

6. 不良反应　健脑合剂组5.7%（2例）的患者有不良反应（恶心、皮肤瘙痒、腹泻等），对照组为6.7%（2例），两组无显著性差异（$P > 0.05$）。所有的不良反应均轻微、短暂，可自行缓解或消失。

（四）讨论

VD继发于脑血管疾病尤其是脑卒中后，其病机为血瘀痰阻致髓海不充；且老年之人，五脏俱虚，代谢缓慢，生机不足，又可致瘀浊内生，蒙闭清窍，神明不清，或气血不足，血脉不畅，或血瘀气滞，脏腑生化之气血不能上荣于脑，"脑为元神之腑"，脑海不充，心神失养，即可出现学习记忆功能障碍，生活质量下降等神经功能损害的病证。所以本病病位在脑，与心、肾、肝、脾等脏腑有关，病性以本虚标实，实多虚少为特征。标实多为痰阻血瘀，本虚为肝肾亏虚，气血不足，若病久者则转为虚多实少。

由于到目前为止，无论西药还是单味中药或单体成分对促进VD的神经功能恢复的疗效还没有得到充分证实。根据中医理论，中药复方治疗可能更为有效。

我们根据VD的发病机制,选用化瘀浊、益肝肾的药物为主组成健脑合剂。方中制水蛭、丹参、地龙干、䗪虫活血化瘀,通利血脉;石菖蒲、远志、半夏息风化痰,醒脑开窍;益智仁、枸杞补益肝肾,填精补髓;生晒参大补元气,宁神益智。诸药合用,共奏益气活血,化瘀涤痰,补益肝肾,健脑增智之功,体现了中医整体观念和辨证施治的优势,所以有较好的临床疗效。

根据现代药理研究,水蛭、丹参、益智仁、生晒参等药通过化瘀浊、益肝肾的作用,能带给脑组织更多的氧,改善脑循环,促进脑内DNA、RNA和蛋白质的生物合成,明显提高培养神经元的存活率,最终维持神经元的完整性,挽救半暗带细胞,加快神经功能的恢复,从而增进学习和记忆能力。本研究的结果表明,健脑合剂从治疗1个月起即可明显改善Barthel指数;治疗2个月后与对照组的Barthel指数均有提高,但两组比较,明显快速和相对安全的神经功能恢复,健脑合剂组要优于对照组($P<0.05$)。健脑合剂的疗效还表现在可以在疾病早期快速并且明显地减轻神经功能缺损程度,并且在一定程度上可以促进更多的晚期患者的神经功能得到恢复;能有效地提高脑电图α波的含量且具有认知激活作用,从而改善认知障碍、神经感觉系统的血管源性损害及前庭功能障碍,明显改善患者的日常生活能力。健脑合剂组和对照组各有两例患者出现不良反应,两组无统计学差异($P>0.05$),所有不良反应都可以无须治疗自行缓解。健脑合剂不影响血压、心率和肝、肾功能,说明健脑合剂是一种可以安全使用的药物。

因此,在目前对VD缺乏促进神经功能恢复药物的情况下,健脑合剂是一种较理想的药物选择。

[刘德桓,许真真,周文强,等.2001.健脑合剂对促进血管性痴呆神经功能恢复的评价.福建中医药,32(4):3-4.]

二、健脑合剂改善血管性痴呆患者学习记忆功能的研究

1999年11月～2001年2月运用健脑合剂(本院制剂)治疗血管性痴呆(VD)患者35例,并以舒脑宁、脑复康作对照,应用全球普遍的标准研究方法评价健脑合剂改善血管性痴呆患者学习记忆功能的疗效及其安全性。

(一)临床资料

1. 病例选择 纳入观察的对象为脑卒中后1～3个月,经Hachinski缺血积分评分,DAT调查表评分,进行痴呆的病因学诊断及各种鉴别诊断,并参照采用美国精神病学会《精神病诊断和统计手册》第4版(DSM-Ⅳ-R)和NINDS/AIREN(1993年)诊断标准,并参考ICD-10诊断标准(临床应用标准),长谷川痴呆量表(HDS)评分,确诊为VD的患者;失语的患者在入选前有所恢复,能够参与口头评估;患者卒中后如有意识障碍应少于24 h,CT扫描与诊断相符。并设对照组30例。

排除病例标准：① VD终末期患者；② 伴有严重神经缺损患者,如各种失语、失认等；③ 其他各种痴呆；④ 对本药过敏者；⑤ 合并有严重肝、肾、造血系统及内分泌系统等原发性疾病、精神病患者；⑥ 凡不符合纳入标准、未按规定用药,无法判断疗效或资料不全等影响疗效或安全性判断者。

2. 一般情况　治疗组35例中男性23例,女性12例；年龄62~75岁,平均年龄(62.81 ± 5.2)岁；左大脑中动脉供血者21例,右大脑中动脉供血者14例。对照组30例中男性20例,女性10例；年龄63~75岁,平均年龄(64.8 ± 6.2)岁；左大脑中动脉供血者17例,右大脑中动脉供血者13例。两组临床资料经齐同性检验,具有可比性($P > 0.05$)。

（二）治疗及观察方法

1. 治疗方法　采用分段分层随机对照的研究方法,入选者经过2周的清洗期后进入2个月的治疗期。治疗组口服健脑合剂（制水蛭、地鳖虫、地龙干、丹参、石菖蒲、远志、半夏、益智仁、生晒参、枸杞子等按比例配制成口服液）,每次服15 mL,每天3次。对照组口服舒脑宁（意大利宝利华大药厂,注册编号X970355）,每次2片,每天3次；脑复康（浙江康裕制药有限公司,浙卫药准字1996100808）每次0.8 g,每天3次。

2. 观察项目

（1）即刻记忆评价：采用Wechsler量表数字回忆测试,对患者念一系列数字,位数逐渐增加(3~7位),先以顺序再以倒序逐个重复,以患者能够重复的数字的最长位数为其即刻记忆得分。

（2）临床记忆全面评价：采用中科院心理所许淑莲编制的临床记忆量表对患者进行全面的记忆评价,包括指向记忆、联想学习、图形自由回忆、无意义图形再认、人像特点回忆5个亚测验,计算其记忆商(MQ),MQ < 90为异常。

（3）临床评价：采用由SCAG量表改良而来的15项行为和功能量表,进行包括记忆力在内的认知功能受损程度的临床评价。每种症状记为0~3分,0分为没有功能障碍,3分为严重功能障碍。

（4）生活能力评价：采用日常生活能力量表（ADL）,对患者的日常生活进行总体评价。

以上项目分别在0个月、1个月、2个月进行测试。

（5）安全性评估：每次随访,均记录不良事件,并取血做肝、肾功能检查。

3. 统计学处理　所有数据均以均数 ± 标准差($\bar{x} \pm s$)表示,采用SAS6.03统计软件包进行统计,组间参数比较作t检验。

（三）治疗结果

1. 两组治疗前后Wechsler得分变化比较　表1示,两组治疗后Wechsler得分均比治疗前有所增加,健脑合剂组顺序和倒序得分均明显高于对照组,两组间治疗后顺序和倒序积分比较差异均有显著性（$P<0.01$，$P>0.001$）；提示健脑合剂改善 VD 患者的即刻记忆效果是很显著的。见表1。

2. 两组治疗前后 MQ 积分变化比较　见表1。

表1　两组治疗前后 Wechsler 得分和 MQ 积分变化（$\bar{x}\pm s$）

	Wechsler 得分				MQ 积分	
	治 疗 组		对 照 组		治疗组	对照组
	顺 序	倒 序	顺 序	倒 序		
M_0	3.82 ± 0.12	3.25 ± 0.15	3.54 ± 0.15	3.46 ± 0.15	49.5 ± 12.2	49.3 ± 11.6
M_1	4.31 ± 0.14	4.22 ± 0.17	3.98 ± 0.12	3.46 ± 0.14	56.3 ± 11.5	50.2 ± 12.1
M_2	5.24 ± 0.18$^{*\triangle}$	6.32 ± 0.17$^{**\triangle}$	3.89 ± 0.2	3.77 ± 0.15	79.4 ± 12.3$^{**\triangle\triangle}$	58.7 ± 12.6

注：与对照组比较 $* P<0.01$，$** P<0.001$；与本组疗前（M_0）比较 $\triangle P<0.05$，$\triangle\triangle P<0.01$。

3. 临床评价结果　如表2所示，经治疗2个月的 VD 患者，健脑合剂组平均基线分比治疗前显著降低，差异非常显著（$P<0.01$）；对照组治疗前后没有明显变化（$P>0.05$）；组间治疗后积分比较差异有显著性（$P<0.001$）。

表2　治疗前后临床评价结果比较（$\bar{x}\pm s$）

	治 疗 组	对 照 组
M_0	2.42 ± 0.08	2.41 ± 0.07
M_1	2.09 ± 0.06	2.12 ± 0.06
M_2	1.45 ± 0.06$^{**\triangle\triangle}$	2.01 ± 0.09

注：与对照组比较 $** P<0.001$；与本组治疗前比较 $\triangle\triangle P<0.001$。

4. 健脑合剂对日常生活能力的影响　治疗组35例，显效8例，有效19例，无效8例，总有效率77.1%；对照组30例，显效5例，有效15例，无效10例，总有效率66.7%。表明两组对 VD 患者的日常生活能力均有一定的改善作用。两组总效率比较，统计学有显著性差异（$P<0.05$）。

5. 健脑合剂的安全性评估　治疗前后患者的血压、心率和肝、肾功能均无明显改变。有2例患者出现轻微、短暂的恶心、皮肤瘙痒、腹泻等不良反应，不需另行处理均可自行消失、缓解。

（四）讨论

VD 是因脑血管疾病而引起的大脑高级神经活动的智能障碍，前瞻性研究已经发现学习记忆障碍是 VD 的首发症状。现代医学研究表明，人的记忆过程要通过大脑内海马这一结构。海马是边缘系统的一部分，它包含大量神经细胞，总数达四千万。这些细胞将信息从感觉器官传送到记忆系统,并将之保存下来,如果海马和/或其传导通路受到损害,有可能导致永远不能产生新的记忆。当脑血管病发生后,由于大脑缺血和低氧血症都会造成一定程度的高级神经功能减退和脑组织局灶性功能损害,海马神经元数目进行性减少,最终可能导致大脑功能衰退,而出现不同程度的学习记忆功能下降。

中医认为,VD发生于中风之后,常因有肝肾阴精亏损,虚风内动,而致痰阻血瘀;且老年之人,五脏俱虚、代谢缓慢、生机不足,又可致瘀浊内生,脏腑生化之气血不能上荣于脑,"脑为元神之腑",脑海不充,心神失养而致本病。故标实本虚是本病的特点。

到目前为止,无论西药还是单味中药或单体成分对促进VD的神经功能恢复的疗效还没有得到充分证实。我们根据中医理论,选用化瘀浊、益肝肾的药物为主组成健脑合剂治疗VD,在改善患者的学习和记忆能力方面取得较好的临床疗效。研究结果表明,用健脑合剂治疗2个月后,VD患者的Wechsler得分和MQ积分均比治疗前明显增加,与对照组比较差异有显著性($P < 0.01$,$P < 0.001$);同时从临床评价的结果也显示了其疗效优于对照组,组间治疗后积分比较差异有显著性($P < 0.01$),提示健脑合剂在改善VD患者的即刻记忆和临床全面记忆方面的效果是很显著的,健脑合剂的疗效还表现在可以在疾病早期快速并且明显地减轻神经功能缺损程度,并且在一定程度上可以促进更多的晚期患者的神经功能得到恢复,使患者的日常生活能力得到明显改善。观察结果表明,健脑合剂组不影响血压、心率和肝、肾功能,没有明显的毒、不良反应,可以安全使用。

健脑合剂方中制水蛭、丹参、地龙干、地鳖虫活血化瘀,通利血脉,石菖蒲、远志、半夏息风化痰,醒脑开窍;益智仁、枸杞子补益肝肾,填精补髓;生晒参大补元气,宁神益智,诸药合用,共奏益气活血、化瘀涤痰、补益肝肾、健脑增智之功,体现了中医整体观念及辨证施治的优势,所以有较好的临床疗效。根据现代药理研究,水蛭、丹参、益智仁、生晒参等药通过化瘀浊、益肝肾的作用,能增加动脉血氧分压,带给脑组织更多的氧、改善脑循环,促进脑内DNA、RNA和蛋白质的生物合成,明显提高培养神经元的存活率,最终维持神经元的完整性,挽救半暗带细胞,加快神经功能的恢复,从而增进学习和记忆能力。

[刘德桓,许真真,周文强,等.2002.健脑合剂改善血管性痴呆患者学习记忆功能的研究.中国中医药科技.9(2):96-97.]

三、健脑合剂治疗老年血管性痴呆的临床研究

我国由脑血管病引起的痴呆(VD)患病率高达68.57%,严重威胁着中老人的健康和生活质量,是造成生活能力丧失的最主要原因。作为脑血管病所致功能损伤的一种表现,VD所表现的智能减退与老年性痴呆一样呈进行性加重。尽管目前

对于 VD 的发病机制还未完全清楚,但任何能增加脑组织供氧的方法均可保护大脑免受缺血性卒中造成的损害,从而改善 VD 患者的智能,提高生活质量,中药治疗有其独特的优势。我们于 1999 年 11 月~2001 年 12 月运用健脑合剂治疗 VD 患者 38 例,取得较好疗效,现报道如下。

（一）临床资料

1. 诊断标准　① 年龄>45 岁,经颅脑 CT 或 MRI 报告证实有明显的脑血管疾病与当前障碍有病因学联系。② 临床有痴呆综合征。采用美国神经病学会《精神病的诊断和统计手册(第 4 版)》(DSM-Ⅳ-R)诊断标准和 NINDS/AIREN(1993 年)诊断标准,并参考 ICD-10 诊断标准(临床应用标准)。③ 智力障碍程度采用修改的长谷川痴呆量表(HDS)测查。④ VD 和阿尔茨海默病(AD)的鉴别诊断用修改的 Hachinski 缺血量表。⑤ 痴呆中医诊断标准:根据原卫生部《中药新药临床研究指导原则》中的"中药新药治疗痴呆的临床研究指导原则"进行诊断。⑥ 痴呆发生在脑血管病发生的 3 个月内,失语的患者应在入选前有所恢复,能够参与口头评估;患者卒中后如有意识障碍应少于24 h。

2. 排除病例标准　① VD 终末期患者;② 其他各种痴呆;③ 合并有肝、肾、内分泌系统等严重原发性疾病及精神病患者;④ 凡不符合纳入标准、未按规定用药、无法判断疗效等影响疗效或安全性判断者。

3. 病例选择及分组　将 68 例老年 VD 患者随机分为治疗组 38 例与对照组 30 例。治疗组男 23 例,女 15 例;年龄 61~76 岁,平均年龄(62.88±5.5)岁;HDS 平均积分为(18.23±5.25)分;平均受教育时间为(8.76±3.34)年;轻度痴呆 16 例,中度痴呆 15 例,重度痴呆 7 例。对照组男 20 例,女 10 例;年龄 63~75 岁,平均年龄(64.8±6.2)岁;HDS 平均积分为(18.32±5.32)分,平均受教育时间为(8.55±3.28)年;轻度痴呆 13 例,中度痴呆 12 例,重度痴呆 5 例。两组临床资料经齐同性检验,具有可比性(P>0.05)。

（二）治疗及观察方法

1. 用药方法　采用分段分层随机对照的研究方法,入选者经过 2 周的清洗期后进入治疗期。治疗组患者口服健脑合剂,由水蛭、地鳖虫、地龙干、丹参、石菖蒲、远志、半夏、益智仁、生晒参、枸杞等按比例配制成口服液(本院制剂)。每次15 mL,每日 3 次。对照组口服舒脑宁(意大利宝利化大药厂,中华人民共和国进口药品注册,编号 970355),每次 2 片,每日 3 次,脑复康[浙江康裕制药有限公司,浙卫药准字(1990100808)],每次 0.8 g,每日 3 次。疗程均为 2 个月。

2. 观测指标

（1）认知功能受损程度:采用长谷川痴呆量表(HDS)和简易智力状态检查量表(MMSE),进行认知功能受损程度的临床评价。

（2）神经缺损程度：采用神经功能缺损量表（NFDS）：0～45分，用以评估患者的神经功能缺损程度。分数越低，效果越好。

（3）临床记忆评价：采用Wechsler量表数字回忆测试，对患者念一系列数字，位数逐渐增加（3～7位），先以顺序再以倒序逐个重复，以患者能够重复数字的最长位数为其即刻记忆得分，进行即刻记忆评价。采用中科院心理所许淑莲编制的临床记忆量表对患者进行全面的记忆评价，包括指向记忆、联想学习、图形自由回忆、无意义图形再认、人像特点回忆5个亚测验，计算其记忆商（MQ），MQ＜90为异常。

（4）临床症状评价：根据患者的主要临床症状评分：健忘、反应迟钝、表情呆板、语言不利等。主动说出记4分，被动问出症状较重记3分，中度记2分，轻度记1分，无症状记0分。

（5）生活能力评价：采用日常生活能力量表（ADL）和Barthel指数，用以评估患者参与日常活动的能力。

（6）脑电地形图检测：采用美国BB公司LQWY-N2A脑电地形图分析系统，按谭郁玲诊断标准观察治疗前后波形的变化。

（7）脑血流检测：采用美国3F公司TDS-9900型彩色经颅多普勒超声诊断仪。取样深度和正常值参考第2届全国颅脑超声会议标准。

（8）安全性评估：每次随访均记录不良事件，并取血做肝、肾功能检查。以上项目分别在0个月、1个月、2个月进行测试。

3. 统计学处理　计数资料治疗前后比较应用Wilcoxon Matched-pairs signed-ranks Test检验，疗效等级资料应用Ridit分析。

（三）治疗结果

1. 疗效判定标准与治疗结果　依据《中药新药临床研究指导原则》。治疗组基本控制1例，显效8例，有效11例，无效18例，总有效率52.63%。对照组显效4例，有效9例，无效17例，总有效率43.33%。两组比较有显著性差异（$P<0.05$），提示健脑合剂改善VD的临床症状作用优于对照组。健脑合剂治疗轻、中、重度的痴呆均有效，尤其对轻、中度痴呆的疗效更为突出。

2. 健脑合剂对HDS及MMSE积分的影响　治疗组HDS及MMSE积分分别由治疗前的17.89±5.47和19.12±2.86提高到24.02±5.94和22.62±4.42。与治疗前比较，差异有显著性（$P<0.01$）。对照组HDS和MMSE的积分分别由治疗前的18.12±5.87和18.98±3.28提高到治疗后的19.79±6.03和18.88±4.67，与治疗前比较，无显著性差异（$P>0.05$）。两组治疗前后的HDS和MMSE积分比较，均有显著性差异（$P<0.05$），表明健脑合剂能较好地改善VD的智力功能，治疗组基本控制1例，显效8例，有效11例，无效18例，总有效率52.63%。对照组显效4例，有效9例，无效17例，总有效率43.33%。两组比较有显著性差异（$P<0.05$），提示健

脑合剂改善 VD 的临床症状作用优于对照组。

健脑合剂治疗轻、中、重度的痴呆均有效,尤其对轻、中度痴呆的疗效更为突出。

3. 健脑合剂对 NFDS 的影响　见表1。

表1　两组治疗前后 NFDS 的改变情况 ($\bar{x} \pm s$)

组　别	n	治 疗 前	治疗1个月	治疗2个月
治疗组	38	10.2 ± 4.9	$14.0 \pm 3.3^{1)}$	$16.1 \pm 3.7^{2)}$
对照组	30	10.8 ± 5.9	12.7 ± 3.7	14.9 ± 4.1

注:与对照组比较,1) $P < 0.05$,2) $P < 0.01$。

健脑合剂对 ADL 和 Barthel 指数的影响:治疗组与对照组治疗后 ADL 的积分分别由 52.59 ± 16.78 和 53.78 ± 15.98 下降至 45.22 ± 13.56 和 50.45 ± 15.25,组间比较,治疗组优于对照组。

4. 健脑合剂对 ADL 和 Barthel 指数的影响　治疗组与对照组治疗后 ADL 的积分分别由 52.59 ± 16.78 和 53.78 ± 15.98 下降至 45.22 ± 13.56 和 50.45 ± 15.25,组间比较,治疗组优于对照组($P < 0.01$)。治疗后治疗组 Barthel 指数从73.5分升至88.6分(1个月)、96.2分(2个月),对照组从71.0分升至82.3分。组间比较,治疗组的改善程度显著优于对照组($P < 0.05$)。

5. 健脑合剂对 Wechsler 和 MQ 的影响　见表2。

表2　两组治疗前后 Wechsler 和 MQ 积分变化($\bar{x} \pm s$)

时间	Wechsler 得分				MQ 积分	
	治 疗 组		对 照 组		治疗组	对照组
	顺 序	倒 序	顺 序	倒 序		
治疗前	3.82 ± 0.12	3.25 ± 0.15	3.54 ± 0.16	3.46 ± 0.15	49.5 ± 12.2	49.3 ± 11.6
第1个月	4.31 ± 0.14	4.22 ± 0.17	3.98 ± 0.12	3.46 ± 0.14	56.3 ± 11.5	50.2 ± 12.1
第2个月	$5.24 \pm 0.18^{1)}$	$6.32 \pm 0.17^{2)}$	3.89 ± 0.2	3.77 ± 0.15	$79.4 \pm 12.3^{2)}$	58.7 ± 12.6

注:与对照组比较,1) $P < 0.01$,2) $P < 0.001$。

表2说明健脑合剂在改善 VD 患者的即刻记忆和临床全面记忆方面效果是很显著的。

6. 健脑合剂对脑血流的影响　见表3。

表3　健脑合剂对脑血流的影响($\bar{x} \pm s$)(cm/s)

组别		VS	Vm	Vd	RI	PI	S/D
治疗组	治疗前	75.68 ± 14.25	48.65 ± 10.22	35.86 ± 7.27	0.54 ± 0.05	0.84 ± 0.19	2.17 ± 0.30
	治疗后	64.82 ± 9.88[1)3)]	40.66 ± 10.29[1)3)]	27.67 ± 8.9[1)]	0.52 ± 0.07[2)]	0.82 ± 0.15[2)]	2.28 ± 0.36[1)4)]
对照组	治疗前	74.67 ± 13.76	49.24 ± 11.21	35.74 ± 9.04	0.53 ± 0.08	0.87 ± 0.19	2.23 ± 0.29
	治疗后	72.92 ± 11.56[1)]	48.45 ± 9.87[1)]	32.68 ± 7.23[1)]	0.53 ± 0.07	0.84 ± 0.16	2.18 ± 0.43

注：与本组治疗前比较，[1)] $P < 0.01$，[2)] $P > 0.05$；与对照组比较，[3)] $P < 0.01$，[4)] $P < 0.05$。

　　表3说明健脑合剂对VD患者脑动脉异常降低的血流速度有明显的改善作用。

　　7. 健脑合剂对脑电地形图疗效　健脑合剂治疗组和对照组对脑电地形图疗效总有效率分别为51.88%和17.65%，差异有显著性（$P < 0.01$）。

　　8. 安全性评估　治疗前后两组患者的血压、心率和肝、肾功能均无明显改变。治疗组有两例出现恶心、皮肤瘙痒、腹泻等不良反应；对照组也有两例出现不良反应。两组无显著性差异（$P > 0.05$）。有不良反应均轻微而短暂，不需另行处理均可自行缓解或消失。

　　该药经福建省中医药研究院药理室作急性毒性试验结论：健脑合剂以106.8 g/kg剂量给予小鼠未见明显毒性反应。

（四）讨论

　　中医认为，VD发生于中风之后，常先有肝肾阴精亏损，虚风内动，而致痰阻血瘀；且老年之人，五脏俱虚，代谢缓慢，生机不足，又可致瘀浊内生，脏腑生化之气血不能上荣于脑，"脑为元神之府"，脑海不充，心神失养，即可出现学习记忆功能障碍、生活质量下降等神经功能损害的病证。所以，本病以本虚标实、实多虚少为特征。标实多为痰阻血瘀，本虚为肝肾亏虚，气血不足。若病久者则转为虚多实少。根据VD的中医发病机制，我们以化瘀浊、益肝肾立法，组成健脑合剂，对68例VD进行前瞻性随机对照的临床研究，结果分述如下。

　　（1）健脑合剂改善痴呆临床症状的总有效率为52.63%，优于对照组的43.33%（$P < 0.05$）；对轻、中、重度的痴呆均有效，尤其对轻、中度的疗效更为突出，提示早期诊断、早期治疗，对提高临床疗效是很关键的。

　　（2）健脑合剂可以在疾病早期快速并且明显地减轻神经功能缺损程度，并且在一定程度上可以促进更多的晚期患者的神经功能得到恢复，改善学习和临床全面记忆能力，使其日常生活能力得到明显改善。表现为治疗2个月后，健脑合剂组与对照组HDS、MMSE和NFDS的积分比较，有显著性差异（$P < 0.05$）；Wechsler得分和MQ积分均比治疗前明显增加，与对照组比较，差异有显著性（$P < 0.01$，$P < 0.001$）。治疗后两组的ADL的积分均有下降，但健脑合剂组明显优于对照组

（$P<0.01$）。健脑合剂从治疗1个月起即可明显改善Barthel指数，治疗2个月后与对照组的Barthel指数均有提高，但两组比较，明显快速和相对安全的神经功能恢复，健脑合剂要优于对照组（$P<0.05$）。

（3）脑血管血液动力学异常是VD形成和发展的重要因素之一，改善脑血管血液动力学在临床研究中愈来愈受到重视。本研究发现，VD早期患者的经颅多普勒超声诊断检测指标均有异常，可能与病情相对较重及检测时间早有关，治疗组病例经过健脑合剂治疗后，多数指标较治疗前明显改善，尤其是脑平均血流速度和血流速度异常降低的左侧VA和BA的血流有显著的增高作用，与对照组比较有显著性差异。说明健脑合剂在加快脑循环流速，改善脑血管壁弹性及降低血液黏度方面有重要作用。

（4）VD患者脑电地形图的异常检出率为92.64%，反映了VD患者脑部学习记忆区的功能紊乱。健脑合剂组治疗后脑电地形图改善总有效率为51.88%，与对照组的17.65%比较，差异非常显著（$P<0.01$）。提示健脑合剂对VD患者脑部中枢神经细胞的功能活动状态有明显的改善作用，同时亦提示脑电地形图可作为VD的诊断与疗效判定标准之一。

健脑合剂之所以能明显改善临床症状，减轻神经功能缺损程度，促进学习记忆能力的恢复，提高日常生活能力，改善脑循环流速，是因为该药具有益气活血、化瘀涤痰、补益肝肾、健脑增智的功效，体现了中医整体观念及辨证施治的优势。方中的水蛭、丹参、地龙干、地鳖虫活血化瘀，通利血脉；石菖蒲、远志、半夏息风化痰，醒脑开窍；益智仁、枸杞子补益肝肾，填精补髓；生晒参大补元气，宁神益智。根据现代药理研究，水蛭、丹参、益智仁、生晒参有化瘀浊，益肝肾的作用，能增加动脉血氧分压，带给脑组织更多的氧，改善脑循环流速，促进脑内DNA、RNA和蛋白质的生物合成，明显提高神经元的存活率，维持神经元的完整性，挽救半暗带细胞，加快神经功能的恢复，从而增进学习和记忆能力。健脑合剂组、对照组各有2例患者出现不良反应，但没有统计学差异（$P>0.05$），所有不良反应都可以在不需治疗的情况下自行缓解。健脑合剂不影响血压、心率和肝、肾功能，说明健脑合剂是一种可以安全使用的有效中药制剂。

［刘德桓，周文强，许真真，等.2002.健脑合剂治疗老年血管性痴呆的临床研究.福建中医学院学报，12（2）：4-7.］

医案篇

第一节 冠心病4例

案例1：留某,男,77岁,2012年4月4日初诊。

病史：患高血压病23年,2型糖尿病8年,5年前又确诊患有冠心病,长期服用曲美他嗪、阿托伐他汀钙片、单硝酸异山梨酯、洛丁新、美托洛尔、拜阿司匹林、拜糖平、二甲双胍缓释片等药。1个月前因胸闷、胸痛加剧,就诊于某三甲医院,冠状动脉造影提示:冠状动脉三支病变,呈弥漫性狭窄。已无冠状动脉介入治疗或冠状动脉搭桥术的指征。西医给予保守治疗,病情相对稳定后,转来泉州市中医院治疗。

刻诊：胸前区隐隐作痛反复发作,稍为劳累则加重;伴有精神倦怠,面色苍白,头晕,心悸,胸中憋闷、喜太息、气短,时自汗出,舌质暗红,苔白、舌中剥苔,脉沉细数。

西医诊断：冠心病心绞痛,高血压病,2型糖尿病。

中医诊断：胸痹,心痛。

中医辨证：气阴两虚,痰瘀内阻,脉络不通,心神不宁。

治则：益气养阴,化痰祛瘀,通利脉络,宁心安神。

处方：党参30 g,黄芪30 g,麦冬12 g,五味子10 g,浙贝母12 g,远志6 g,丹参15 g,川芎10 g,三七粉3 g(冲服),葛根20 g,薤白15 g,酸枣仁15 g。7剂,水煎取汁300 mL,每日2次,早晚分服。

二诊：2012年4月12日,服药后,胸痛、心悸、气短、汗出等症缓解,精神转佳;仍感胸闷,舌质稍暗红,苔薄黄,脉弦细。4月4日方去麦冬,加枳壳12 g,瓜蒌15 g。10剂,水煎取汁300 mL,每日2次,早晚分服。

三诊：2012年4月23日,所有的症状基本消失,唯有动则仍感气急、气短,天气变化时仍感胸闷。4月12日方去枳壳,加仙鹤草30 g。20剂,水煎取汁300 mL,每日2次,早晚分服。

四诊：2012年5月14日,胸闷、气急、气短明显减轻。嘱继续服药3个月,病情未反复。

案例2：陈某,女,65岁,2015年7月7日初诊。

病史：因持续剧烈胸痛3小时为主诉于2015年7月2日就诊于省属某医院,诊断为:① 冠心病,急性前壁、下壁、后壁心肌梗死,心功能3级;② 2型糖尿病;

③ 高血压病2级(很高危)。入院后该院先给予溶栓等治疗后,病情逐步稳定。2周后行冠状动脉造影提示:C型病变,三支病变累及右冠状动脉(78%)、左冠状动脉回旋支(92%)及左冠状动脉前降支(56%)。随即于右侧冠状动脉起始部至中段共置入支架2个(Driver支架1个,Firebird支架1个),左冠状动脉回旋支近段共置入支架3个(Driver支架1个,Firebird支架2个);术后即给予肠溶阿司匹林片:100 mg,每日1次;氯吡格雷片75 mg,每日1次。为防止冠脉支架置入后再狭窄,应患者及其家属要求,特邀中医会诊。

刻诊: 患者胸痛已止、仍时感胸闷、神情倦怠、头晕、夜寐欠佳,舌暗红,苔黄腻,脉弦细。

西医诊断: 冠心病,心肌梗死支架植入术后,高血压2级,2型糖尿病。

中医诊断: 胸痹。

中医辨证: 心气亏虚,痰瘀互结,心神不安。

治则: 补益心气,活血化瘀,涤痰宁心。

处方: 化痰通脉汤合养心汤加减。黄芪30 g,党参30 g,薤白15 g,法半夏12 g,陈皮10 g,茯神15 g,胆南星12 g,远志6 g,桂枝6 g,黄芩10 g,三七粉3 g(另冲),丹参15 g,水蛭3 g。每日1剂,水煎取汁300 mL,分3次温服。7月7日方加减连服2个月后,改为全成分颗粒剂,每日1剂,早晚分服。坚持服用6个月,病情稳定,心绞痛未再发生。

二诊: 2016年2月14日,复查结论:各支架内血液通畅,未见血栓形成。

案例3: 刘某,男,64岁,2012年10月12日初诊。

病史: 患者自2009年2月开始出现阵发性胸前区痛,每次疼痛时间5分钟左右,多在劳累之中、饱餐之后或情绪不佳的情况下发作。胸痛发作时,舌下含服消心痛(硝酸异山梨酯缓释片)可缓解。2012年2月于厦门中山医院心脏中心做心脏造影检查示"左前降支及右旋降支分别堵塞42%和56%,予以单硝酸异山梨酯40 mg,每日2次;消心痛10 mg,晚上1次;拜阿司匹林0.1 g,每日1次;立普妥(阿托伐他汀)20 mg,每日1次;复方丹参滴丸,每日3次,每次10丸;但症状仍反复发作。近段发作频繁,2012年10月12日就诊于泉州市中医院。

刻诊: 心前区压榨样疼痛,痛引左肩背,痛剧时伴有额头冷汗出,心悸气短,四肢不温、夜寐不宁。舌质紫暗,脉沉涩。心电图提示:ST段下移,T波倒置,完全性右束支传导阻滞。心脏彩超提示:室间隔增厚、左室舒张功能减退。

西医诊断: 冠心病不稳定型心绞痛。

中医诊断: 胸痹、心痛。

中医辨证: 气虚血瘀,胸阳不振。

治则: 益气化瘀,宽胸通阳。

处方：养心汤加减。黄芪30 g，党参30 g，仙鹤草30 g，茯苓15 g，川芎10 g，桃仁10 g，红花6 g，炙甘草10 g，薤白15 g，柏子仁15 g，丹参15 g，桂枝10 g。水煎服，每日1剂，5剂。

二诊：2012年10月19日，药后心前区疼痛次数减少，疼痛程度减轻，舌质紫暗，脉沉涩。10月12日方去薤白，加远志6 g，续服10剂。停用消心痛和复方丹参滴丸。

三诊：2012年11月2日，心前区疼痛未再发作，唯感心悸少寐，神疲气短，舌质暗红，脉细弱，此乃胸阳渐展、瘀血渐通，但出现气阴两虚之症。10月19日方去桃仁，加麦冬12 g。再服10剂后，唯劳累后感心悸，余症均罢。嘱服参七贝母散善后（西洋参、三七、川贝母按2：1：0.5备置），每日3 g。随访至今，心前区疼痛未再发生。

按语：以上3例不稳定型心绞痛患者，隶属于中医"胸痹""心痛"范畴。此病因虚致瘀所致；《灵枢·五邪》中提到"邪在心，则病心痛"，此案符合中医"不通则痛""不荣则痛"原理。该病的病机中包括了虚、实两类病理因素，以虚为本，虚者有气虚、阳虚、阴虚等，其中尤以气虚最为突出；以实者为标，实者有血瘀、痰浊、寒凝、气滞等，其中又以血瘀为主。曾对92例自发性心绞痛和303例劳累性心绞痛的中医证型进行辨证规律的研究，在395例患者中辨证为气虚证者246例，占62.3%；血瘀证者272例，占68.9%。说明气虚血瘀仍占主导地位，气虚血瘀证是冠心病心绞痛的常见证型。因此，防治冠心病不稳定型心绞痛应遵循扶正固本、疏通瘀寒、益气活血的治疗法则。遵循此原则，方拟养心汤加减及参七粉，全方益气养阴、活血通脉、化瘀止痛，从而对气虚血瘀型不稳定型心绞痛有显著疗效。据文献报道证明，川芎、黄芪、西洋参、三七能兴奋心脏和扩张冠状动脉（冠脉），增加冠脉血流量，减慢心率，减少心肌耗氧量，降低血小板聚集和血黏度，并能降低血胆固醇，减轻动脉粥样硬化。且该药取材制作方便，因此适于冠心病患者长期服用。

本案提示，在常规西药治疗基础上配合中药能有效改善不稳定型心绞痛临床症状，减少心绞痛发作频率、缩短持续时间，显著改善心电图缺血表现，对治疗不稳定型心绞痛有一定疗效。

案例4：林某，男，56岁，2011年7月8日初诊。

病史：因胸闷背痛，心悸气短、头晕失眠反复发作1年多而就诊。患者于1年前因家事刺激而出现胸闷背痛，心悸气短等症，每日发作1～2次，每次持续2～3 min，多在饱餐之后、激动之时、劳累之中或突受惊恐情况下发作，就诊于福建医科大学第二附属医院，经心电图、心脏彩超、心脏造影等检查，诊断为"冠心病心绞痛"，经治疗后好转。出院后心绞痛仍时常发作，舌下含服硝酸甘油片可使疼痛减轻。1周来因过分劳累，故上症复发而来院求治。

刻诊：胸部闷痛,痛引左肩,伴见心悸气短,冷汗出,夜寐不宁,舌质紫暗,苔薄黄,脉沉弦细。查体:心界不大,心率78次/min、心音弱、律不整、偶可闻及早搏,血压(BP)126/82 mmHg。心电图:左前分支传导阻滞,$V_1 \sim V_5$ 导联T波倒置,偶可闻及早搏。心脏彩超:室壁节段运动障碍。

西医诊断：冠心病心绞痛。

中医诊断：胸痹,心痛。

中医辨证：胸阳不振,气滞血瘀,心脉瘀阻。

治则：宽胸通阳,理气化瘀。

处方：柴胡10 g,当归6 g,赤芍15 g,桃仁10 g,红花10 g,延胡索15 g,瓜蒌15 g,薤白15 g,枳壳12 g,仙鹤草15 g。

二诊：2011年7月14日,7月8日方服6剂,心前区痛大减,余证同前,仍用上方继服。

三诊：2011年7月27日,7月14日方又服12剂后,胸痛悉除,唯感神疲气短,心悸心烦,舌质红,苔薄黄,脉细弱。此乃气阴两虚,神不守舍所致。拟以益气养阴,宁心安神法,药用党参15 g,黄芪30 g,仙鹤草30,麦冬12 g,五味子10 g,生地15 g,丹参15 g,酸枣仁15 g,炙甘草10 g,赤芍15 g。

四诊：2011年8月29日,以7月27日方加减治疗月余,胸痛未再发作,其他诸症,亦渐消失。复查心电图示ST段、T波均已恢复正常图像。随访3年,病情稳定。

按语：本例胸痹心痛,系心气不足,胸阳不振,痰浊内生,气滞血瘀,心脉瘀阻所致。治疗上遵急者治其标,缓者治其本的原则,先采用宽胸通阳,理气化瘀之法治疗,待标证清除之后继用益气养阴之法治本。方中瓜蒌开胸散结,利气化痰,薤白温中通阳,下气止痛,枳壳理气宽胸,赤芍、桃仁、红花、延胡索活血行气止痛,党参、黄芪、仙鹤草补益心气,麦冬、五味子养阴,配当归补气生血,炙甘草补养心气,酸枣仁养心安神,丹参养血活血,川芎通达气血。

第二节　心律失常9例

案例1：黄某,女,61岁,2015年5月7日初诊。

病史：心悸反复发作7年,加重1周。患者7年前因受惊吓后出现心悸、心慌等症状,多次住院治疗,诊断为"冠心病,心律失常—频发室早"。求治于多家医院,治疗期间,症状改善,但之后症状反复发作,自服"救心丹、稳心颗粒"等药物,症状可缓解。1周前因劳累,心悸再次加重,遂来就诊。

刻诊：心悸,心慌,心烦,胸闷、善太息,神疲乏力,手足欠温,口干寐差。舌淡暗,边有齿痕,苔薄白,脉沉结代。血压118/74 mmHg。心电图:Ⅱ、Ⅲ、avF、V_2、

V_3、V_5导联ST段压低,频发室早;24小时动态心电图示:ST-T段缺血性改变,室性早搏总数28 730次/24小时,有92阵室性二联律和1 810阵室性三联律。

西医诊断:冠心病,心律失常—频发室早。

中医诊断:心悸。

治则:益气温阳,安神止悸。

处方:党参30 g,黄芪30 g,桂枝12 g,白术12 g,仙鹤草20 g,丹参15 g,熟附子10 g(先煎),龙齿20 g,炙甘草15 g,苦参30 g,降香6 g,黄柏6 g。水煎服,每日1剂,早晚分服。5剂。

二诊:2015年5月12日,服药5剂后,患者心悸明显减轻,手足转温、精神明显好转,仍有胸闷、喜太息、心烦等症,舌淡暗红,舌边有齿痕,苔薄白。血压122/78 mmHg。24小时动态心电图示:室性早搏总数9 730次/24小时,有88阵室性二联律和723阵室性三联律。在5月7日方基础上加巴戟天15 g,鹿角霜15 g以温补肾阳,通行气血,继服10剂。

三诊:2015年5月24日,患者已无自觉症状,复查心电图:未见明显异常。5月12日方改为颗粒剂续服,以巩固疗效。3个月后回访,诸症未再复发。

按语:本例患者心悸的发生乃因肾阳不足,无以温养心阳,心脉失养,鼓动无力,血流不畅,以致心无所依,神无所归,而发生心悸。因此治疗上应用附子、巴戟天、鹿角霜以温补肾之阳气,肾阳充则五脏之阳得生;党参、黄芪、白术补益中气以固本;丹参、降香理气活血而止痛;黄柏苦寒而降,引阳归阴。全方阴阳合治,寒热共调,化瘀行气,使阴阳调和而心悸自止。

案例2:姚某,女,79岁,2014年5月9日初诊。

病史:患者反复出现心悸、心慌、胸中烦闷、神疲乏力等症状已4年余,曾就诊于省内外多家医院,诊断为"冠心病,心律失常—房性早搏",给予单硝酸异山梨酯片、美托洛尔、拜阿司匹林等药治疗,症状缓解。1个月前因搬新房劳累再次出现心悸、心慌症状,遂来就诊。

刻诊:心悸,心慌,心烦,胸闷,时有胸痛,气短,口干口苦,手足心热,夜寐欠佳,舌暗红瘀,苔薄白,脉沉弦细数。24小时动态心电图示:ST-T段缺血性改变,房性早搏总数16 448次/24小时。

西医诊断:冠心病,频发房性早搏。

中医诊断:心悸。

中医辨证:阴虚肝郁,虚火扰心,心失濡养。

治则:育阴疏肝,宁心安神。

处方:生地30 g,熟地黄20 g,山茱萸15 g,枸杞子15 g,生白芍30 g,茯苓20 g,柴胡12 g,青皮10 g,丹参30 g,砂仁6 g,桂枝3 g,苦参30 g,炙甘草10 g。水煎至

300 mL,每日2次,早晚分服。

二诊:2014年5月16日,服5月9日方7剂后,患者心悸、心慌、胸中烦闷等症状明显好转,仍感神疲乏力。在5月9日方去青皮、枸杞子,加仙鹤草20 g,川芎12 g,以益气活血。10剂,水600 mL煎至300 mL,每日2次,早晚分服。

三诊:2014年5月26日,5月16日方继服。患者诸症消失,心律整齐。后改为颗粒剂,再服20剂以巩固疗效。随访至今未发。

按语:患者年老久病,肾阴心气耗伤在先,加之劳累太过使肾阴更虚,肾水不能上济于心,虚火扰心,心失濡养而致心悸、心慌。肝肾同源,肾阴不足则水不涵木,肝失条达,气机不畅,气滞血瘀则见胸闷、胸痛;虚火上扰,则见口干口苦,心烦失眠,手足心热。治疗上应育阴疏肝,理气活血,宁心安神。方用生地、熟地、山茱萸、枸杞子、白芍滋补肝肾之阴,育阴以涵阳;青皮、柴胡疏肝解郁,疏肝而不伤正;茯苓交通心肾,桂枝温通心阳;丹参、砂仁、理气通络。诸药合用,使肝肾之阴得养,肝气得疏,瘀血得去,心神得养,心悸自止。

案例3:张某,女,69岁,2013年3月31日初诊。

病史:心悸、心慌、胸闷反复发作4年余,加重3个月。患者4年前无明显诱因出现心悸、心慌、胸闷等症状,休息后可缓解。曾就诊于多家医院,诊断为"冠心病,心律失常—窦性心动过速",经治疗后症状可缓解,但劳累或心情不佳时仍反复发作。3个月前再次因劳累出现上述症状,遂来就诊。

刻诊:心悸、心慌、胸中憋闷、呼吸不畅、喜太息,伴倦怠乏力、气短气急、口干口苦、心中烦热,睡眠不佳,下肢水肿,大便干结。舌淡红,舌底瘀暗,苔薄黄,脉弦细数。心电图示:心率113次/分,V_5、V_6导联ST段呈缺血型压低。

西医诊断:冠心病,心律失常—窦性心动过速,心功能代偿期。

中医诊断:心悸。

中医辨证:气阴两虚,心血瘀阻。

处方:生脉养心汤加减。黄芪30 g,党参15 g,麦冬10 g,五味子6 g,炙甘草10 g,桂枝3 g,泽兰12 g,三七粉3 g(另冲),龙齿20 g(先煎),茯苓20 g,丹参15 g,酸枣仁15 g,降香6 g。水500 mL取汁300 mL,每日2次,早晚分服。6剂,水600 mL煎至300 mL,每日2次,早晚分服。

二诊:2013年4月7日,患者症状明显好转,在3月31日方基础上加川芎10 g,以通利气血,升降有度,继服7剂。患者诸症消失,心率在85次/分左右。随访至今未发。

按语:本病发生多因正气不足,复因劳累过甚伤及心脏之气阴,心失濡养而致心悸。治疗上应益气养阴、化瘀通络、安神止悸。方用生脉养心汤加减。方中以黄芪、党参益气为主,二药同用有较强的补中益气作用。黄芪味甘,微温,有健脾补中,益卫固表之功,对于治疗心病中主要病机为心阳心气不足,及由其不足导致的血瘀、水肿有显著作用。党参为补气健脾之要药,能补气健脾,养血生津,且功效迅速;麦冬、五味子与党参为生脉饮组方,合酸枣仁养心、安神、敛汗,补心气而养阴;桂枝、甘草助心阳,温经脉,使阴阳相济。泽兰、丹参、川芎均可行气化瘀,且泽兰能活血,行水消肿,善于利血中之水;丹参合三七粉还有补血之功,可养血化瘀;降香可通利气血。诸药合用,在益气养阴基础上,理气化瘀通络,调和气血,使心神充养,心悸得止。

案例4: 张某,女,76岁,2015年6月24日初诊。

病史: 心悸、心慌、胸闷反复发作6年,加重10天。患者于6年前突然出现心悸、胸闷、心前区偶有阵发性疼痛等症状,福建医科大学附属医院诊断为"冠心病心绞痛伴快速型心房纤颤",经住院治疗后症状缓解。后每因劳累或情绪波动而反复发作,曾多次住院治疗。10天前因劳累后上症加重,遂来就诊。

刻诊: 心悸、心慌、胸闷气短,形寒肢冷、倦怠乏力,口干不欲饮,食欲尚可,舌质瘀暗,苔薄白,脉弦结。血压:138/68 mmHg。

西医诊断: 冠心病,心律失常——心房纤颤。

中医诊断: 心悸。

中医辨证: 心肾阳虚,心脉不通。

治则: 温通心阳,化瘀通络,安神止悸。

处方: 温阳通脉汤加减。熟附子12 g(先煎),炙甘草10 g,干姜6 g,龙齿15 g,黄芪24 g,桂枝12 g,丹参15 g,川芎10 g,檀香6 g,鹿角霜10 g。7剂,水煎服,每日1剂,分2次温服。

二诊: 2015年7月1日,服6月24日方后,患者症状明显好转,心悸、胸闷、气短、乏力均明显好转,仍感形寒肢冷,6月24日方熟附子量加至15 g。

三诊: 2015年7月22日,7月1日方再服20剂后,患者心悸、胸闷消失,心室率控制在72~80次/分。以7月1日方加减再治疗月余,诸症消失,回访至今,未见复发。

案例5: 吴某,女,71岁,2016年8月21日初诊。

病史: 心悸、胸闷反复发作1年,复发且加重15天。患者于1年前无明显诱因出现心悸、心慌、胸闷、气促等症状,某三甲医院诊断为"冠心病,心律失常——快速型心房纤颤",曾多次住院治疗,症状缓解后出院。但每因情绪波动或劳累便反复发作。半个月前因劳累后上症又发,而且较前加重,急诊住院,该院准备予以"射频消融术"治疗,但患者拒绝。特求中医就诊。

刻诊: 心悸、心慌、心惊不安、胸中憋闷、气短、气促、倦怠乏力、肢端欠温、二便自调,舌暗淡红,苔薄白,脉细结。血压:132/64 mmHg,心率112次/分,房颤心律。

西医诊断:冠心病,心律失常——心房纤颤。

中医诊断:心悸。

中医辨证:心阳不足,痰瘀内阻。

治则:温通心阳,涤痰化瘀,安神止悸。

处方:党参60 g,桂枝10 g,干姜6 g,炮附子10(先煎),三七粉36,炙甘草15 g,丹参20 g,苦参30 g,远志6 g,南星10 g,龙齿15 g,降香6 g。水500 mL取汁300 mL,每日2次,早晚分服。

二诊:2016年8月29日,服上药7剂后,患者症状明显好转,心悸、胸闷、气短、乏力均明显好转,口干消失,纳眠可,二便调。上方加减,继服1个月后患者心悸、胸闷消失,心室率控制在60~80次/分。以上方加减治疗月余,诸症消失。随访至今,未见复发。

按语:心房颤动是脑卒中和心脏病致残、致死的重要危险因素。其发生多因体质虚弱、饮食劳倦、七情所伤等原因,致气血阴阳亏虚,脏腑功能失调,久之影响致心,心阳虚衰则鼓舞无力,血行迟滞,脉道失常而致心悸。治当温心阳,益心气,通心脉。案例4方用温阳通脉汤化裁,其中附子味辛甘而性热,"秉性纯阳,上能助心阳,中能温脾阳,下能补肾阳,为补火助阳、回阳救逆之要药"。干姜为温暖脾胃之主药,温中散寒,温心通脉;桂枝辛甘性温,温经通脉,助阳化气止悸动,与黄芪为伍,益气温阳,和血通经,与甘草为伍,温通心阳,使心阳振奋,心悸自止;加用鹿角霜以温肾助阳;丹参、川芎、檀香以行气活血。全方在温补心阳的同时,兼以温补肾阳、脾阳之品,助心阳以治本,配以行气活血之药,诸药合用,使阳气旺而血行,瘀阻祛而心脉通,则心悸自止。医案5因夹有痰瘀,故加用胆南星、远志等豁痰之品。

案例6:吴某,男,63岁,2014年7月2日初诊。

病史:心悸、心慌、胸闷反复发作7年,加重5天。患者7年前因感冒后出现心悸症状,曾就诊于某医院,未发现器质性病变。之后常反复发作,自行服用丹参滴丸后症状可缓解。4天前因劳累后致心悸、心慌、胸闷再次发作且加重,遂来就诊。

刻诊:心悸,心慌,神倦乏力,伴胸闷,善太息,纳可眠差,二便调。舌质淡、边有青紫,苔薄白,脉沉弦结代。血压124/70 mmHg。心电图示:ST-T段缺血性改变、频发室早。24小时动态心电图示:室性早搏总数25 600次/24小时,有89阵室性二联律和2 441阵室性三联律。

西医诊断:冠心病,心律失常——频发室早。

中医诊断:心悸。

中医辨证:气虚血瘀,心神不安。

治则:益气活血,安神止悸。

处方：黄芪30 g,党参30 g,仙鹤草15 g,巴戟天15 g,白术15 g,桂枝10 g,砂仁10 g,龙齿15 g,丹参30 g,降香6 g。取汁300 mL,每日2次,早晚分服。

二诊：2014年7月8日,服药7剂,患者心悸明显减轻,胸闷、乏力明显好转,偶见太息,心烦。舌淡青,边略有齿痕,苔薄白。血压120/76 mmHg。24小时动态心电图示：室性早搏总数10 368次/24小时,有12阵室性二联律和502阵室性三联律。在7月2日方基础上加当归10 g,薤白15 g以活血养血,理气通痹。继服10剂。患者心悸等症状基本消失。24小时动态心电图复查：室性早搏总数122次/24小时。患者已无自觉症状,故给予益气复脉胶囊,每天3次,一次3粒,以巩固疗效。1个月后回访,未再复发。

按语：本病的发生多因先天或后天诸多因素而致心肾阳气不足,无以温养心阳,心脉失养,鼓动无力,血流不畅,以致心无所依,神无所归,而发生心悸。故治疗上应用黄芪、党参、桂枝、仙鹤草补益心气,温通心阳;巴戟天温补肾阳;心气足、肾阳充则五脏之阳得生;砂仁、白术补益中气以固本;龙齿宁心定悸,丹参、砂仁、降香行气通络。全方益气通脉,化瘀行气宁心安神而心悸自止。

案例7：曾某,女,57岁,2002年3月8日初诊。

病史：身体素虚,近日因家事繁忙,致出现面色苍白,心悸气短,胸中憋闷、手足不温,关节疼痛、夜难入寐,舌淡苔薄白,脉细弱结代。查体：血压94/60 mmHg,心率88次/分,律不齐。心电图提示：心动过缓、频发室性期前收缩。

西医诊断：冠心病,频发室性期前收缩。

中医诊断：心悸。

中医辨证：血气衰微,心阳气虚,心神不宁。

治则：通阳复脉,滋阴养血,宁心安神。

处方：炙甘草汤加减。炙甘草15 g,西洋参15 g,桂枝10 g,制附子10 g(先煎),麦冬12 g,阿胶10 g(烊化),生地15 g,大枣5枚,生姜3片。3剂后,心悸气短、胸中憋闷改善;继服6剂后,室性期前收缩消失;10剂后症状消失,心电图正常。

按语：本证因心之阴阳气血亏虚,阴虚不能荣养心血,阳虚无力鼓动心脉,则见脉结代、心动悸之证。临床常见症状：心悸怔忡,倦怠乏力,面白肢冷,或气短心烦,失眠多梦,胸痹心痛,舌胖淡或紫,苔白,脉结代。治宜益气滋阴,通阳复脉,养血定悸,方用炙甘草汤。重用炙甘草补中益气,使气血生化有源,为复脉之本;人参、大枣补气滋液;配生地、麦冬、阿胶养心血,滋心阴,以充养血脉;桂枝、生姜振奋心阳,温通血脉。诸药合之,共奏补中生血复脉之功。

案例8：刘某,男,67岁,1997年12月3日初诊。

病史：患者近3年来,经常出现头晕,胸闷、乏力、心慌、气短、形寒肢冷,心前区疼痛,尤以午后和夜间为甚。曾于省某医院确诊为"病态窦房结综合征"。动员其安装心脏起搏器,因经济困难而未做。间断服用"阿托品""心宝"等药,症状反复发作,且日益严重。

刻诊:症状如上述,舌淡,苔薄白,脉沉细。心率48次/分,心电图提示:伴有Ⅱ度Ⅱ型窦房结传导阻滞。

西医诊断:病态窦房结综合征。

中医诊断:胸痹,心痛。

中医辨证:心肾阳虚。

处方:麻黄9 g,制附子15 g(先煎),细辛6 g,党参30 g,黄芪30 g,丹参15 g,巴戟天15 g,白芍15 g。用水3 000 mL,附子、细辛均先煎20分钟后再纳入他药,煎至900 mL。每次100 mL,每日3次。平均疗程为25天,停服其他药物。连服30天,症状消失,心率68次/分,心电图正常。随访半年,症状未再复发。

案例9:郭某,男,45岁,2014年11月12日初诊。

病史:心悸、胸闷2年,加重1周。2年前无明显诱因出现心悸、胸闷,曾就诊于省立医院,经多项检查,诊断为"病态窦房结综合征",建议安起搏器,患者拒绝。近日因劳累心悸、胸闷加重,服"日本救心丹"无效来诊。

刻诊:心悸、胸闷,气短乏力,形寒肢冷,纳呆眠可,二便调。舌淡红边有齿印,苔白,脉沉迟缓。心电图:窦性心动过缓,43次/分,24小时动态心电示:24小时平均心率40次/分,最慢心率33次/分。

西医诊断:病态窦房结综合征。

中医诊断:心悸、迟脉症。

中医辨证:心肾阳虚。

治则:补益心肾,安神止悸。

处方:麻黄附子细辛汤加减。麻黄9 g,熟附子20 g(先煎),细辛5 g,炙甘草10 g,干姜10 g,升麻10 g,党参30 g,黄芪30 g,葱白9根,川芎10 g,鹿角霜10 g,仙鹤草15 g。水煎取汁300 mL,每日2次,早晚温服。

二诊:2014年11月24日,服11月12日方10剂后,胸闷、心悸、气短乏力、形寒肢冷等症均明显好转,心率已稳定在54~57次/分之间。11月12日方加桂枝10 g,水煎取汁300 mL,每日2次,早晚温服,再服30剂。

三诊:2014年12月30日,药后患者症状均见消失,心率均在65次/分左右,多次复查心电图均正常。嘱间日再服用11月24日方30剂,随访至今,未再复发。

按语:病态窦房结综合征是一种较为严重和顽固难治的心律失常。本病的主要症状为头晕、胸闷、乏力、心慌、气短、形寒、心前区疼痛;脉象以沉细迟居多,伴有促、结、代脉交替出现;舌质大多偏淡或伴紫色,少数见紫斑;舌苔多见薄白或薄白腻。属于中医的"胸痹""心悸""迟脉症"范畴。其发病常由少阴心肾两脏阳气虚衰、气血寒滞所致。本病的病程大多较长,久病致虚入里,阴寒痼冷深伏于内,致使血脉寒凝,滞涩不畅;夹瘀者,亦多因阳气不足,由寒致瘀。笔者用《伤寒论》麻黄附子细辛汤加味治疗该病,疗效显著。平均疗程为25天,不加服其他药物。该方附子味辛大热,温脾肾助心阳以通络;细辛专走少阴,独具出里走表,逐寒解凝之功;麻黄功能祛寒强心,行血复脉;加用党参、黄芪益心气助心阳;丹参活血养心以济心阳;全方合用,可使心气足,胸阳振,气血通畅,使心律失常得以消失,转为窦性心律。

临床应用麻黄附子细辛汤要注意三点:① 麻黄、附子对提高心率作用最大。但附子用量宜大,可用15～30 g。其作用机制主要是因为附子有不同程度提高心肌细胞中 DNA、RNA 的合成作用,但要按医嘱先煎,去其毒性。麻黄有温和持久的收缩血管作用,又能扩张冠状动脉,增加冠脉的血流量。② 治疗过程中要防止过用温阳药耗阴,可适当加用白芍、熟地等养阴之品,养阴益气,和阴补阳,以达到阴阳平衡,恢复心律的作用。本方中附子味辛甘而性热,"秉性纯阳,上能助心阳,中能温脾阳,下能补肾阳,为补火助阳、回阳救逆之要药"。干姜为温暖脾胃之主药,温中散寒,温心通脉;桂枝温经通脉,助阳化气;甘草炙用补中益气;加用鹿角霜以温肾助阳;葱白以宣通上下阳气;丹参、川芎以行气活血。全方在温补心阳的同时,兼以温补肾阳、脾阳之品,助心阳以治本,配以行气活血之药,诸药合用,具有振奋心阳、温通经脉之功。适用于心阳不足、脉络不畅之各种疾病伴发的快速性心律失常和缓慢性心律失常。③ 人体五脏相关,一脏有病必将彼此影响,相互传变。所以对心律失常的治疗,重心固然在心,但不可唯知治心,当知病之传变,而适当从肾、肝、脾等脏进行调整,可收到事半功倍的效果。

第三节　高脂血症2例

案例1:王某,男,46岁,2013年7月4日初诊。

病史:自诉神疲乏力,胸闷,头晕,气短,手指麻木已年余。检查空腹血清,总胆固醇(TC)7.49 mmol/L,三酰甘油(TG)4.37 mmol/L,高密度脂蛋白(HDL-C)1.54 mmol/L,低密度脂蛋白(LDL-C)3.76 mmol/L,载脂蛋白B(apoB)1.18 g/L。

西医诊断:高脂血症Ⅳ型。

中医诊断:眩晕。

中医辨证:气虚痰瘀内阻。

治则:益气活血祛瘀。

处方:投以贝母参七粉(西洋参、三七、川贝母按2∶1∶0.5研末调匀),每天早晚各空服1次，每次3g。连服6周后，临床症状消失。复查血清，TC 4.58 mmol/L，TG 1.36 mmol/L，HDL-C 1.67 mmol/L，LDL-C 3.42 mmol/L，apoB 0.93 g/L。临床治愈。

按语：血脂异常是冠心病发病的危险因素之一，调脂治疗在冠心病一级与二级防治中的重要作用被越来越重视，中医中药在调脂方面有一定的特色和优势。参七粉中西洋参大补元气，补益脾肺；三七活血化瘀；川贝母祛痰润肺。三者合用起到补气活血、祛痰化瘀之功。刘教授运用贝母参七粉（西洋参、三七、川贝按2：1：0.5研末调匀），治疗高脂血症65例，取得较好的临床疗效。其用法为：早晚各1次空腹服用参七粉，每次3g，3周为1个疗程，停药2天后，再用第2个疗程。贝母参七粉改善临床症状的效果很显著，尤其对神疲乏力、心悸、胸闷、胸痛、肢端麻木的疗效更为明显。贝母参七粉在改善临床症状的同时，也能显著降低血清TC、TG、LDL-C和apoB，同时也有升提HDL-C的作用。治疗6周后，Ⅱa和Ⅱb型患者血清TC下降较显著，平均降低21.54%，Ⅱb型和Ⅳ型患者的TG水平降低更为显著，平均降低63.60%（$P < 0.001$），表明参七粉特别适用于Ⅱb型和Ⅳ的患者。该药同时还有较好的抗心肌缺血的作用。贝母参七粉的调脂作用，主要是针对病机治疗而取得的。高脂血症属于中医高脂代谢失常的病症，系过食肥甘厚味和醇酒乳酪，使脏腑输化不及或功能失调，饮食不归正化，膏脂输化障碍，导致膏脂过多，渗入血中而发病。膏脂本为正常营养物质，但这剩则为害，主要表现为气虚血瘀、痰瘀互结，胶着脉道，使脉络壅滞不畅，而产生多种疾病。参七粉中西洋参大补元气，补益脾肺；三七活血化瘀；川贝母祛痰润肺。三者合用起到补气活血，祛痰化瘀之功。该药研成粉末状，早晚各1次，开水送服，较为方便，且无明显的不良反应，易被患者接受。

病例2：任某，男，49岁，2015年9月7日初诊。

病史：患者形体肥胖，近段出现神疲乏力，头重如裹，纳食不香，大便稀溏，一日4行，舌紫暗淡，苔白腻，脉沉滑。总胆固醇11.12 mmol/L，三酰甘油7.88 mmol/L，低密度脂蛋白5.12 mmol/L。

西医诊断：高脂血症。

中医诊断：肥胖。

中医辨证：肺脾肾虚，痰瘀内阻。

治则：健脾益气，化痰祛瘀。

处方：党参15g，炒白术20g，茯苓30g，陈皮10g，法半夏10g，水蛭3g，薏苡仁15g，白豆蔻10g，桂枝10g，泽泻20g，巴戟天15g，生山楂15g，制首乌15g。10剂，每日1剂，水500mL煎至300mL，每日2次。

二诊：2015年9月18日，药后精神转佳，大便已成形，一日2次，仍有头重感。

舌暗淡,苔薄腻,脉沉弦。9月7日方去白豆蔻,加砂仁12 g。再服15剂,每日1剂,水500 mL煎至300 mL,每日2次。

三诊:2015年10月6日,患者诸症消失自诉神清气爽,食欲转佳,舌淡红,苔薄白,脉沉弦。复查血脂:总胆固醇5.42 mmol/L,三酰甘油2.34 mmol/L,低密度脂蛋白2.19 mmol/L。9月18日方去陈皮、半夏、水蛭、白豆蔻,加制首乌15 g,丹参15 g。颗粒剂,每日1剂,早晚分服。

按语:本例患者的症状为虚实夹杂之证,虚乃肺脾肾气虚为主,实以痰瘀内阻为患。故以健脾益气,补益肾精,化痰祛瘀为治。此类患者,治疗当从整体出发,在用药方面,温之不可太过,补之不可滋腻,以温运温化为原则;利水不可过猛,以防伤阴。

第四节　头痛、面痛6例

案例1:林某,女,38岁,1984年3月12日初诊。

病史:左颞部针刺样疼痛5年余,常于劳累后或情志不畅时发病。曾于某医院神经科诊为"血管性头痛",服用过多种药物,虽有小效,但药力过后又反复发作。刻诊:诉左侧偏头痛,痛则欲裂,辗转不安,伴前额及目眶酸胀疼痛,脸红目赤,心中烦闷,夜寐不佳,大便3天未解,舌红苔黄,脉弦数。

西医诊断:头痛。

中医诊断:头痛。

中医辨证:肝阳上亢型。

处方:芎蚕镇痛汤加味。川芎30 g,僵蚕10 g,天麻15 g,细辛3 g,白芍、酸枣仁、葛根各15 g,白芥子3 g,石决明30 g(先煎),生石膏30 g,钩藤15 g,黄芩15 g,生大黄10 g(后入)。

二诊:3剂后,头痛显减,寐安,大便畅行。3月12日方去大黄,进3剂。药后诸症悉平,再进4剂以巩固疗效。

案例2:周某,女,35岁,2013年5月12日初诊。

病史:间歇性头痛已7年余,痛处固定,痛在正额部及后脑部较甚,遇情绪变化及月经前加重,多家医院诊断为"血管性头痛"。头痛发作时,服镇痛、镇静药可暂时缓解,但未几又发作。舌质暗红、苔薄黄,脉弦。

西医诊断:头痛。

中医诊断:头痛。

中医辨证:气滞血瘀,络脉不通。

治则:理气祛瘀,通络止痛。

处方：芎蚕镇痛汤加味。川芎30 g，僵蚕、天麻各10 g，细辛3 g，柴胡12 g，赤芍、酸枣仁、葛根各15 g，桃仁10 g，枳壳10 g，白芥子3 g。5剂，每天1剂，水煎至300 mL，分2次，饭后温服。

二诊：2013年5月18日，头痛十去八九，但出现便秘。5月12日方去赤芍，加大黄4.5 g，再服10剂。

三诊：2013年5月29日诸症均悉，5月18日方再服5剂以善后。随访至今后未再复发。

按语：案例1乃风邪内侵，上扰清空，经脉阻滞，血行受阻，或情志抑郁，肝阳上亢，气机失调，升降失宜所致；案例2病程已达7年多，乃气机郁滞不畅，瘀血内阻，络脉不通；久病入络，气郁化火，瘀久化热，上扰清窍，络脉不畅，故头痛经久不愈。芎蚕镇痛汤为刘教授自拟方，是治疗各种头痛的代表方，本案用此方加味。方中川芎具有搜风、镇痛、祛瘀之功，为主药；因川芎味辛性温，主升散而不能守，故配以酸苦微寒的白芍，以养血柔肝，缓急止痛，以防川芎升散太过。川芎与白芍相伍，虽用量至30 g，服药20剂以上，也未发生过明显不良反应。僵蚕可息风解痉；白芥子善搜皮里膜外及经络筋骨间痰结；细辛止痛效果甚佳；葛根可生津、升散，据现代药理研究，尚有扩张脑血管的作用；酸枣仁养心安神。全方配合具有祛风化痰，活血镇痛之功，与血管性头痛的病机相合拍，故疗效较好。临证时中可随症加减：偏风寒者，加荆芥10 g，羌活10 g；偏风热者，加生石膏30～60 g，薄荷6 g；肝阳上亢者，加石决明30 g，生石膏30 g，钩藤15 g，黄芩15 g，生大黄10 g；气滞血瘀者，加柴胡12 g，红花10 g，桃仁10 g；痰湿明显者，加蚕沙6 g，苍术10 g，羌活10 g。

案例3：黄某，男，71岁，2015年11月11日初诊。

病史：头痛阵发性发作已1年余，伴头重昏朦，胸脘满闷，四肢沉重，食纳尚可。舌质淡、舌苔白腻，脉弦滑。

西医诊断：头痛。

中医诊断：头痛。

中医辨证：痰浊内阻，肝风内动，风痰壅盛，上蒙清窍。

治则：平肝息风，化痰降浊。

处方：半夏白术天麻汤加味。法半夏10 g，白术10 g，天麻15 g，茯苓15 g，陈皮10 g，蔓荆子10 g，葛根15 g，远志6 g，川芎15 g，柴胡10 g。7剂，每日1剂，水煎至300 mL，分2次，饭后温服。

二诊：2015年11月19日，头痛减轻，仍感头重，胸脘满闷，四肢沉重，舌质淡，舌苔白腻，脉弦滑。11月11日方去蔓荆子、柴胡，加枸杞子15 g，山茱萸12 g，荷叶10 g。再服7剂。

三诊：2015年11月26日，药后诸症明显渐减，加橘络3 g，继服10剂。

四诊：2015年12月7日，所有症状均消失，嘱11月26日方再服7剂以资巩固。

按语：年老体衰，肝肾不足，肝风内动；脾失健运，痰浊中阻，风阳挟痰上蒙清窍，清阳不展，故头痛时作且伴头重昏蒙。故选用具有燥湿化痰，平肝息风之效之半夏白术天麻汤为治。方中半夏燥湿化痰，降逆止呕，天麻平肝息风而止头眩；枸杞子、山茱萸补益肝肾；白术、茯苓健脾祛湿，佐以陈皮、远志理气化痰，气顺痰消；蔓荆子疏散风热，清利头目；川芎辛温升散，疏通血脉，上行头目，下行血海，旁走肌肤，走而不守，为血中之气药，是治疗头痛之圣品。合而用之，共奏补益肝肾，平肝息风，涤痰通络之效。

案例4：沈某，男，49岁，2016年2月12日初诊。

病史：间歇性右侧偏头痛15年。15年前因感冒后出现头痛，先是右侧头部阵发性抽搐疼痛，逐渐波及巅顶至枕部，而且痛势加剧，痛剧时伴有恶心感，疼痛处喜按，夜间疼痛为甚。就诊于多家医院，头颅CT、NMR、血管造影检查均未见明显异常，诊断为"偏头痛"，治疗疗效不佳。舌质暗红、苔薄白，脉弦细。

西医诊断：偏头痛。

中医诊断：偏头痛。

中医辨证：正气不足，外感邪气，邪气稽留，痰瘀阻络，脑失所养。

治则：补益正气，涤痰化瘀，祛风通络。

处方：散偏汤加减。川芎30 g，生白芍15 g，白芷10 g，白芥子6 g，柴胡10 g，丹参15 g，制南星10 g，远志6 g，僵蚕10 g，天麻15 g，细辛3 g，甘草3 g。10剂，每日1剂，水煎至300 mL，分3次，饭后温服。

二诊：2016年2月23日，自觉疼痛发作时间减少，头痛减轻，舌质暗红，苔薄白，脉弦细。2月12日方改白芍用量为30 g。7剂，每日1剂，水煎至300 mL，分2次，饭后温服。

三诊：2016年3月2日，头痛明显减轻，2月23日方续服7剂。药后头痛逐步减轻。2月12日方加减继续治疗3个月，头痛及伴随症状基本消失。

按语：本例偏头痛乃因感受六淫之邪，风邪为引，日久正气内虚，风邪夹痰夹瘀，阻滞经络，清阳不升，清窍失通，脑络失畅，遂而发病。治疗原则当补益正气，涤痰化瘀，祛风通络；方选清代名方散偏汤加减。方中川芎药力上行头目，行血中之气，祛头面之风；白芷气味辛香，上行透窍；制南星、远志、香附理气化痰，气顺痰消；白芥子善搜皮里膜外及经络筋骨间痰结；细辛止痛效果甚佳；白芍养血柔肝，缓急止痛，并可制约川芎之燥；柴胡性善疏泄，量少轻灵而升举达顶；郁李仁沉降通肠，与诸升之品升降相因，上下通透；炙甘草缓急祛痰，止痛，调和诸药。综观全方，共奏祛风豁痰，行气活血，缓急止痛之效，从而使得清阳得升，气血通畅，髓海得养，邪去则正安。

案例5：许某,女,65岁,2012年10月27日初诊。

病史：右侧颜面部电击烧灼样疼痛3年余,加重2天。3年前无明显诱因出现右侧眼部、颜面部电击烧灼样疼痛,继而突发眼眶周围针刺样剧烈疼痛,严重时呈放电样放射至颧骨,不能触碰,每因咀嚼、刷牙、洗脸时发作,病情严重时讲话亦可诱发。休息或天气变暖时可缓解。病发后,就诊于上海、福州等多家医院,确诊为"三叉神经痛(眼支)",口服卡马西平片治疗可以缓解疼痛,但持续时间不长。近2天因天气变化及劳累再次发作而且颜面部疼痛加剧。

刻诊：右侧颜面部、眼眶周围及颧骨处电击烧灼样疼痛,伴恶心欲呕,舌质偏红,苔薄黄,脉弦细。

中医诊断：头面痛。

中医辨证：阴虚火旺,痰瘀内阻,经络阻滞。

治则：滋阴降火,涤痰祛瘀,柔筋通络。

处方：生地15 g,山茱萸12 g,石决明30 g(先煎),川牛膝10 g,川芎30 g,生白芍45 g,黄连10 g,大黄6 g,制南星10 g,远志6 g,僵蚕、天麻各10 g,白芷15 g。5剂,每天1剂,水煎至300 mL,分2次,饭后温服。

二诊：2012年11月3日,药后疼痛稍有改善,10月27日方再服10剂。

三诊：2012年11月14日,疼痛再减,但大便3日未解,11月3日方去制南星,生大黄量加至12 g。再服5剂。

四诊：2012年11月20日,大便畅通,头痛明显改善,11月14日方去白芷、大黄,加桃仁10 g,橘络3 g。再服10剂。药后疼痛消失,上方加减又服20剂。随访至今,未见复发。

案例6：赵某,女,78岁,2015年5月12日初诊。

病史：反复发作性右侧颜面部疼痛14年。14年前因生气后出现右侧颜面部电击烧灼样疼痛,每因咀嚼、刷牙、洗脸时发作。病发后求治于多地医院,诊断为三叉神经痛,一直口服卡马西平等止痛药物治疗,疗效不佳,病情时好时坏。因不愿意接受西医手术治疗,而转诊于泉州市中医院。

刻诊：右侧颜面部疼痛,呈电击灼烧样疼痛,伴口苦口干,心烦易怒,小便黄赤,大便干结,舌红苔黄,脉弦细无力。

中医诊断：面痛。

中医辨证：肝阳上亢,瘀阻脉络。

治则：滋阴潜阳,化痰祛瘀,柔筋通络。

处方：生地15 g,山茱萸12 g,白芷15 g,牛膝10 g,柴胡20 g,生龙骨30 g(先煎),生牡蛎30 g(先煎),生白芍45 g,甘草6 g,黄芩10 g,生大黄4.5 g,僵蚕10 g,天麻10 g。7剂,每日1剂,水煎至300 mL,分3次服。

二诊：2015年5月20日，颜面部疼痛较前减轻，舌红，苔黄厚，脉弦。5月12日方去黄芩，加龙胆草10 g泻肝火。7剂，每日1剂，分2次服。

三诊：2015年5月28日，疼痛减轻，电击烧灼样疼痛转为酸痛，舌偏红，苔微黄，脉弦细。5月20日方去龙骨、牡蛎，加枸杞子15 g，以补肾固本。10剂。

四诊：2015年6月10日，患者右侧颜面部疼痛较前减轻，疼痛发作次数也减少。舌淡红，苔微黄，脉弦细。5月28日方去龙胆草，加黄芩10 g，菊花10 g。20剂。药后基本恢复正常。随访至今，未再复发。

按语：三叉神经痛的病因不明确，治疗方法虽多但远期效果均不太理想。卡马西平是目前治疗原发性三叉神经痛的一线药物，但有较大的不良反应，如嗜睡、恶心、食欲减退、晕眩、共济失调、血液流变学改变等，在实际治疗中一些患者还没达到治疗量就因不良反应不能耐受而中断治疗。而传统的中医治疗三叉神经痛疗效确切，不良反应小，有一定的优势。

三叉神经痛在中医属"头痛""偏头痛""面痛"等范畴，其发病常与外感邪气、情志不调、劳累等因素有关。因为巅顶之上，唯风可即，外感风寒之邪，寻经上犯巅顶清窍引起本病。精神因素亦可诱发此病，《内经》述："肝主身之筋膜，肝血充盈，筋脉得以濡养，否则致虚风内动，阻遏经络，筋脉拘急，不通则痛。"而劳累过甚，耗伤肝肾之阴，导致虚火内生，风阳上亢，挟痰挟瘀，扰于经络，使经络阻滞，不通则痛；复因日久津伤血虚，痰瘀胶结，脑失所养而导致头痛反复发作，缠绵难愈。故其病理实为本虚标实，气阴亏虚是其本，痰瘀阻滞是其标。临床常用药物有：生地、山茱萸、白芷、川芎、生白芍、甘草、龟板、牛膝、丹参、制南星、远志、僵蚕、天麻、细辛、柴胡、葛根、龙骨、牡蛎等。方中天麻、龟板、龙骨、牡蛎重镇潜阳，平息内风，丹参活血止痛，久病入络故用僵蚕以搜剔，白芍补血益营，养阴柔筋，甘草益气和中，缓急舒筋，两者合用而酸甘化阴，柔筋舒挛，缓急止痛，川芎行血中之气，祛血中之风，白芷搜风通络，散寒止痛，葛根升阳解肌。合而用之，具有舒挛止痛，养阴柔肝，活血通络之功。

第五节　心力衰竭2例

案例1：张某，女，63岁，2015年11月2日初诊。

病史：患者反复出现心悸、胸闷、气喘20余年，曾就诊于福州、泉州等多家医院，确诊为"风湿性心脏病联合瓣膜病变（二尖瓣中度狭窄＋闭锁不全，三尖瓣中度狭窄＋闭锁不全，主动脉瓣闭锁不全）"，因经济问题放弃手术治疗而采用保守治疗。近5个月来症状复发而就诊于多家医院，但症状反而加重，伴有咳嗽、咳白色泡沫痰、气促、口唇发绀，颜面虚浮，四肢欠温，双下肢凹陷性水肿；舌淡胖边有齿印,苔薄白,脉沉细促。

查体:心率114次/分,二尖瓣、三尖瓣区闻及Ⅲ~Ⅳ级收缩期及舒张期杂音,主动脉区可闻及Ⅲ级舒张期杂音,双下肺闻及湿啰音。心脏彩超示:二尖瓣中度狭窄+闭锁不全,三尖瓣中度狭窄+闭锁不全,主动脉瓣闭锁不全。心电图示:Ⅰ、Ⅱ、avF、V₃、V₅导联ST段水平样压低。

西医诊断:风湿性心脏联合瓣膜病变,心力衰竭,心功能Ⅲ级。

中医诊断:心悸。

中医辨证:心肾阳虚,痰瘀内阻,水气凌心射肺。

治则:益气温阳,涤痰利水,化瘀通脉。

处方:温阳通脉汤加减(经验方)。熟附子12 g(先煎),炙甘草10 g,半夏10 g,远志6 g,茯苓30 g,党参30 g,葶苈子30 g,桂枝12 g,丹参15 g,川芎10 g,白术12 g。5剂,水煎服,每日1剂,分2次温服。

二诊:2015年11月8日,服药后,患者胸闷、心悸、气促明显减轻,尿量增加,痰易略出,口唇发绀减轻。11月2日方再服5剂。

三诊:2015年11月13日,药后患者尿量增加,下肢水肿基本消退,气顺不喘促,四肢温暖,口唇不绀,舌淡红边有齿印,苔薄白,脉沉细。11月8日方去葶苈子、桂枝,加仙鹤草20 g,鹿角霜15 g。调理3周后,病情明显好转且稳定。

按语:本例风湿性心脏病合并心力衰竭表现为虚实互见,以虚为主,因虚致实,既有心肾阳虚,又有痰瘀内阻及水气凌心射肺。方中附子味辛甘而性热,温振元阳,含有强心成分;桂枝温经通脉,助阳利水,平降逆气;茯苓健脾渗湿,白术健脾燥湿,炙甘草补中益气;葶苈子泻肺平喘利水消肿,党参补中益气;加用鹿角霜以温肾助阳;半夏、远志涤痰蠲饮;丹参、川芎以行气活血。全方在温补心阳的同时,兼以温补肾阳、脾阳之品,助心阳以治本,配以行气活血之药,诸药合用,具有振奋心阳,温通经脉,活血利水之功。

案例2:陈某,男性,72岁,2016年7月10日初诊。

病史:患者反复出现心悸、胸闷已12年,于多家医院诊断为"冠心病、心房颤动",长期服药治疗。近2年来诸症发作频繁并伴心前区疼痛、双下肢浮肿、气喘咳嗽,甚则不能平卧。曾于2013~2015年先后在前降支及回旋支放3枚支架,平素按时规范服用冠心病二级预防药物。而后诸症常于劳累、外感时诱发加剧,1周前因搬家劳累,再次出现心悸、胸闷、左胸阵发性疼痛,并向左胸背放射,伴咳喘不能平卧,咳痰白黏,小便减少,双下肢水肿。舌暗淡红、舌薄白,脉结。查体:T 37.5℃,P 123次/分,R 26次/分,BP 132/68 mmHg,颜面稍浮肿,面色暗晦,心律绝对不齐,心音高低不一,二尖瓣区可闻及Ⅲ~Ⅳ级收缩期杂音,主动脉区可闻及Ⅲ级舒张期杂音,双肺底可闻及湿啰音。腹平软,肝右胁下3 cm触及,脾未触及,双下肢浮肿。

西医诊断:(1)冠心病心绞痛;

(2)慢性心力衰竭,心功能Ⅲ级;

(3)心房颤动。

中医诊断:心痛。

中医辨证:益气养阴,活血通络为治。

处方:(1)西药给予扩张冠状动脉,利尿,抗血小板等常规治疗。

(2)生脉养心汤加减(经验方)。党参30 g,黄芪30 g,麦冬12 g,葶苈子30 g,炙甘草10 g,桂枝6 g,三七粉3 g(另冲),仙鹤草30 g,红花6 g,泽兰10 g,丹参15 g,茯苓30 g。5剂,每日1剂,水煎分2次温服。

二诊:2016年7月16日,患者小便增多,胸闷心悸、咳痰气喘诸症均缓解,颜面及双下肢浮肿消退,面色转淡红,夜能平卧入睡。7月10日方去红花、三七粉、泽兰,加浙贝母15 g,半夏10 g,再服5剂。每日1剂,水煎分2次温服。

三诊:2016年7月22日,诸症明显改善,唯仍感神疲力倦。7月16日方再进5剂,每日1剂,水煎分2次温服。

症状基本缓解后于2016年7月28日出院。出院后,于门诊继续治疗,7月16日方加减,间断服药,病情稳定。

按语:古稀之年且患病多年,常于劳累后诱发加剧,心气虚衰可知。心气虚衰则运血无力,血郁而瘀,痰瘀互结,当此之时恢复心主血的功能是愈病之关键。故用党参、黄芪、麦冬补气养阴,益卫固表,救脱生津,互补为用,参芪益气,可助麦冬养阴,麦冬清热,可制参芪温燥,共奏益气养阴,补气救脱,清热安神之功。茯苓健脾强心,和党参、黄芪配伍益气养阴;佐丹参、三七粉、红花、当归养血活血,改善心肌微循环,保护心脏;浙贝母、半夏、葶苈子利水化痰,降气平喘以逐邪外出,桂枝温通心阳。整个治疗过程围绕虚、痰、瘀、水基本病机融益气、通阳、化瘀、利水于一炉,故能取得较好的治疗效果。

第六节　眩　晕　5　例

案例1:陈某,男,56岁,2013年5月9日初诊。

病史:发病1天,患者自述无特殊诱因突然发作剧烈头晕如坐舟车,视物旋转动,恶心呕吐,闭目症状稍减轻,伴耳鸣,胸闷,夜寐欠佳,舌质淡红,苔白厚腻,脉弦缓。**查体**:血压132/86 mmHg,心肺(-),心律齐,心率98次/分,神志清楚,面色苍白,双眼球震颤。颅脑CT示:颅内未见异常;经颅多普勒示:各频谱未见明显异常。

西医诊断:梅尼埃病。

中医诊断：眩晕。

中医辨证：脾虚失运,风痰内扰,蒙蔽清阳。

治则：健脾益气,涤痰息风。

处方：半夏白术天麻汤加减。半夏10 g,白术15 g,天麻15 g,茯苓30 g,泽泻15 g,黄芪30 g,党参15 g,白芍15 g,远志6 g,陈皮10 g,珍珠母30 g(先煎),熟地15 g。5剂,每日1剂,水600 mL煎至300 mL,早晚各服1次。

二诊：2013年5月15日,眩晕明显减轻,恶心呕吐已止,双目已敢睁开,能起床活动,但仍感神疲乏力。5月9日方加升麻6 g,再服6剂。

三诊：2013年5月22日,诸症完全消失,5月15日方去升麻、珍珠母、熟地15 g,再服5剂以资巩固。

按语：本案眩晕乃脾虚湿盛,痰浊挟风上扰,脑窍而蒙所致。风痰蒙窍为其标,脾虚失运乃其本,治病必求其本,所以用黄芪、党参、茯苓、白术健脾益气治其本,茯苓、半夏、远志、陈皮化痰利湿治其标,天麻、珍珠母平肝息风。合而治之,脾升胃降,清浊自分,脑清神明,眩晕自可治愈。

案例2：康某,女,52岁,2015年3月4日初诊。

病史：患者近2年来反复出现神疲乏力、头晕、头重,耳鸣目眩,心悸心慌,纳呆便溏等症状,劳累后尤甚。1周来因症状加剧,来院求治。刻诊:患者诉头晕甚剧,晕时视物旋转如做舟车,恶心、呕吐,脸色不华,倦怠懒言,自汗、身凉;舌质淡,苔白,脉沉细弱。查体:血压86/42 mmHg,心率68次/分,心律正常。辅助检查:心电图正常。颈椎X片示:$C_3 \sim C_4$、$C_4 \sim C_5$、$C_5 \sim C_6$骨质轻度增生。颅脑CT:未见明显异常。

西医诊断：低血压病。

中医诊断：眩晕。

中医辨证：心脾两虚证。

治则：补益气血,调养心脾。

处方：归脾汤加减。黄芪30 g,党参15 g,当归12 g,熟地15 g,炒白术15 g,酸枣仁30 g,升麻3 g,茯苓15 g,远志6 g,甘草6 g,白芍12 g。7剂,每日1剂,水500 mL煎至250 mL,2次分服。

二诊：2015年3月12日。头晕头重,恶心等症状明显好转,仍有自汗,血压90/60 mmHg。效不更方,3月4日方再服10剂。

三诊：2015年3月23日。症状基本改善,但脸色仍不华,血压96/64 mmHg,3月12日方去蔓荆子、葛根,加杜仲10 g,巴戟天15 g,山药15 g,改为颗粒剂,连服30剂以善后。3个月后随诊,患者头晕症状未再复发,睡眠状况良好。

按语：患者神疲乏力,劳累后头晕较甚,自汗较重,由于患者气血亏虚,不能顾护卫表,故方中用黄芪、党参、炒白术补气健脾,补血益气固表,当归、熟地补血生血养心,白芍止汗和营;由于患者阴虚阳亢,故用白芍养血敛阴柔肝;由于患者睡眠较浅,多梦易醒,由于患者阴血亏虚,阴液不足而致心神不安,故用酸枣仁、当归养血安神益肝,远志、茯苓化痰养心镇静安神,健脾宁心;甘草共奏调和诸药之功效,避免诸药补益太过而致闭门留寇。

案例3: 庄某,男,78岁,2016年12月22日初诊。

病史: 眩晕反复发作已3年多,症状加剧3天而就诊。患者平素自觉乏力、气短,少气懒言,纳可,眠差,入睡困难,多梦易醒,舌淡暗红,苔白,舌边有齿印,脉沉细涩。既往有高血压病史25年,冠心病史12年,2型糖尿病史5年及高脂血症等病史。查体:血压186/75 mmHg,心率96次/分,血糖8.9 mmol/L,颅脑CT示:双侧基底节、卵圆孔多发性腔隙性脑梗死。

西医诊断:(1)高血压病3级(极高危);
　　　　　　(2)2型糖尿病;
　　　　　　(3)腔隙性脑梗死。

中医诊断: 眩晕。

中医辨证: 气血两虚,瘀痰内阻。

治则: 益气养血,祛瘀涤痰,通经活络。

处方: 补阳还五汤加减。黄芪60 g,当归10 g,熟地15 g,川芎10 g,茯苓15 g,山药15 g,桃仁10 g,丹参15 g,远志6 g,制南星10 g,山茱萸12 g,炒枣仁20 g。5剂,水煎服,早晚分服。每日继续服用既往的降压、降糖西药。

二诊: 2016年12月28日,眩晕明显改善,睡眠状况仍差,大便干结,舌脉如前,血压156/72 mmHg。12月22日方去制南星,加夜交藤20 g,酒大黄3 g。7剂,水煎服,早晚分服。

三诊: 2017年1月4日,血压145/70 mmHg,血糖6.9 mmol/L,患者头晕失眠症状基本消失,大便通畅,12月28日方继服20剂。随访至今,患者头晕失眠未在复发,血压、血糖控制良好。

按语: 本例患者头晕,神疲乏力等症反复发作是由于气血亏虚,清阳不升而致脑失所养,神不安舍,方中用大剂黄芪以健脾益气,当归、川芎补血活血,熟地、山茱萸补血养阴,填精益髓,丹参、炒枣仁养心除烦安神;茯苓、山药健脾渗湿;远志、制南星涤痰;夜交藤、合欢皮养心安神,茯苓健脾宁心,调整脏腑阴阳,补其不足。

案例4: 肖某,女,41岁,2013年6月12日初诊。

病史: 患者反复发作头晕2年,加重月余。2年来,患者于站立位时反复出现头晕,严重时出现晕厥,卧位时则逐渐缓解,每次持续时间数10秒。曾数次住院于多家医院,几乎相关的检查均做过,均无明显的病灶,多家医院诊断为"直立性低血压"。近月来症状逐渐加重,故求治于中医。

刻诊:眩晕反复发作,站立后较明显,卧床时症状可缓解,严重时出现晕厥;伴面色苍白,神疲乏力,四肢欠温,食欲不振,夜寐不佳,舌淡红,苔薄白,脉沉细弱。

查体:立位血压76/48 mmHg,卧位血压112/72 mmHg。

西医诊断:眩晕—直立性低血压。

中医诊断:眩晕。

中医辨证:脾肾阳虚,温煦失职,气化失权。

治则:温阳益气,和血通经。

处方:右归丸加减。熟地15 g,山药15 g,山茱萸15 g,菟丝子20 g,当归10 g,鹿角霜15 g,肉桂6 g,附子15 g(先煎),枸杞15 g,杜仲10 g,生黄芪30 g,补血养肝;川芎10 g。6剂,每天1剂,水500 mL煎至250 mL,分两次温服。

二诊:2013年6月18日,服药后,患者的头晕症状明显缓解,可自行下地,搀扶下可行走。6月12日方去山药,加党参30 g,继服5剂。

三诊:2013年6月23日,患者症状基本消失。侧卧位血压122/82 mmHg,坐位血压106/74 mmHg。前方继服15剂以资巩固。随访至今,患者在此期间无晕厥现象发生。

按语:《景岳全书·眩晕》载:"眩晕一证,虚者十居八九",该患者的各种临床症状主要因低血压导致各个脏器血流灌注不足所致,中医学认为属于属脾肾阳虚,温煦失职,气化失权之症。故选用温阳益气之名方右归丸加减以治之,方中附子、肉桂、鹿角霜温补肾阳,填精补髓;熟地、山药各15 g,山茱萸、枸杞滋阴益肾、养肝补脾;菟丝子、杜仲补阳益阴;当归、生黄芪健脾益气,川芎活血通脉。全方具有温阳益气、活血通脉之功,使胸中阳气得以升腾,清阳升则神气旺,脑髓得充则眩晕渐愈。

案例5:郑某,女,45岁,2016年6月21日初诊。

病史:头晕反复发作2年余,发作时天旋地转,休息后可缓解。近2周来因劳累太过,诸症复发且加剧。

刻诊:头晕如做舟车,恶心欲呕,食欲差,夜寐不佳,大便稀溏,舌暗淡红,边有齿印,苔白,脉沉细。查头颅CT未见明显异常。

西医诊断:眩晕。

中医诊断:眩晕。

中医辨证:脾气亏虚,痰瘀内阻。

治则:益气健脾,化痰祛瘀。

处方:四君子汤合半夏白术天麻汤加减。黄芪30 g,党参20 g,白术15 g,茯苓

15 g，法半夏10 g，天麻15 g，陈皮10 g，川芎10 g，珍珠母30 g（先煎），僵蚕10 g，远志6 g，丹参15 g，炙甘草6 g。5剂，每日1剂，水500 mL煎至250 mL。

二诊： 2016年6月27日，明显减轻，食欲仍差，大便已成形，6月21日方去僵蚕，加桂枝10 g，巴戟天10 g，7剂。

三诊： 2016年7月3日，诸症基本改善，续服10剂巩固疗效。

按语： 该案例眩晕乃脾气虚弱，运化失职，痰瘀互结，上蒙清窍所致。故在选用四君子汤合半夏白术天麻汤加减以治之。方中党参、黄芪、白术、茯苓、炙甘草益气健脾，运化水湿；气虚则痰湿易生，痰浊上蒙清窍，浊阴不降，清阳不升，则见眩晕，故使用半夏白术天麻汤加陈皮燥湿祛痰，健脾和胃。半夏白术天麻汤出自清代著名医家程钟龄的《医学心悟》，其云："眩，谓眼黑，晕者，头旋也，故称头旋眼花是也。有湿痰壅遏者，书云，头旋眼花，非天麻、半夏不除是也，半夏白术天麻汤主之。""高巅之上，为风可达"，故加僵蚕、珍珠母等药以祛风息风，川芎、丹参活血化瘀。诸药合用，共奏补气健脾，化痰除瘀之效。

第七节　高血压病5例

案例1： 柳某，男，49岁，2011年3月13日初诊。

病史： 自诉于体检时发现高血压已2年多，血压波动在165～145/105～90 mmHg之间，因无特殊不适，未服药。近2个月来，出现头晕，头重，时有头胀痛，后颈部不适，四肢不温，大便稀溏、日行3～4次，下肢浮肿，故来求治。

刻诊： 患者除了上述症状外，伴见形寒肢冷，时有汗出，舌质暗淡，舌苔白，脉沉细。查体：形体肥胖，坐位血压185/118 mmHg，心电图示：左室高电压。心脏彩超示：左室后壁增厚；双肾上腺彩超示：双肾上腺未见肿瘤。

西医诊断： 高血压病3级（很高危）。

中医诊断： 眩晕。

中医辨证： 脾肾阳虚，水湿内停。

治则： 温补脾阳，利水化湿。

处方：（1）真武汤加减。茯苓30 g，白术10 g，制附子10 g，生白芍15 g，泽泻60 g，葛根30 g，牛膝10 g，黄芪30 g，党参30 g，熟地15 g。7剂，水煎服，每日1剂。

（2）予络活喜5 mg，美托洛尔47.5 mg，每日1次。

二诊： 2011年3月20日，头晕减轻，后颈部不适明显缓解，大便仍稀溏，但次数减少至每天2次；血压165/96 mmHg。3月13日方制附子量加至15 g。7剂，水煎服，每日1剂。

三诊： 2011年3月28日，血压150/86 mmHg，头晕减轻，后颈部不适消失，大便已成形,日行2次。3月20日方加天麻15 g,巴戟天10 g。10剂,水煎服,每日1剂;并给予络活喜5 mg,美托洛尔47.5 mg,每日1次。

四诊:2011年4月10日,血压132/86 mmHg,无不适。上方改为颗粒剂服,2天1剂。

按语:张景岳云:"无虚不作眩",该例高血压患者主要症见头晕,后颈部不适,大便稀溏,乃脾肾阳虚,清阳不升所致。故选真武汤加减以治疗之,水之制在脾,水之主在肾,脾阳虚则湿难运,肾阳虚则水不化而至寒水内停,水湿中阻,清阳不升则头晕、头重;水湿下注则下肢浮肿。故用附子温肾助阳以化水气,兼暖脾土,以温运水湿;茯苓健脾利水渗湿,白术健脾燥湿;生白芍酸甘敛阴,并以制附子制燥热之性;泽泻利水而不伤阴。现代药理研究表明该药除具有利水降压的作用外,另有降血脂、减轻动脉硬化和改善心脑供血等作用,且无毒,不但可用于治疗初期高血压病,更适用于晚期患者,此为西药噻嗪类所不及,故重用之。

案例2:苏某,男,56岁,2014年8月15日初诊。

病史:患者自诉半年来反复出现头晕、目眩,耳鸣等症,就诊于某医院,诊断为"高血压",服用坎地沙坦、拜阿司匹林等药,但症状仍反复发作。1周来,上述症状复发且加剧,故求治于我院。

刻诊:患者头晕目眩较甚,伴耳鸣、五心烦热,腰膝酸软,失眠多梦,舌偏红、少苔、脉弦细数。查体:血压168/110 mmHg,头颅CT示:轻度脑萎缩。心电图示:正常心电图。

西医诊断:高血压病2级。

中医诊断:眩晕。

中医辨证:肝肾阴虚,肝阳上亢。

治则:滋养肝肾,息风潜阳。

处方:镇肝熄风汤加味。天麻15 g,生白芍15 g,牡蛎30 g(先煎),龙骨30 g,钩藤15 g,天冬15 g,生地15 g,代赭石15 g(先煎),生麦芽10 g,炙甘草6 g,怀牛膝30 g,生石决明30 g(先煎)。水煎服,每日1剂,连服7天。

二诊:2014年8月24日,血压150/90 mmHg,患者自诉头晕、目眩较前好转,睡眠也有改善,余症如前。8月15日方加竹茹15 g,葛根15 g。水煎服,连服7剂,每日1剂。

三诊:2014年9月3日,头晕已止,五心烦热已罢,但腰膝酸软依然,夜寐仍欠安。测血压142/88 mmHg,8月24日方去钩藤、代赭石,加酸枣仁30 g。水煎服,7剂,每日1剂。

四诊:2014年9月11日,血压132/80 mmHg,夜寐转安,腰膝酸软改善。9月3日方去牡蛎,加枸杞15 g,菊花10 g。水煎服,连服10剂,2日1剂。

按语："诸风掉眩皆属于肝"，年过半百，阴气自半，肝肾阴虚，水不涵木，阴不制阳，肝阳上扰则头晕目眩，肝肾阴亏，不能上扰清窍，濡养腰膝则耳鸣、腰膝酸软，虚火上扰，心神不宁则失眠多梦，阴虚失润，虚热内炽则五心烦热。治宜滋养肝肾，息风潜阳。药用生白芍、天冬、生地以滋水涵木以治其本；牡蛎、生石决明、代赭石镇潜以治其标，标本兼顾。所以临床疗效较好，血压也较稳定。

案例3：章某，女，59岁，2013年7月22日初诊。

病史：经常头晕，倦怠乏力已5年余，2年前确诊为高血压，长期服用络活喜、坎地沙坦酯片，平素测血压150～160/100 mmHg。症状加剧伴心悸胆怯，神疲纳差，食后腹胀，2天而就诊。

刻诊：患者脸色苍白无华，舌质淡，苔薄白，脉沉细无力；测血压166/95 mmHg，心电图示：心肌缺血。

西医诊断：（1）高血压病2级；

（2）心肌缺血。

中医诊断：头晕。

中医辨证：气血两虚。

治则：补益气血。

处方：八珍汤加减。党参15 g，黄芪15 g，白术12 g，茯苓15 g，川芎10 g，当归10 g，炒白芍15 g，熟地黄18 g，菟丝子20 g，炙甘草6 g，杜仲10 g，珍珠母30 g（先煎）。7剂，水煎，每日1剂，早晚分服。西药降压药继续使用。

二诊：2013年7月28日，患者头晕、心悸胆怯、倦怠乏力等症状有所改善。血压150/92 mmHg，效不更方，7月22日方继服15剂。

三诊：2013年8月13日，头晕、头痛已罢，精神转佳，但劳累后仍感心悸、乏力，面色欠华，舌质淡红，苔白，脉沉细。血压130/85 mmHg。7月28日方去珍珠母，加鹿角霜15 g。改为颗粒剂，2天服1剂。络活喜5 mg，每日1次。连续服用3个月后复诊，脸色基本正常，临床症状全部消失。降压药改为左旋氨氯地平片2.5 mg，每日1片。

按语：该例老年女性，时有头晕心慌，神疲乏力，脸色苍白无华，食后腹胀，结合舌质淡，苔薄白，脉沉细无力，辨证为气血两虚型，治疗上以补益气血为主，方选八珍汤加减。方中用四君汤健脾益气，四物汤补血。经过一段时间的治疗，效果甚好，不但临床症状明显改善，而且血压也较为稳定。说明中医中药治疗高血压病有一定的优势。

案例4：胡某，女，51岁，2015年11月11日初诊。

病史：患者反复出现头晕、头痛、头胀，耳鸣等症状已5年余，曾确诊为高血压，但未服降压药。6个月前因头晕、头痛较剧，血压最高达168/108 mmHg，按医嘱开始服用"安内真（苯磺酸氨氯地平）、安内强（替米沙坦）"等药后，头晕、头痛减轻，但血压仍波动。5天来，因头晕加剧，故来院诊治。

刻诊：患者头晕、头胀，倦怠乏力，急躁易怒，脸部潮红，失眠多梦，月经不调，舌质暗红，苔黄，脉弦。血压172/100 mmHg。

西医诊断：（1）高血压病2级（很高危）；
（2）更年期综合征。

中医诊断：眩晕。

中医辨证：肝肾阴虚，肝阳上亢。

治则：滋阴潜阳。

处方：生地20 g，天麻15 g，钩藤15 g，山茱萸12 g，茯苓15 g，泽泻30 g，天冬15 g，生白芍15 g，珍珠母30 g（先煎），石决明30 g（先煎），酸枣仁15 g，牛膝10 g。10剂，每日1剂，水煎服。

二诊：2015年11月19日，头晕头胀减轻，仍感心烦易怒，失眠多梦，血压144/89 mmHg。11月11日方去石决明、钩藤，加用当归10 g，白芍15 g，柴胡10 g。15剂，水煎服，每日1剂。"安内真、安内强"继续使用。

三诊：2015年12月5日，血压134/80 mmHg，头晕未发作，其余症状好转，11月19日方去珍珠母，加薄荷3 g，续服15剂。

四诊：2015年12月22日，130/78 mmHg，除月经不调外，其余症状均基本消失。再服10剂，2天1剂，以巩固疗效。

按语：该患者头晕头胀，急躁易怒，脸部潮红，失眠多梦，舌质暗红，苔黄，脉弦，辨证为肝肾阴虚，肝阳上亢证，以天麻钩藤饮合逍遥散加味治疗。其中以药用生白芍、天冬、生地以滋水涵木，天麻、钩藤平肝息风，珍珠母、石决明镇肝潜阳。因该患者正处于更年期，同时以逍遥散疏肝解郁，养血健脾，柴胡疏肝解郁，白芍养血敛肝，当归养血和血，薄荷透达肝经郁热。因切中病机，故临床疗效甚佳。该方对女性高血压病尤其是处于更年期阶段或伴有焦虑患者有明显的降压及抗焦虑作用。

案例5：毛某，女，42岁，2014年4月12日初诊。

病史：患高血压病已5年，血压最高为164/98 mmHg，长期服用拜新同30 mg，美托洛尔47.5 mg，均每日1次。服药后血压已基本控制在135～140/80～90 mmHg，头晕、头胀等症状也改善，但出现性欲明显减退，勉强过性生活也没有性高潮，夫妻关系较为紧张，故来求治。

刻诊：血压130/85 mmHg，舌质暗淡红，苔薄白微浊，脉细弦。

西医诊断：高血压。

中医诊断：性冷淡。

中医辨证：肝肾不足，痰瘀内阻。

治则：化瘀浊补肝肾。

处方：瘀浊清颗粒（经验方）。制水蛭3 g，远志6 g，决明子12 g，巴戟天15 g，肉苁蓉15 g，葛根15 g，川芎10 g，泽泻10 g，仙灵脾15 g，柴胡10 g，由北京康仁堂药业配置成颗粒剂，每日3次，每次1包，开水冲服。嘱在1个月内逐步减少美托洛尔的剂量，直至停用。

二诊：2014年5月12日，血压136/88 mmHg，性欲明显增强，性交次数增多、性交满意度有所提高，舌质暗淡红，苔薄白，脉细弦。4月12日方水蛭改为1.5 g，再服30天。

按语：许多抗高血压药物对男、女性性功能均有明显影响，国外研究资料表明，高血压患者中性功能障碍的发生率为4.9%，而接受药物治疗的高血压患者中，性功能障碍的发生率高达20%～25%。性功能受到诸如心理和内分泌因素、交感神经系统、血管内皮功能等多种调节机制的影响。高血压的治疗不仅在于降低血压本身，还应包括改善患者的生活质量（包括性功能）这个重要评价指标。因此，选择对性功能影响较小或没有影响的抗高血压药物对提高高血压患者治疗的依从性有重要意义。该例患者接受高血压药物治疗后不久，便逐渐出现性障碍，但羞于启齿，不敢求医，直至婚姻亮起红灯才来求治。

经验方瘀浊清颗粒着重于化瘀浊、益肝肾，对提高高血压病患者的生活质量有明显作用。方中水蛭破血逐瘀，远志能祛痰化浊，又可通肾气上达于心，药理还证实有降压作用；巴戟天能强阴益精，阴阳双补，肉苁蓉、仙灵脾有调节性激素作用，能改善性功能，具有类激素样活性；柴胡疏肝解郁，决明子除风热，益肾精，起降血压及降血脂作用；泽泻能利小便，泻肾经火邪，又能养五脏，益气力，起阴气，补虚损而止头旋；葛根升阳止头痛项强，有降低血压的作用。诸药合用则攻补兼施，寒热并用，升降有序。由于本方用药侧重于调整机体的整体功能，故患者的主观感受、自觉症状、心理状态、性生活质量得到明显的改善。

第八节　失　眠　3　例

案例1：叶某，女，37岁，2014年3月19日初诊。

病史：自诉近1年来，因家事纠纷、心情不佳，致入睡困难，多梦易醒，胸中烦闷，月经量少。曾多方求诊，服用过"舒肝解郁胶囊、逍遥散、丹栀逍遥丸"等药，但疗效欠佳。近2个月来，失眠加重，每夜最多只能睡2～3小时，并常彻夜不眠，每晚须服用"右佐匹克隆"1片方能勉强入睡，但次日出现头昏沉、心悸、乏力、气短等症状,故来求治。诊时精神憔悴,舌红苔薄,脉细弦。

西医诊断:失眠。

中医诊断:不寐。

中医辨证:肾阴阳亏虚,肝失疏泄,心失所养。

治则:补肾益精,疏肝养心。

处方:生地30 g,百合15 g,仙茅10 g,仙灵脾30 g,当归10 g,巴戟天10 g,柴胡10 g,白芍10 g,丹参30 g,酸枣仁20 g,生龙骨30 g,生牡蛎30 g,黄连6 g。7剂,每日1剂,水煎,午后及夜睡前半小时各服1次。并嘱将右佐匹克隆剂量减半。

二诊:2014年3月27日,诉服药当晚即能入睡3~4小时,效不更方,3月19日方再服7剂。

三诊:2014年4月2日,睡眠转佳,晚即能入睡5~6小时,4天前月经来潮,经量较前多,挟有血块。3月27日方去生龙骨、生牡蛎,加桃仁10 g。再服10剂。停用"右佐匹克隆"。

四诊:2014年4月13日,睡眠已正常,嘱改服六味地黄丸2周以巩固疗效。

按语:该患者失眠,属肾阴阳亏虚,肝失疏泄,心失所养。原本肾精亏虚之体,肾水竭于下,水火不济,心火独亢于上,心神受扰,故失眠多梦,肝气失于疏泄,故见胸中烦闷。治宜补肾益精,疏肝养心,平衡阴阳。药用百合地黄汤滋阴清热安心神,黄连清泻心火,柴胡疏肝解郁;二仙汤可温补肾阳,苦泄相火,温而不燥,补而不腻,寒热并用,补泻兼施,调和阴阳之平衡,当归、白芍滋养阴血;生龙骨、生牡蛎重镇潜阳,宁心安神;酸枣仁养肝安神。诸药合用,使肾中阴阳平衡,阳入于阴,故能入睡。

案例2:哈某,女,49岁,2014年11月15日初诊。

病史:自诉夜间入睡困难6个多月,曾多方治疗,服用过滋阴安神,疏肝理气,交通心肾类药物,疗效不佳,现需间断服用安定类药物方能入睡。1周来症状加剧,几乎每天多彻夜未眠,伴心烦头痛,性情急躁,胁肋闷痛。舌质暗淡红,苔薄黄,脉沉细。

西医诊断:失眠。

中医诊断:不寐。

中医辨证:肝气郁结,瘀血阻滞,心神失养。

治则:疏肝解郁,活血化瘀。

处方:血府逐瘀汤加减。柴胡12 g,郁金10 g,当归10 g,桃仁10 g,赤芍12 g,红花6 g,川芎10 g,生地黄15 g,牛膝9 g,茯神20 g,远志6 g,知母10 g。7剂,每日1剂,分2次温服。

二诊:2014年11月22日,服药后夜间可安眠入睡4~5小时,头痛、胁肋闷痛亦减轻,守11月15日方去郁金,加半夏10 g。7剂,嘱停用安定类药物。

三诊: 2014年11月30日,夜间已能入睡5～6小时,其余症状基本消失。原方去知母、远志,加合欢皮30 g,再服7剂以巩固疗效。

案例3: 黄某,女,45岁,2015年11月17日初诊。

病史: 患者因工作压力太大,导致入睡艰难,睡后易醒已2年余,而且逐渐加重为彻夜不眠,求治于多家医院,均开具"安定"之类药物。患者害怕服后成瘾,坚持不用,但半年前实在熬不住,开始服用"舒乐安定片"也仅能睡2～3小时。刻诊:伴见胸脘痞闷,痰涎多,烦躁易怒,体倦乏力,食欲差,舌质淡,苔白厚腻,脉细弦。

西医诊断: 失眠。

中医诊断: 不寐。

中医辨证: 痰气郁结,心神不安。

治则: 理气化痰,养心安神。

处方: 二陈汤加味。清半夏10 g,茯神20 g,白术12 g,陈皮10 g,紫苏梗10 g,远志6 g,合欢皮30 g,柴胡10 g,炒酸枣仁30 g,龙齿15 g(先煎),厚朴15 g。5剂,水煎服,每日1剂。

二诊: 2015年11月22日,服药后能入睡2～3小时,胸闷减轻,吐痰减少,守11月17日方继服7剂,西药减半。

三诊: 2015年11月30日,每夜能睡5～6小时,诸症明显改善,舌质淡红,舌苔白腻,脉细弦。11月22日方去龙齿,加黄芪15 g,白豆蔻6 g,再服5剂。停用"安定"之类药物。

四诊: 2015年12月6日,每夜已能入睡6小时以上,诸症也随之消失,舌质淡红,舌苔白,脉细弦。11月30日方再进5剂以巩固疗效。

按语: 本案患者失眠系素体脾胃虚弱,肝郁乘脾,脾运失健,生湿聚痰,痰气郁结,上扰清空,心神不安所致。故治以二陈汤加味以化痰行气开窍,佐以酸枣仁、龙齿宁心安神之品,使心神安宁。三诊时,因舌苔仍见白腻,故加黄芪增强健脾化湿之力,白豆蔻温中化湿行气;诸药合用,具有健脾化湿,理气化痰,宁心安神之功。

第九节　癫痫2例

案例1: 林某,女,26岁。2015年3月18日就诊。

病史: 患者于2年前无明显诱因突然出现昏仆,不省人事,双目发直,口吐涎沫,四肢抽搐,家人给予掐压"人中""合谷"等穴位,数分钟后苏醒,醒后诉头晕。

之后就诊于武汉某三甲医院,诊断为:"癫痫",给予德巴金(丙戊酸钠缓释片)等药。但服药期间的半年内,又发作3次。一周前再次复发,遂回家乡求治。

刻诊:神志清楚,双目呆滞无神,胸闷,气短,心情郁闷,周身乏力,夜寐欠安,舌质黯红,苔黄腻,脉弦滑。

西医诊断:癫痫。

中医诊断:痫证。

中医辨证:肝肾阴虚,肝风挟痰热,内扰清空。

治则:平肝息风,涤痰清热。

处方:(1)黄连温胆汤加减。天麻15 g,僵蚕10 g,钩藤15 g,白芍15 g,茯苓20 g,竹茹15 g,胆南星12 g,陈皮10 g,黄连10 g,法半夏10 g,磁石30 g(先煎),石菖蒲10 g,远志6 g。7剂,日1剂,水煎服。

(2)德巴金0.5 g,每日2次续服。

二诊:2015年3月25日,诉服药后,胸闷、气短、心情郁闷等症改善,大便3天未解。3月18日方去天麻、陈皮,加生大黄10 g(后入)。5剂,日1剂,水煎服。

三诊:2015年3月30日,服药后大便通畅,精神转佳,双目呆滞无神消失,夜寐渐安,舌质暗红,苔黄微腻,脉弦细。3月25日方去生大黄、柴胡、石菖蒲;加枸杞子15 g,怀牛膝10 g,天竺黄10 g。10剂,日1剂,水煎服。之后,上方改为中药颗粒剂,随证加减再服2月。德巴金0.5 g,每天1次续服。

四诊:2015年6月3日,服药期间,因情绪欠佳,又发作1次不省人事,双目发直,口吐涎沫,5分钟后苏醒。3月30日方加柴胡10 g,郁金12 g,颗粒剂,日1剂。德巴金0.5 g,每天1次续服。再调理3个月。

五诊:2015年9月15日,服药后,症状未再发作。6月3日方去郁金、僵蚕,加黄连量改为3 g,加黄芪10 g,颗粒剂。3天服1剂,再服6个月。随访至今,未再复发。

按语:癫痫俗称"羊痫风",首见于《素问·奇病论》曰:"人生而有病癫疾者……病名为胎病,此得之在母腹中时,其母有所大惊,气上而不下,精气并居,故令子发为癫疾也。"同时指出先天不足,母体妊娠期间受惊恐为发病的潜在因素,气机逆乱为发病关键所在。其病机可概括为脏腑功能失调,阴阳升降失职,以致风、痰、火、气四者交杂,但以脏腑病变为主,与肝、脾、心、肾交联密切。如肝肾阴虚,水不涵木,木旺化火,热极生风,肝风内动,出现肢体抽搐,角弓反张。可以看出,诸脏腑病变致内风变动,出现癫疾。癫痫的发病形式多样化,但以手足搐搦、脊背强直为主要表现,根据"风为百病之长""风者善行而数变""诸风掉眩,皆属于肝",肝风一旦挟痰上扰清空,则痫病可生,故在治疗癫痫中息风平肝尤为重要。

案例2:焦某,男,32岁,2013年12月2日初诊。

病史:因醉酒后骑摩托车摔倒致头部外伤,半年之后患癫痫,每月发作3～5

次,发作时意识不清,牙关紧咬,双目上吊,四肢抽搐,约5～10分钟可缓解。发作后第二天诉头晕、头重,舌质暗红,舌苔黄腻,脉弦涩。

西医诊断:外伤后继发癫痫。

中医诊断:痫证。

中医辨证:气血瘀阻,脉络不和,痰瘀阻窍。

治则:清热息风,祛瘀涤痰。

处方:黄连温胆汤合桃红四物汤加减。黄连10 g,陈皮6 g,竹茹15 g,天竺黄15 g,远志6 g,胆南星10 g,郁金、石菖蒲各10 g,红花、桃仁各10 g,生地30 g,天麻15 g,全蝎3 g(研粉冲服)。30剂,水煎服,每日1剂。

二诊:2014年1月7日,服药期间,患者仅发作1次,伴大便秘结,3天1解,舌质暗红,舌苔黄燥,脉弦涩。2013年12月2日方去郁金,加生大黄6 g,当归10 g,15剂,水煎服,每日1剂。

三诊:2014年1月17日,患者仅发生1次抽搐,时间极短,大便已畅通,舌质红、苔薄黄,脉弦涩。1月7日方去竹茹、天竺黄,加茯苓15 g,白术10 g,续服15剂,水煎服,每日1剂。

四诊:2014年2月8日,患者症状平稳,1月17日方去黄连、生大黄,加山茱萸12 g,改为颗粒剂,2天服1剂。随访至今,未再复发。

按语:该患者乃继发性癫痫,辨证为气血瘀阻,脉络不和,痰瘀阻窍。气血瘀阻,脉络不和,故导致神昏不知人,牙关紧闭,四肢抽搐,舌暗红,苔黄腻,脉弦涩,治予清热息风,祛瘀涤痰为法,方选黄连温胆汤合桃红四物汤化裁。方中黄连温胆汤清热化痰,加胆南星燥湿化痰之力强;石菖蒲、竹茹、郁金、远志具有开窍醒神之功;红花、桃仁、当归活血通络;天麻、全蝎搜风通络。诸药合用,具有清热涤痰,平肝息风,活血通络,醒脑开窍之功。

第十节　中风2例

案例1:毛某,男,68岁。

病史:突发头晕、口眼歪斜、右侧肢体瘫痪38小时,于2016年9月10日急诊住院。患者体形肥胖,既往有高血压病史15年,未规范用药。入院前38小时无特殊诱因而突然出现剧烈头晕、口眼歪斜、右侧肢体乏力。病发后2小时即于当地卫生院就诊,给予降压药、丹参注射液等药物治疗,头晕改善,而肢体乏力逐渐加重为完全瘫痪,故转入泉州市中医院治疗。入院时患者诉头晕,头痛,恶心,烦躁,便秘,舌红,苔黄燥,脉弦滑;血压为186/108 mmHg,右侧上下肢肌力均为0级。颅脑CT检查,提示:左基底节区、左额叶多发脑梗死。

西医诊断：脑梗死、高血压病2级（很高危）。

中医诊断：中风——中经络。

中医辨证：肝肾阴虚，风痰内扰。

处方：（1）天麻15 g，白芍15 g，钩藤15 g，黄芩12 g，生地15 g，大黄10 g，远志6 g，牛膝10 g，天竺黄15 g，胆南星10 g，山茱萸12 g，石决明30 g（先煎）。5剂，水煎服，每日1剂。

（2）给予静脉点滴丹参酚注射液、20%甘露醇及口服络活喜等药。

二诊：2016年9月16日，药后患者头晕，头痛及恶心消失，大便畅行2次，血压168/100 mmHg，余症如前。舌红，苔黄微腻，脉弦滑。9月10日方去大黄、钩藤，加龟板15 g，枸杞15 g，地龙干15 g。10剂，每日1剂，水煎服。

三诊：2016年9月27日，药后患者烦躁消失，口眼歪斜已正，右侧肢体肌力Ⅱ级，舌偏红，苔黄，脉弦。9月16日方再进7剂。

四诊：2016年10月7日，药后患者肢体肌力恢复至Ⅲ级，大便干结，夜寐欠佳。9月27日方加大黄6 g，加桃仁10 g，水蛭3 g，10剂，水煎服。

五诊：2016年10月26日，患者肌力Ⅳ级，由家人搀扶已能下地活动，大便已畅，夜寐转佳。10月7日方去大黄、天竺黄、石决明，加熟地15 g，鸡血藤15 g，10剂，水煎服。并嘱配合康复治疗。

按语：该例中风患者具有起病急、变化快，如风邪善行数变的特点，其病因病机为肝肾阴虚，风痰内扰，脉络不通，给予滋阴息风，化痰祛瘀治之，药用天麻、白芍、钩藤、石决明平肝息风，远志、天竺黄、胆南星化痰通络，生地、龟板、枸杞、山茱萸滋养肝肾，大黄通腑泄热，鸡血藤、桃仁、水蛭活血化瘀。合而用之，共奏补益肝肾，潜阳息风，化痰祛瘀之功，紧扣病机，故临床疗效甚佳。

案例2：叶某，男，48岁，2002年9月11日初诊。

病史：患者因剧烈头痛，恶心呕吐6小时而急诊入院。入院时血压190/110 mmHg，颜面苍白，神志淡漠，对答尚切题，双瞳等圆等大，对光反射存在，颈部抵抗，心肺（-），四肢肌力Ⅴ级，生理反射迟钝，病理反射未引出。颅脑CT示：蛛网膜下腔出血。入院后3小时，患者转入昏迷状态，伴痰鸣漉漉，鼾声大作，烦躁不安，颜面潮红，小便失禁，舌红，苔黄腻，脉弦滑。

西医诊断：（1）蛛网膜下腔出血；

（2）高血压病3级（很高危）。

中医诊断：中风（中脏腑）。

中医辨证：肝风内动，痰热互结，蒙蔽清窍。

治则：平肝息风，涤痰清热。

处方：（1）给予甘露醇及降压药等治疗。

（2）中药内服：水牛角10 g（锉粉冲服），天麻15 g，钩藤15 g，胆南星10 g，竹沥6 g（兑服）、橘红3 g，石菖蒲10 g，天竺黄10 g，远志6 g，全蝎3 g，生大黄15 g（后入）。1剂，水煎频频少量灌服。

二诊：2002年9月12日，患者仍昏迷不醒，鼾声及烦躁逐渐减轻，大便泻下3次，舌红、苔黄腻，脉弦滑。9月11日方大黄量改为10 g，2剂，每日1剂，水煎频频少量鼻饲；并鼻饲"安宫牛黄丸"，1丸，每日2次。

三诊：2002年9月14日，神识转清，烦躁已除，颜面潮红已退，喉间仍有痰鸣，自诉头痛，舌红、苔黄微腻，脉弦劲。药已中病，原方去竹沥、橘红、全蝎，大黄量改为6 g，加生地黄30 g，浙贝母15 g，川贝10 g。3剂，每日1剂，水煎频频少量口服，同时灌服"安宫牛黄丸"，1丸，每日2次。

四诊：2002年9月17日，病情基本稳定，仍嗜睡，头痛、痰多难咯，能进流质饮食，大便通畅，舌暗红、苔黄，脉弦。9月14日方去大黄，加法半夏10 g，茯苓15 g。5剂，水煎频频少量口服。血压160/78 mmHg。

五诊：2002年9月22日，药后诸症续减，仍诉头痛，咯痰不爽，舌脉如前。9月17日方加葛根15 g，夏枯草15 g。5剂，每日1剂，水煎口服。

六诊：2002年9月28日，诉头痛基本消失，痰量明显减少，能进饮食，二便如常，舌偏红，舌苔黄，脉弦，血压150/70 mmHg。改为滋养肝肾，息风化痰。药用：生地30 g，熟地15 g，天麻15 g，生白芍15 g，龟板15 g（先煎），枸杞15 g，石决明30 g（先煎），胆南星15 g，远志6 g，丹参15 g，茯苓15 g，法半夏10 g，陈皮10 g，黄连10 g。5剂，每日1剂，水煎口服。

七诊：2002年10月6日，患者恢复良好，头目清爽，已能下床活动，食欲尚可，大便干结，舌质暗红，苔薄黄，脉弦缓。9月28日方去石决明，黄连量改为4.5 g，加酒大黄3 g，生黄芪5 g。每日1剂，水煎口服，5剂后停中药。

按语：本例蛛网膜下腔出血案，可隶属于中风中脏腑之危证范畴，辨证为肝风内动，挟痰挟火，痰热互结，蒙蔽清窍，神机内闭之症，给予水牛角、天麻、钩藤、全蝎、石决明、白芍平肝息风清热，胆南星、半夏、石菖蒲、橘红、竹沥、天竺黄、远志以涤痰开窍醒神，大黄通腑泻热，终使患者神识渐清，转危为安。其后谨守病机，改为滋养肝肾，息风化痰，和血活血之法善后。